吴门医派传承发展系列

吴医鲍氏
针灸临证精粹

鲍　超
欧阳八四　主编
肖福君

江苏凤凰科学技术出版社·南京

图书在版编目（CIP）数据

吴医鲍氏针灸临证精粹／鲍超，欧阳八四，肖福君
主编. -- 南京：江苏凤凰科学技术出版社，2024.9
　　ISBN 978-7-5713-4395-8

　　Ⅰ. ①吴… Ⅱ. ①鲍… ②欧… ③肖… Ⅲ. ①针灸疗
法—临床应用—经验—中国—现代 Ⅳ. ①R246

中国国家版本馆 CIP 数据核字（2024）第 099346 号

吴医鲍氏针灸临证精粹

主　　　　编	鲍　超　欧阳八四　肖福君	
策　　　　划	傅永红	
责 任 编 辑	辛丽丽	
助 理 编 辑	王一竹	
责 任 校 对	仲　敏	
责 任 监 制	刘文洋	
责 任 设 计	徐　慧	

出 版 发 行	江苏凤凰科学技术出版社
出版社地址	南京市湖南路 1 号 A 楼，邮编：210009
出版社网址	http://www.pspress.cn
照　　　排	南京新洲印刷有限公司
印　　　刷	南京新洲印刷有限公司

开　　　本	787 mm×1 092 mm　1/16
印　　　张	15
插　　　页	8
字　　　数	388 000
版　　　次	2024 年 9 月第 1 版
印　　　次	2024 年 9 月第 1 次印刷

标 准 书 号	ISBN 978-7-5713-4395-8
定　　　价	68.00 元

图书如有印装质量问题，可随时向我社印务部调换。

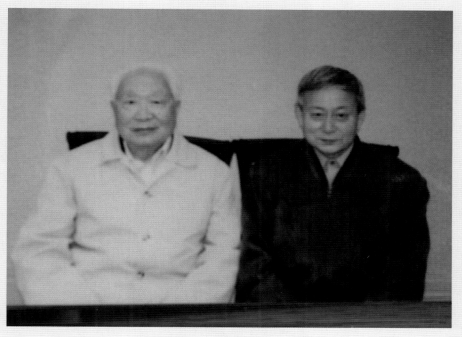

鲍庆祥先生与恩师尤怀玉合影

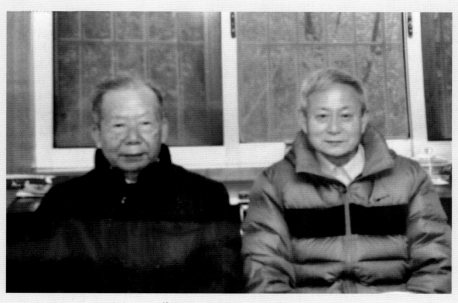

鲍庆祥先生与挚友南京中医药大学杨兆明教授合影

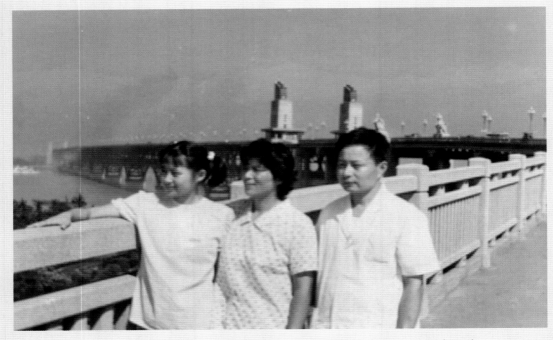

1986年9月鲍庆祥先生和夫人送女儿鲍超到南京中医药大学上学

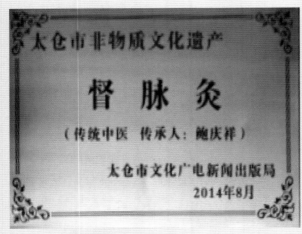

鲍庆祥先生作为传承人的"督脉灸"
入选太仓市非物质文化遗产

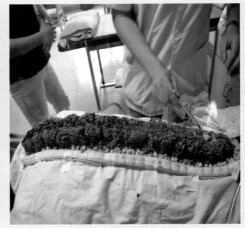

吴门督脉灸

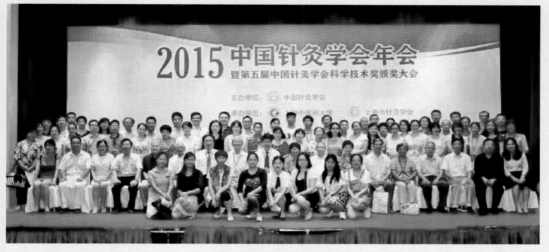

鲍庆祥先生受邀参加 2015 年中国针灸学会年会（上海），并在大会上作交流发言

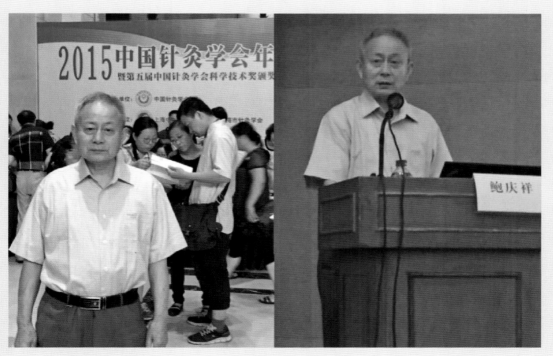

鲍庆祥先生受邀参加 2015 年中国针灸学会年会，并在大会上作交流发言

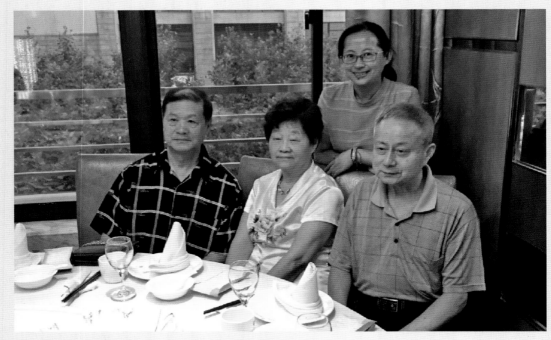

2015 年中国针灸学会年会期间，鲍庆祥先生与针灸大家陆瘦燕女儿陆利芳女士（中间）
交流陆氏针灸的传承与发展

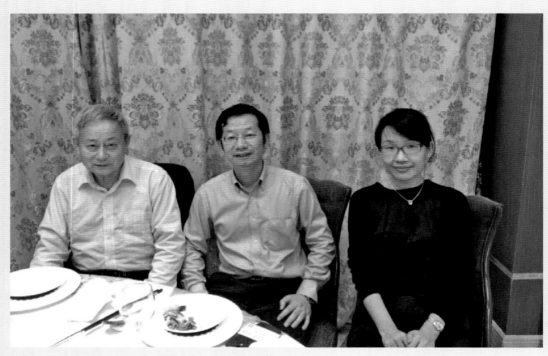

2015 年鲍庆祥先生与上海龙华医院针灸科主任裴建教授（中）
交流针灸传承与发展

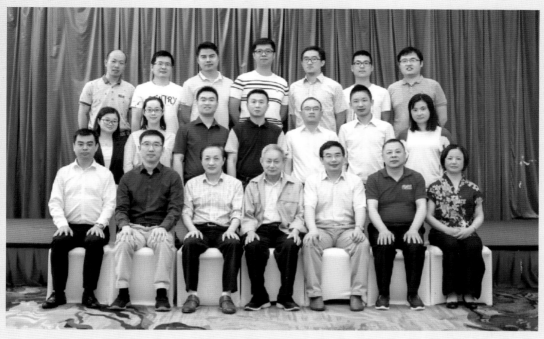

2018 年太仓市康复医学专委会成立，鲍庆祥先生受邀参加并授课

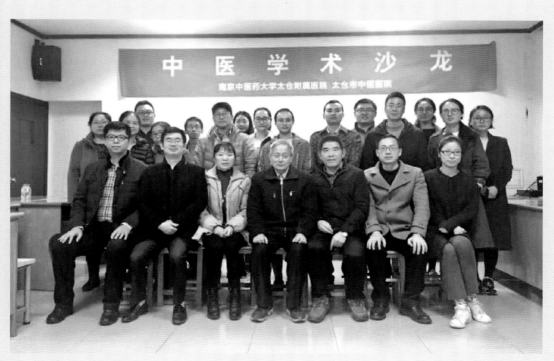

2018 年 12 月份，鲍庆祥先生受邀参加太仓市中医院组织的针灸学术沙龙，讲授针刺手法的要点

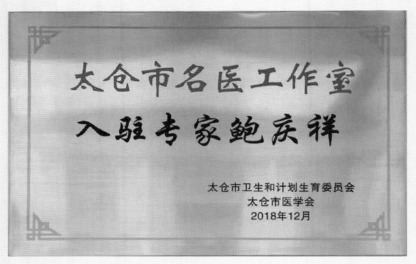

鲍庆祥先生受邀在太仓市中医院成立名医工作室进行传承带教

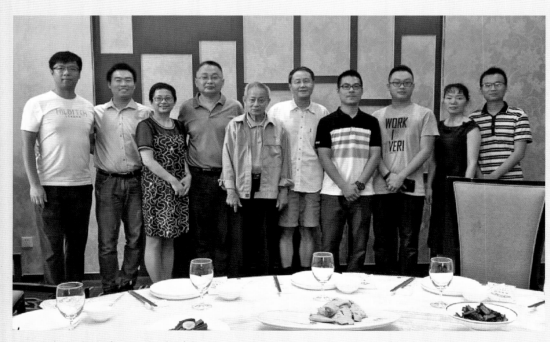

2019 年太仓市中医院针灸学术会议，鲍庆祥先生受邀授课。参加会议的还有苏州尤氏针灸第五代传承人尤小鹤（左六）、江苏省第二中医院副院长张建斌教授（左四）、江苏省中医院鲍超教授（左三）等

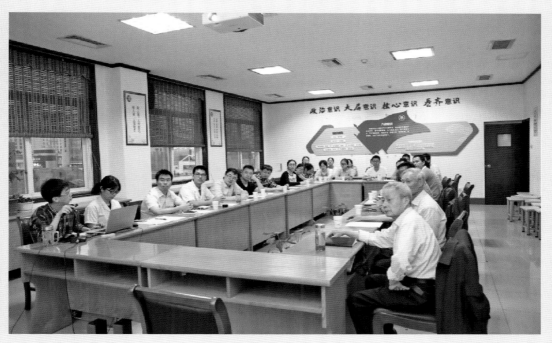

2019 年，鲍庆祥先生应邀参加太仓市中医学术沙龙，在会上点评青年中医的针灸医案

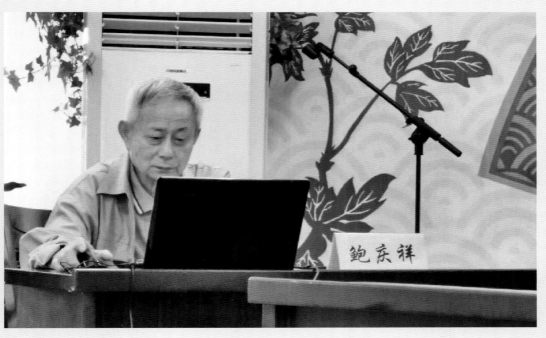

2019 年在太仓市金浪卫生院举办"鲍庆祥针灸经验研讨会"

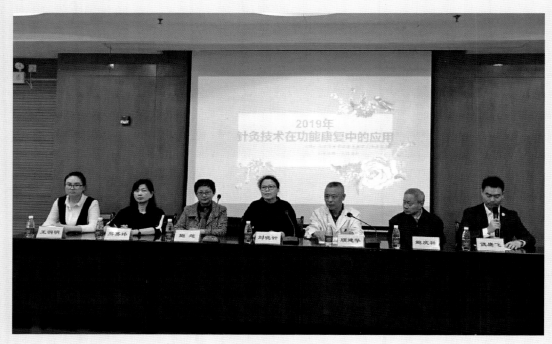

2019 年鲍庆祥先生参加太仓市第一人民医院学术会议

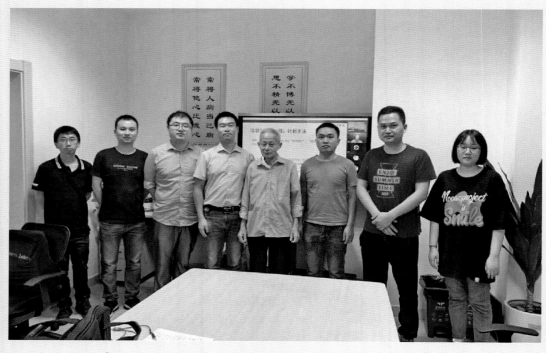

2021 年 6 月，鲍庆祥先生在太仓市第一人民医院康复科线上授课，
为年轻医生答疑解惑

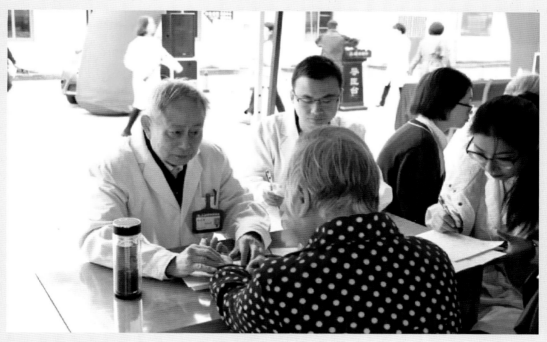

鲍庆祥先生参加太仓市中医院膏方节义诊活动

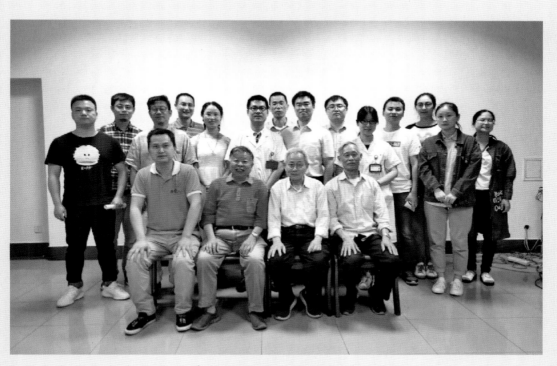

鲍庆祥先生参加太仓市中医院组织的中医学术沙龙

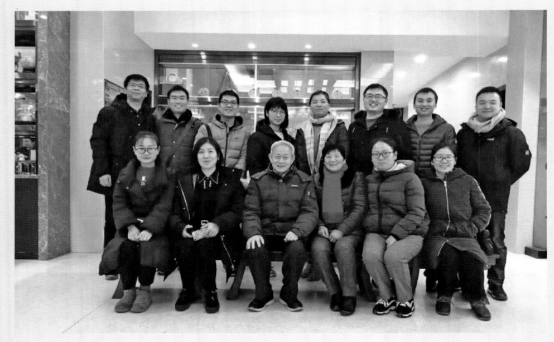

鲍庆祥先生夫妇与弟子们欢聚一堂

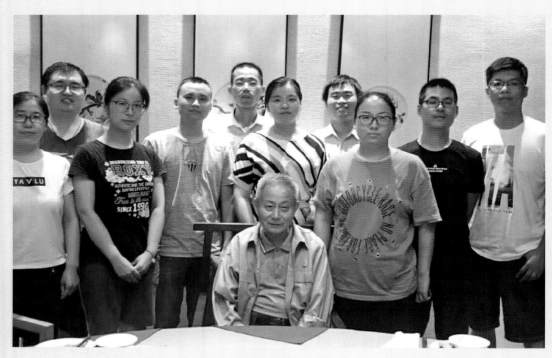

鲍庆祥先生与学生

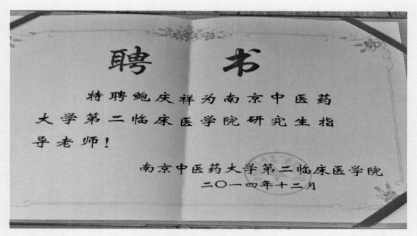

2014年鲍庆祥先生被南京中医药大学第二临床医学院
特聘为研究生指导老师

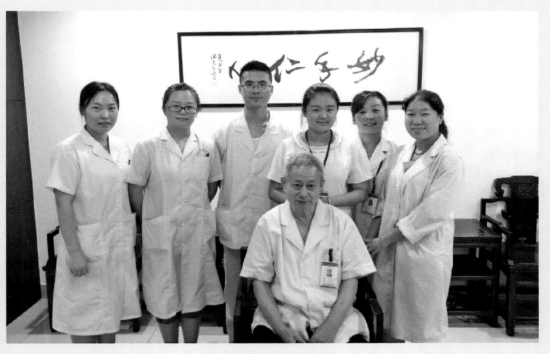

鲍庆祥先生在太仓市娄东中医流派研究会珍宝堂门诊部坐诊，
带教南京中医药大学针灸专业研究生

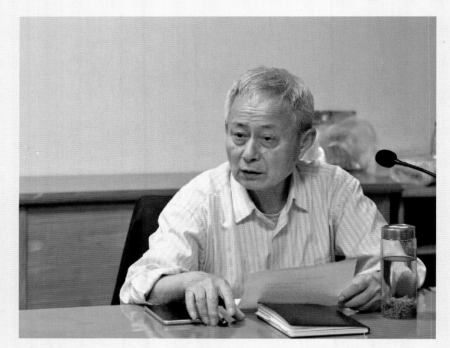

鲍庆祥先生在太仓中医沙龙授课

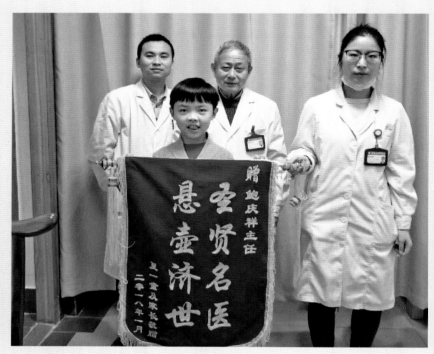

抽动障碍患儿治愈后家属赠送锦旗感谢鲍庆祥先生

盛　序

好友鲍庆祥,祖籍安徽合肥,1944年出生于江苏省太仓县(今太仓市)沙溪镇,受母亲陆氏的影响,从小立志学医。先后师从陆氏海派针灸名家李元吉弟子姚凤清先生、苏州九氏针灸第四代传人九怀玉、针灸名家郭效宗教授。将陆氏海派针灸和苏州吴门九氏针灸相融合,形成富有自身特色的治疗思路和针刺手法。

在针刺手法上,鲍先生推崇九氏,注重手法、针感、疗效三者的结合,并倡导以通为补、补泻兼顾的治则。在针灸临床重视脾胃学说的运用,体现了"治病必求其本"的思想;在治疗内科、妇科杂病中常用背俞穴以调整脏腑功能。

鲍先生一生生活简朴、淡泊名利、为人和蔼、处世坦诚。治病不分贫富贵贱,一视同仁。诊病时,严肃之中略带幽默风趣,对待病重、贫困的患者更是关爱有加,用自己的一言一行去传承"大医精诚"的精神。

鲍先生在基层医院深耕近六十载,在忙于诊务之时,仍勤于学习与写作。在国内杂志上发表学术论文多篇,主持和参与多项课题研究,完全可以用"笔耕不辍"来形容。对学生关爱有加,他传授中医药技术从来不保留,常常是倾囊相授,对于一些经验用穴或经验方无私分享。他还经常教诲学生在传承的基础上创新,"先学我,再超过我"是他带教时常说的一句话,可见胸怀之大。

鲍先生在治病过程中,特别强调治神的重要性。治神,包括治医生自己的神和调好患者的神。鲍先生特别重视手法,重视针感,重视得气效应。下面在手法和穴位章节会另外详述。总而言之,治神不在于穴位的多少,关键在于选穴的准确;针刺的疗效不在于留针间的长短,关键是得气(指针感)。因此,取穴是关键、是特色,针感是疗效、是保证。

同时,鲍先生充满了人文关怀,虽然医学的发展日新月异,但如今在很多的疾病面前,即使是医术再高明的医生,也常常束手无策,一个有良知的医生,除了"有时,去治愈"之外,对待病人要"常常,去帮助""总是,去安慰"。只有将人文关怀贯穿于医疗活动的全过程,自始至终都对患者充满关怀与安慰,运用语言的魅力和力量传递人性光芒,才是医学真谛的表达,是医生职业生涯的闪光点,也是最能感动人们心灵的地方。

鲍先生师从九怀玉老先生多年,全面传承了九氏针刺手法的精髓,在近六十年的临证中,不断实践和探索,对九氏针刺手法有全面和深入认识并形成自己颇有特色的针刺手法。在特殊情况下,如病情复杂,虚实互见,病程较长,正气虚弱的情况下,针刺仅仅得气是不够的,还应该根据疾病之虚实,体质之强弱,当时疾病之主要矛盾等,将手法予以适当调整,或加强,或减弱,或留针,或疾出,以求达到"效之信,若风吹浮云,明乎若见苍天"这样显著的效果。先生在临证治疗很多慢性病过程中,常在辨证论治的基础上,将调理脾胃贯穿始终,每每能获良效。先生指出,人体元气对疾病的发生发展起着决定性的作用,元气不足,诸病由生。而元气之所以不足,是因脾胃之气有伤所造成,因此,治疗时重视调理脾胃,诸凡内伤杂病及外感病后调理,均益脾强胃,使气血生化有源,则经脉调和,五脏得养,百骸自安。

先生在临床上着眼于东垣先生"内伤脾胃,百病由生""百病皆由脾胃衰而生也",治疗也根据东垣先生之训"善治病者,惟在治脾""治脾胃以安五脏"。在具体辨证中以虚实为纲,对于病机主要以阳气不足,而按"劳者温之""损者益之",用足三里调补升阳,阳升则阴长,阳旺能生阴血之理,从而健脾益气,提高疗效。

如今,祖国日益昌盛,中医药事业正迎来发展的大好时机;同样也面临着诸多挑战。面对机遇,我们应该顺势而为;面对挑战,我们应该不畏困难,勇往前行。

全国著名针灸专家

江苏省中医院针灸康复科主任医师

盛灿若

2022 年 8 月

夏　序

　　历史文化名城苏州,古有"吴中""吴下""三吴"之称。作为江南都会,这里历来人文荟萃,医学昌盛,不仅医家延绵众多,而且著述丰硕。《吴中名医录》一书,收录载诸史册的医家 1200 余人,著述 500 多部。尤其是明清两代,不仅有以唐大烈为代表的吴地医家编著的我国最早医学期刊《吴医汇讲》,还有经王履、吴有性、叶天士、薛雪等接续发展并最终奠立的温病学说,极大地推动了中医的理论发展和实践创新,并逐步形成了吴门医派,其涵盖区域包括今日之上海、苏南大部以及浙江临近地区。直至 20 世纪中叶,现属苏州市各县域传承 5 代以上的中医世家,仍有十数计,且各有所擅。吴门医派的深厚底蕴,由此可见一斑。

　　吴门医派的实践与成就,不只局限于方药,在针灸领域同样建树颇丰。其中影响最大的,当数 1909 年出生于江苏松江嘉定、后成为海派针灸重要奠基人之一的陆瘦燕先生。抗战胜利后,出生无锡江阴的承淡安先生自川返苏,选择客居苏州,并在苏州恢复了中国针灸学研究社的办学,自此直至 1954 年受聘江苏中医进修学校(南京中医药大学前身)校长,研究社不仅培养了浙江阮少南、高镇五、山西谢锡亮、安徽伍昭霞、屠佑生等遍布全国的针灸名家,也为苏州当地培养了众多针灸医家,进一步壮大了推动 20 世纪我国针灸复兴的澄江针灸学派。而在苏州本土,当推尤氏针灸影响居首。尤氏针灸创始人尤松泉先生,自幼随外祖父习医,挂牌行医初期,常以自家医技与当地针灸医家交流切磋。1880 年在小日晖桥 26 号定居开业后,针药并举,尤精针灸,对疯痨臌膈(内科四大顽症)、文武痴癫、妇女经带及疑难杂症都有丰富经验,且奉行"诊前不言钱"家训,深受患者信任,从而赢得了"小日晖桥一根针"的美誉。

　　尤氏针灸传至第三代尤嘼民,打破了"传子不传婿"的家规,不仅将家传医术传给女婿、儿媳,而且还接收了 12 位家族以外的门生,尤氏针灸由此在苏州地区进一步开枝散叶。鲍庆祥前辈便是其中的受益者。

　　鲍老幼承庭训,志于业医。高中毕业后,先拜陆瘦燕再传弟子姚凤清(其师李元吉是陆瘦燕先生的亲侄)为师,历经 7 载,颇得真传。1963 年始,得缘侍诊尤氏针灸第四代传人尤怀玉先生,不避寒暑,深得先生器重。执医生涯中,他还常与承淡安先生亲传弟子、南京中医学院(南京中医药大学前身)针灸学教授杨兆民先生密切联络,切磋针灸理论,交流临床心悟。因此,鲍老的针灸学术思想、临床经验,兼取海派针灸、尤氏针灸和澄江针灸学派的三家之长,又能融会贯通,自成一家。

　　2012 年暑期,本人因工作调整,忽得闲暇,便专程前往苏州太仓市港区医院,拜谒侍医一周,深感鲍老临床视野之宽宏,治法之多元,针术之精妙,疗效之高卓。在鲍老的门诊中,不仅病苦求治者众多,而且预约长蛇灸、穴位贴敷等冬病夏治者亦络绎不绝。在防治方法中,针药结合、针灸并举,尤其令我既惊且喜的是《针灸学》教科书中所述各种灸法,在这里多有运用。针术方面,鲍老不仅强调每个腧穴的局部得气感,还十分强调根据不同疾病,通过调整针刺手法、针刺方向等,强化主穴的气至病所。比如同样针刺环跳穴,若是足少阳病,针尖需斜向腹股沟正中2~3寸,针感要求放散至足背外侧小足趾;若是足少阴病,则针刺稍深,针感放散至足底;针治足厥阴病,刺入更深,要求针感向腹股沟内侧放散;针治足太阳病,针刺则偏向于平面刺入,针感应放散至尾骶部。鲍老针术之精妙,由此可见一斑。加之为人宽厚,待人和蔼,所以鲍老在当地颇具医名。

作为一名毕生扎根乡镇医疗卫生机构的针灸业者,鲍老虽然学验俱丰,但确实很难有机会在高等学府、高水平学术交流平台上,展示自己的学术见解、临床真经,故而只能名闻于当地。所幸鲍老之女鲍超博士,孝慈为本,又身为南京中医药大学教授、主任中医师,既有水平,也有能力,更有动力,使鲍老毕生的针灸心得呈现于世人面前,既充实了针灸知识殿堂,又可启迪后学,造福社会,何其幸哉!

庆幸之余,又生忧喟:中国之大,如鲍老这般毕生孜孜以求的基层中医针灸医者,绝非一二,他们身处江湖之远,坚守基层,造福桑梓,同时又在中医针灸学理、实践方面确有所感所悟所长,如何使他们基于实践的这些真知灼见,得到应有的重视与弘扬,使中医针灸理论在得到更多实践涵养的基础上,更好地与这个伟大的时代同频共振并肩进步,这是不是时代赋予所有身处庙堂之位者的共同责任?

祈愿更多源于长年基层实践的中医针灸宝贵新知,能够得到有效的挖掘、整理、研究,并和《吴医鲍氏针灸临证精粹》一样,传承于世!

中国针灸学会副会长

徐州医科大学党委书记

夏有兵

2022 年 8 月

目　　录

1

第三章 针灸理论心悟 27

第四章　临床各科心得 　　64

第五章　临床特色疗法　　148

第八章 薪火相传　　　　　　　　　　　　　　　　　　　　226

第一章

医家传略

第一节　师从名家　矢志岐黄

鲍庆祥,男,祖籍安徽合肥,1944 年出生于江苏省太仓县(今太仓市)沙溪镇,年少英发、精明干练、志向宏远。受母亲陆氏(妇产科医生)的影响,从小立志学医。18 岁高中毕业后,进入太仓县归庄卫生院跟师学徒,师从陆氏海派针灸名家李元吉弟子姚凤清先生。先生青年时期天资聪颖,勤勉好学,跟师期间常常白天临证,晚上挑灯夜读,对《黄帝内经》《汤头歌诀》中的经典条文熟记于心,深得师父器重。1963 年始,先生参加太仓卫校中医班学习,三年后顺利毕业,继续在归庄卫生院跟师姚凤清先生。1969 年底,苏州九氏针灸第四代传人九怀玉下放到太仓县牌楼卫生院,受县卫生部门委派,先生有幸跟随九老学习针灸。当时的交通极不便利,但他克服重重困难,不畏舟车之劳,求知若渴,每日往返于沙溪、牌楼两地。据先生回忆,当时每日来牌楼求诊九老的患者多达百余人,遍及江浙沪。由于患者数量众多,为诊治病情相对偏重的患者,牌楼卫生院还曾开设过针灸病房。在牌楼卫生院学习的日子里,先生通过自己的刻苦钻研和九老的悉心指导,临证能力日益提高,逐渐掌握了九氏针灸的精髓。九老返苏后至苏州四院(现苏州市立医院)针灸科工作,先生又受委派至苏州四院针灸科跟随九老进修学习。1981 年初,先生从归庄卫生院调至沙溪人民医院针灸科工作,1981 年底,又前往中国中医研究院(现中国中医科学院)针灸研究所进修学习 1 年,师从针灸名家郭效宗教授。

先生的针灸生涯,始于陆氏海派针灸,后又得到吴门九氏针灸的真传,打下了坚实的基础。在以后的临床中不断钻研岐黄之术,将陆氏海派针灸和吴门九氏针灸有效融合,结合自身多年的临床心得形成独具特色的诊疗思路和针刺手法。经过多年的累积,先生不仅对常见病、多发病能够熟练运用,对疑难病也颇有心得,门诊巨大的接诊量可以让针灸的治疗作用发挥到极致,这在当前许多市级中医院的针灸科也是不多见的。先生在针刺手法运用上推崇九氏,注重手法、针感、疗效三者的结合,并倡导以通为补、补泻兼顾的治则;在灸法的运用上常取陆氏之长,擅用温针灸、督脉灸,并根据"急则治其标、缓则治其本"的原则,采取针、灸、药综合运用的措施以提高疗效。先生在针灸临床中重视脾胃学说的运用,如在治疗漏肩风、面瘫等病时,除针刺常规经穴外,多加足三里穴来顾护脾胃,使患者脾胃的受纳运化功能增强,气血旺盛,加速患者病情的好转,这也体现了"治病必求其本"的思想;在治疗内科、妇科杂病中常用背俞穴以调理脏腑功能。

第二节　医者仁心　敬业职守

先生曾先后就职于太仓归庄卫生院、沙溪人民医院针灸科,退休后仍躬耕于杏林,应邀受聘于太仓市港区医院、太仓市中医医院等多家单位。无论在哪家单位,他总是以患者第一,工作第一,始终心无旁骛,勤劳工作,心系患者,不辞辛苦,深受广大患者爱戴。在沙溪人民医院工作期间,每日就诊者常达百余人,不少外地患者甚者凌晨便来排队候诊,尤其冬天天气寒冷,为了不让患者在外受冻,先生常提前 1～2 小时上班,将诊室暖气打开,让排队的患者进入诊室取暖,并且一边帮患者治疗,一边与其"拉家常",消除了患者的紧张情绪也拉近了医患间的距离,如此日复一日,年复一年,直到退休。据先生回忆,那时候已经开展家庭病床工作,针灸医生需要分管不少中风偏瘫的患者,除了正常的日间门诊外,下班后还要到社区、农村巡诊,在病患家针灸治疗后回家常常天已经漆黑,《苏州日报》也曾报道过先生的事迹。

先生对待患者心怀大爱和恻隐。他经常爱说一句话:"我一辈子最喜欢干的事就是看病,我最开心的事就是看到患者的康复。"他是这么说的,也是这么做的!在港区医院中医康复科工作期间,一次早查房,他看到一位患者妻子双眼红肿,在角落里偷偷地抹着眼泪。原来,该患者是外地来太仓务工者,因酒后驾驶摩托车摔伤导致不完全性高位截瘫,高昂的手术费使这个本就贫困的家庭雪上加霜,面对缴费清单上的一串数字束手无策,只能以泪洗面。得知情况后,先生心生怜悯,当即决定,不能让患者中断康复治疗。次日,先生将患者妻子叫到办公室,将 3000 元现金交到她手中让其补缴费用,并鼓励他们不要放弃,积极配合医生的康复治疗。然后又向院领导陈述了患者的详情,得到了领导的支持,减免了大部分医疗费用。在前辈的影响下,年轻医生们纷纷慷慨解囊,伸出援助之手。一时间患者家属又一次被感动落泪了!自此之后,患者没有了后顾之忧,积极配合医生治疗,两个月后可以独立行走近 500 米,生活基本自理,不用家人照护,现在自己开家小店养活自己。在工作之余,先生还常到到养老院关爱老人,为老人们义诊看病,还不定期地给他们捐款捐物,献上一份爱心。

先生生活简朴、淡泊名利、为人和蔼、处世坦诚。治病不分贫富贵贱,一视同仁,诊病时,严肃之中略带幽默风趣,对待病重、贫困的患者更是关爱有加。他常说:"很多农村及外地患者出来看病不容易,能加号的尽量加号,不该开的药不要开,尽量让他们花最少的钱解决最大的问题。"他在用自己的一言一行去传承"大医精诚"的精神。

第三节　精勤不倦　笔耕不辍

先生在基层医院深耕六十载,在忙于诊务之时,仍勤于学习。及至老年,仍手不释卷。他常说:"书不怕多,多而能读,要从源头上读,从路径上去读。"2017年11月底,他受邀参加了太仓市青年中医学术沙龙,与青年同道分享了1973年(当时30岁)时的临床笔记——《类经·十九卷·候气篇》学后感。他当时感慨道:"当初跟师学习的时候,早上四点起床,读《内经》《类经》等中医经典著作,对一些重点病案,勤写感悟,并分门别类,积累材料,分阶段总结,如遇到难点、疑点,在师父空闲之余请教并记录。"这种自律的学习习惯,长期坚持不懈地保持着。2020年5月,我们去他的沙溪家中拜访,当时先生适值病愈在家中调养,在他家客厅的书桌上还摆放着许多针灸书籍,他说:"没事就喜欢翻阅翻阅。"外人看来或许难以理解,内行人看来,这是一位长者的情怀,也是医者的诸多放不下。2021年8月,又受邀参加太仓市第一人民医院康复医学科组织的针灸临床线上活动,他强调:"针灸指力的练习最能体现一位针灸医生的'功力',但也最容易被忽视。"并给大家展示了他青年时期指力训练的方法和要点。

"读万卷书,行万里路",先生从青年时期就热爱读书、写作,打下了坚实的文学基础。他积极参加苏州、太仓地区组织的中医药学术交流活动。如1989年9月《隔姜灸治疗慢性支气管炎282例疗效观察》被评为优秀学术论文二等奖;1994年撰写《脾胃学说在针灸临床上的运用》发表于《针灸临床杂志》;1998—1999年度《穴位注射蜂毒治疗类风湿性关节炎172例疗效观察》被评为优秀学术论文三等奖。还有《艾灸神阙穴的临床应用》《百会穴的临床应用》《背俞穴浅析》《痹证浅述》《活血化瘀治疗胆石症52例临床观察》《经络辨证的点滴体会》《慢性腰劳损与肾虚之间的关系探讨及针灸治疗体会》《针灸治疗"胃下垂"的临床体会》《针灸治疗急重症的临床体会》《针灸治愈尿崩症一例》《治疗"类风湿性关节炎"的初步体会》《电针预测与针刺治疗面神经炎》等多篇学术论文;在国内杂志上发表并主持和参与多项课题研究,完全可以用"笔耕不辍"来形容。

第四节　悉心施教　薪火相传

先生是太仓市名中医,太仓中医界德高望重的老前辈,对太仓中医针灸事业的传承发展和人才培养做出了巨大的贡献。太仓市是全国基层中医药工作先进市,全市各医院针灸科发展态势良好,各家医院针灸科骨干几乎都是先生的弟子,其中不少走上科室管理岗位,有中医、针灸、康复科主任5名,太仓市基层名中医1名,江苏省基层中医骨干2名,太仓市基层中医骨干7名等。其女鲍超,自幼受父亲影响,喜爱银针艾香,立志学习针灸,高中毕业后以优异的成绩考取了南京中医药大学针灸推拿专业,后又攻读硕士、博士,在继承家学的基础上又融合澄江针灸学派,现已是江苏省中医院针灸康复科主任中医师、教授、博士生导师,是我国针灸治疗儿童脑病的领军人物。

先生热于施教,对学生关爱有加,他希望学生能够传承好、发展好针灸事业,更希望学生们能超越自己,更好地为患者服务。在太仓市中医院针灸科工作期间,在繁忙的诊务之余,还认真备课,利用休息时间,召集各医院学生在科室"开小灶"。记得那时候还吸引了不少外县市和非针灸科医生来学习,先生从理论到实践,讲到针刺手法时还现场演示,在场学生聚精会神、相互讨论,受益良多,诊室的学习氛围甚为浓郁。在传授技艺时从不保守,学生有问必答,将一些经验用穴或经验方无私分享,遇到学生不解之处,常常亲自示范,倾囊相授。他还经常教诲学生既要传承,也要创新,在传承的基础上创新,"先学我,再超过我""不怕你不会,就怕你不学"这就是先生带教时最常说的两句话。他经常鼓励、指导学生科研工作,还经常关心学生的家庭生活情况。在工作中,他是一位严谨的老师;在生活中,他又是一位慈祥可爱的长辈,时刻温暖着学生的心。

第五节　默默耕耘　无怨无悔

时光荏苒,岁月如梭,从青年时的朝气蓬勃、意气风发,到如今已近耄耋之年的老当益壮,精神矍铄。60年来,先生坚守初心,无怨无悔地扎根在太仓这片热土中;他又历经风雨,把青春和汗水奉献给了太仓中医事业,岁月在他脸上留下了印记,时间也记录着这位潜心岐黄、造福百姓、培育后学的长者。

先生行医60载,把工作当成兴趣,把工作当成爱好,对待患者无分老幼、贫富贵贱,一视同仁;对待学生呵护体贴、关怀备至,诲人不倦;对待工作恪尽职守、兢兢业业;对钟爱的针灸事业更是不懈追求,笔耕不辍,这一切的初衷都要归功于以下三个原因:第一,文化基因。先生祖籍安徽合肥,生于江苏太仓,成长在书香门第,自然接受到新安文化和吴文化的双重熏陶。在中医界,素有"天下名医出新安""吴中医学甲天下"的美誉,徽、苏两地得天独厚的人文历史文化土壤为他扎根中医事业植入了强大的文化基因。第二,师出名门。先生在学医之初,受到了名师的指导和传授,尤其是跟随苏州尢氏针灸第四代传人尢怀玉先生长达3年之久,继承了尢氏"少、浅、轻、慢"的吴门针灸特色,也继承了两位针灸大家的医者仁心、与人为善、海纳百川的医德风骨。在耳濡目染和潜移默化中,从对针灸产生的浓厚兴趣,慢慢提升到为患者解除痛苦的行医之乐,进而升华为妙解沉疴的医学之美。第三,责任担当。受母亲陆氏影响,先生从医几十年来,不仅精研业务,更擅长因材施教。先生曾受聘于太仓多家医院,在长期的工作中,临床与带教两手抓。所到之处,默默为医院培养热爱中医的年轻晚辈。常言道:一分耕耘一分收获,如今先生已经桃李芬芳,体现了真正的责任与担当!

太仓,位于江苏省东南部,长江口南岸,东濒长江,南临上海,地理位置十分优越。太仓,历史悠久,物产丰富,人杰地灵,是中国最具幸福感城市,素有"锦绣江南金太仓"之美誉!

受吴文化影响,太仓自古人才辈出,医家众多,底蕴深厚,如明代的文学家王世贞,温病学的奠基人王履等。文人与医者之间既有联系,又相互影响,传承治学之道、为医之道,渐渐地将这种文风、医风绵延下来,久久为功,就形成了娄东医学流派的雏形。先生虽身居基层,却在平凡的岗位上做出了不平凡的成绩,散发出了励志的精神,这种精神就是医脉传承的动力,必将激励一代又一代的传承者前赴后继。

如今,祖国日益昌盛,中医药事业正迎来前所未有的大好机遇;当下同样也面临着诸多挑战。面对机遇,我们应该乘势而上、顺势而为;面对挑战,我们应该攻坚克难、勇往前行。值得欣喜的是,在我们周边有许多的年轻中医,他们立志加入到传承中医药事业的队伍中来。我们相信,只要能够脚踏实地一步一个脚印,假以时日,太仓的中医药事业必定能迎来新的辉煌。

第二章

临床经验和学术思想

第一节　重视治神

先生在治病过程中,特别强调治神的重要性。治神,包括治医生自己的神和调好患者的神。先生认为治神有狭义和广义两方面的含义。

狭义治神,是指治疗过程中医患双方的状态。医生在针刺治疗中,精神集中,全神贯注,专心致志地体会针下感觉和观察患者的反应,犹如《灵枢·九针十二原》所言:"神在秋毫,属意病者。"医生在进针时要如《灵枢·终始》所说:"必一其神,令志在针。"而行针时,要如《标幽赋》所说:"目无外视,手如握虎,心无内慕,如待贵人。"同时,医生在针刺治疗中掌握和重视患者的精神状态和身体变化,犹如《灵枢·本神》所说:"是故用针者,察观病人之态,以知精神魂魄之存亡得失之意。"

广义治神,则贯穿于医生一生的从医生涯。先生认为,广义治神是指每个立志成为医生的人,从踏进医学院的那刻起,就应该明白"人命大于天",必须"敬畏生命",从修好自己的"医德"做起。首先要有一颗仁爱之心,然后配上仁术,这才是治病取得疗效的关键因素。而对于患者来说,信任医生,积极配合医生,才能达到应有的效果。

一、医者治神有仁心

先生认为医生首先要正身,然后才能去纠正别人。《内经》所言"恬淡虚无,精神内守",是医生修身养性的核心。如果都以修心为第一,时刻守护自己的内心,那就可以使内心时时处于淡淡的喜悦中,不执着于身外的种种诱惑,保持这种心境去诊病治病,就可以做到张仲景《伤寒论序》中所说:"上以疗君亲之疾,下以救贫贱之厄,中以保身长全,以养其生。"

美国纽约州撒拉纳克湖畔特鲁多医生墓志铭上有这样一段话:"有时,去治愈;常常,去帮助;总是,去安慰。"特鲁多医师逝去已久,但多年来世人并没有忘记他,成群结队地来到他的墓前祭祀献花,寄托哀思,更是为了继承他的人文思想。特鲁多医师曾说"医学关注的是在病痛中挣扎、最需要精神关怀和治疗的人。医疗技术自身的功能是有限的,需要以沟通中体现的人文关怀去弥补。"他的"有时、常常、总是",像三个人生的阶梯,一步步升华出三种为医境界,一直是众多医务工作者行医之道的座右铭。先生对此也非常推崇。

虽然医学的发展日新月异,但到如今在很多的疾病面前,即使医术再高明的医生,也经常会束手无策,但这绝不意味着医生在患者面前无所作为,一个有良知的医生,除了"有时,去治愈"之外,对待患者要"常常,去帮助""总是,去安慰",所以这种体现人文关怀的安慰要成为我们医者的必备技能。

俗话说:一句话说得人跳,一句话说得人笑。在医患关系敏感的当下,说话的艺术尤为重要。好多医院里都有这种现象,有的医生门庭若市,预约号都排到了数月之后,有的医生医术也挺高明的,上门诊时却门可罗雀。究其原因,凡是患者多的医生们都有一个共同的特点,那就是具有很强的人格魅力,这种魅力体现在对患者人文关怀和说话艺术上。

先生上门诊时,每次都是门庭若市,诊室内常是充满欢声笑语。先生对待每位患者都是神情温和,说话不紧不慢,好多患者都说:"别人提起看病就愁眉苦脸,我们觉得到了先生这儿正好反过来,说话跟自己的长辈似的,亲切舒服。治疗对症,就是管用。每次来,我觉得身心都得到了治疗。"这就是人文关怀的魅力,治神的魅力。先生就是如此征服了患者,怎能不门庭若市呢?将人文关怀贯穿于医疗活动的全过程,自始至终都充满关怀与安慰,运用语言的魅力和力量进行人性光芒的传递,是医学真谛的表达,是医生职业生涯的闪光点,也是最能感动人们心灵的地方。

二、患者得调有信心

医者时时处处为患者着想,真诚与患者沟通,与家属沟通,就能取得患者的信任,在信任的基础上患者才能更好地配合医生的治疗,才能提高疗效,患者常常是"心里舒服了,身体上也舒服了"。

(一)治神首先引导患者正向思维

在临诊中患者身体或者心理有疾,身心俱疲,在这种情况下让患者树立起战胜疾病的信心非常重要。曾有报道说起,甲乙两位患者因相互错拿筛查肿瘤化验单而引发的乌龙事件,检查结果有问题的甲患者看到自己化验报告一切正常时,心情舒畅,而原本没有问题的乙患者看到阳性结果瞬间崩溃,这就是精神的力量。所以医生引导患者走出沉浸于病痛的不良情绪,拥有健康的心理状态至关重要,这是治好患者"神"的第一步。

(二)治神当重针前调神

了解了患者的病情,基本明确了诊断,制订了治疗方案,就可以开始给患者进行针灸治疗了。而针前准备也关系到整个治疗的疗效,必须引起足够的重视。医者须静心安神,观患者之神,进行辨神施治,正如《灵枢·邪客》所说:"持针之道,欲端以正,安以静,先知虚实而行疾徐。"同时,医者要善于把握患者当下的精神状态,如《灵枢·师传》所云:"告之以其败,语之以其善,导之以其所便。"使初诊患者对针灸治疗有一个全面的了解和正确的认识,以便镇定患者情绪,消除其紧张心理,而对于复诊患者必须详细询问上次针灸后的反应,以便做出相应的调整。

（三）治神在于得气效应

先生特别重视手法,重视针感,重视得气效应。下面在手法和穴位章节会另外详述。总而言之,治神不在于穴位的多少,关键在于选穴的准确;针刺的疗效不在于留针时间的长短,关键是得气（针感）。因此,取穴是关键特色,针感是疗效保证。

（四）治神在于针后养神

为了巩固和提高针刺取得的疗效,患者必须重视其针后的精神调摄、心理调节、运动调节,以有利于机体的康复。如《灵枢·终始》所要求的那样,须"新刺勿内,已刺勿醉,已刺勿怒,已刺勿劳,已刺勿饱。"若针刺后不能很好地进行调神,针刺疗效将会大打折扣。

综上所述,精神因素在临诊中与医患双方都有密切关系,作为一个好医生,善于治神,就有了一个良好的开端。《内经》中反复强调了治神的重要性,如《灵枢·九针十二原》云:"粗守形,上守神。"《素问·宝命全形论》云:"凡刺之真,必先治神。"《灵枢·本神》云:"凡刺之法,必先本于神。"都道出针刺乃至中医治病、防病之至高境界,加强该方面研究对指导临床、提高临床疗效、养生保健均具有重要意义。《难经》有言:"望而知之谓之神,闻而知之谓之圣,问而知之谓之工,切脉而知之谓之巧。"正是在医者长期重视治神下才能做到的。只有这样才能真正得到患者的信任,形成有效的沟通,而患者的依从性好,更有利于揭示疾病的本质,从而提高疗效。

第二节　重视脉诊

纵观中医发展史,脉诊一直是中医确定疾病证型、区分疾病性质和预测疾病预后的重要依据。而先生临诊,也是特别重视脉诊,他认为望闻问切四诊合参很重要,脉诊更是中医学"仁术"精华的重要体现,是与患者良好沟通的桥梁,是获得患者信任的基石。即使在现代诊疗技术日新月异的当代社会,作为一个当代中医医生,仍当好好学习和掌握。

对于诊脉,先生有以下临床经验:

一、脉诊是中医精华的传承

早在《素问·三部九候论》中就记载了脉诊法,指出"人有三部,部有三候,以决死生,以处百病",将脉诊提到很高的地位。中医对疾病的诊断过程是医者对"形诸于外"之征象的思维过程,通过脉诊可"视其外应,测知其内",达到辨证的目的。《素问·脉要精微论篇第九》有云:"微妙在脉,不可不察。"就已经指出,诊断疾病过程中,脉诊非常重要。《景岳全书》云:"脉者,血气之神,邪正之鉴也,有诸中必形诸外。故血气盛者脉必盛,血气衰者脉必衰,无病者脉必正,有病者脉必乖……"亦是强调脉诊的重要性。明代徐春甫在《古今医统大全·卷之四·内经脉候·脉诀辨妄》更明确提出"脉为医之关键,医不察脉则无以别证……医惟明脉,则诚为良医"。因此,脉诊是诊察疾病中非常重要的诊法,它在中医理论体系及诊疗实践中均占有重要地位,是中医最具特色的精华。

二、凭脉针灸

脉诊源于经络诊断。早期脉诊是为确立针灸疗法而服务的,它对于疾病的诊治具有不可替代的关键作用。脉诊与经络系统起源和发展直接相关,经络作为气血的载体,通过脉诊诊断人体"气"的状态。针灸治病不同于汤药,其关键在于"调气"。《灵枢·九针十二原》有云:"凡将用针,必先诊脉,视气之剧易,乃可以治也。"《灵枢·刺节真邪篇》说:"凡用针者,必先察其经络之实虚,切而循之,按而弹之,视其应动者,乃后取之而下之。"唐代孙思邈也认为"凡欲针灸,必先看脉""每针常须看脉,脉好乃下针,脉恶勿乱下针也",都说明只有诊脉之后,方能用针。《难经·七十八难》云:"知为针者,信其左;不知为针者,信其右……其气之来,如动脉之状,顺针而刺之。"就是在针刺过程中感受脉象的变化,以判断"气至"与否,认为针刺过程中左手感受到的"动脉"之状即是气至,在此基础上再行补泻手法。《灵枢·终始》有云:"所谓气至而有效者,泻则益虚,虚者脉大如其故而不坚也,坚如其故者,适虽言故,病未去也;补则益实,实者脉大如其故而益坚也,夫如其故而不坚者,适虽言快,病未去也。故补则实,泻则虚,痛虽不随针减,病必衰去。"说明用脉象的虚实指导针刺后,如果异常的脉象转为调和,为针刺产生治疗效果的体现,即使病痛没有立即减轻,病症也会逐渐衰减;相反,如果针刺前后异常的脉象与针刺前并无差异,则说明针刺疗效颇微。由此可见,脉诊贯穿了针灸诊疗的整个过程,在诊治疾病中发挥着重要作用。

三、学好脉诊有方法

首先,需要重视脉诊的理论学习。

掌握全面的脉诊理论是践行脉诊的首要前提。只有先做到了"心中易了",才能达到"指下明了";只有深刻理解各种脉象的形成及意义,掌握正确而规范的脉诊方法,将脉诊理论铭记于心,在临床辨证中才能运用自如。因此,作为脉诊的初学者,应当重视脉诊理论的学习,尤其是对各大脉学专著的研读和学习。《脉经》是脉学的第一部专著,是中医脉诊的理论渊源,探求脉诊理论的本源,有利于更好地理解脉诊的精髓,提高学习脉诊的能力。研读后世医家对脉诊的著述也是提高脉诊理论的一个重要方法。如李时珍的《濒湖脉学》、李中梓的《诊家正眼》,以歌诀体裁编写,语言简洁,论脉精要,比喻形象生动,背诵简单,有助于提高脉诊理论的学习。

其次,就是要在临床上多实践。

"纸上得来终觉浅,绝知此事要躬行"。《难经·六十一难》曰:"切而知之谓之巧。"对于脉诊而言,"巧"字不仅意味着脉诊是一项精巧的诊断技术手段,也意味着熟能生巧。脉诊属于直觉诊法,要求医生在具备充足的脉诊理论知识基础上,进行大量的临床实践。

再次,学好诊脉有规律。

先生在长期的临床实践中,总结出了一套易于学习,比较直观的诊脉方法。他认为掌握了脉理和浮、沉、弦、数等基本脉法,再从以下四个方面入手即可窥知人体基本的内在状况。

把握脉的整体感觉。当医患有了良好的沟通,望、闻、问诊完毕,即可诊脉,医者通过浮、中、沉三种不同搭脉方式去感受患者天、人、地三部脉动的状况。对此,先生做了一个形象的比喻,说这种感觉就像患者左右手寸、关、尺、天、人、地部各有一个装水的弹性小球,每边9个,双手一共18个,它们既是一个整体,又相互独立。医者首先就是去感知这18个"小球"的整体状况是否和谐,这就能大体了解患者全身的状况。常人一般18个"小球"整体非常均衡和谐,探之平和有力又有节;如果有别于此,就要细心探知不和谐的"音符"在哪里,层层深入。

把握脉的力度。医者在把握整体的基础上,就可以去感觉上述18个"小球"应指的力度。根据身形胖瘦判断,常人一般都是力度与身形相协调,如果力度与患者身形不协调,或力度过大(比如洪脉),或力度过小(比如小脉或者细脉),都说明患者体内阴阳失衡,当进一步细察。

把握脉动脏腑。左手寸关尺分别应心(心包络)、肝(胆)、肾(膀胱),右手寸、关、尺分别应肺(胸中)、脾(胃)、命门(大肠)。也就是说18个"小球"各有脏腑相应归属,医者只要对号入座,通过诊察18个"小球"的状况,就能探知五脏六腑孰弱孰强,可以为进一步诊断治疗提供参考。

把握脉中气血。其实就是去感觉脉内脉外气血的变化,脉外为气,脉内为血,当气血平衡的时候脉动有张有弛,比较柔和;如果气足血不足,脉势虽有力,但脉形就会比较细;如果血足气不足的时候,就会感觉脉大而无力;当气血贲张的时候(高血压状态),就会感觉到脉内涌动不休,脉外压力很大,呈现出脉大而弦;而气血不足时,脉就会既细又软弱无力。根据脉中气血变化,医者可以采用相应的措施,调整气血的偏颇,采用针灸施行补法、泻法或者补泻兼施。

四、展望脉诊的未来

为了继承和发扬我国传统医学的精粹,从20世纪60年代起,由国家科委立项开展了一系列的脉诊客观化研究,在研制测绘脉象传感器的基础上,结合生理学、力学、数理、工程及信息处理等多学科合作攻关,开发研制了多种脉诊仪。但是,其与传统切脉方法和脉诊的诊断意义仍相差甚远。所以我们中医人一定要在继承好的基础上才能更好地发展和创新。夸大脉诊的作用或唯脉是从都是极为片面的,医者应当从脉诊的整体性出发,与现代医学检查相印证,四诊合参,才能收到针到病除的疗效,从而更好地发挥脉诊在针灸中的特色优势。

第三节 重视针刺手法

先生临证针刺时特别重视针刺手法,认为这是针灸的精髓之一,是老祖宗的好东西,必须好好传承下去。

一、针刺手法是最宝贵的祖国医学遗产之一

针法起源的时间大约是原始社会的新石器时代。因为针刺手法是针刺取效的关键,所以古今医家都极其重视针刺手法。如《灵枢·官针》记载:"凡刺之要,官针最妙。"《医宗金鉴·刺灸心法要诀》说:"……医者方堪入妙针。"《行针指要歌》言:"针中有妙少人知。"《留针歌》又载"巧妙元机在指头"等。当代针灸大家邱茂良先生也曾说过:"针刺是艺,深功藏之,指间显术,揣摩在心,研习不辍,乃可精之。毫针纤细,指力为要。临症持针,手如握虎,力系千钧,更要轻巧,灵活运用,疗效乃神。"可见,千百年来各家针灸医典都强调针刺手法的重要性。先生特别赞同明代吴崑所说:"针药二途,理无二致。"以方药治病,同一药方,甲医用之无效,乙医调整配伍剂量用之而获显效;同理,同一位患者,同取一个腧穴,施用的针刺手法不同,机体产生的反应也不相同,自然疗效也不一样。

二、推崇九氏针刺手法

吴门针灸流派的针刺手法,首推苏州九氏。其创立了"手法、针感、效果三结合"的针刺法则和"以通为补、补泻兼顾"的针灸手法。先生师从九怀玉老先生多年,全面传承了九氏针刺手法的精髓,在近六十年的临证中,不断实践和探索,对九氏针刺手法有全面深入的认识并形成了自己独特的针刺手法。先生认为九氏针法有以下特色:

(一)常用提插和捻转手法

1. 提插手法的作用

(1)寻找感应,促使气至

刺即中穴是比较少的,多数时要细细探索。《灵枢·邪气藏府病形》有云:"刺此者,必中气穴,无中肉节,中气穴则针游于巷,中肉节则皮肤痛。"说明刺中穴位,针下应该有得气的现象。

(2)加强或减弱已取得的针感

《针灸问对》云:"提以抽气,提则气往也……按以添气,添助其气也。"一抽一添,就会产生不同的针感。抽气即是在插针时感应随之增强。

（3）为捻转手法的运用打下基础

通过提插手法达到针感已至后，再进行捻转手法。南丰李氏《针灸大成》云："如觉针下紧满，其气易行，即用通法；若邪盛气滞，却用提插。先去病邪，而后通其真气。"当针刺入后，针下紧，邪气滞留，须先用提插手法，劫去其邪，然后再以捻转手法调其真气，以补其不足。

2. 捻转手法的作用

（1）调整"气来之强弱，气行之迟速"

《灵枢·终始篇》云："邪气来也紧而疾，谷气来也徐而和。"因此，凡是属于祛邪的手法，其针感应该是强烈、快速；属于补正的手法，其针感应该是柔和、缓慢。要获得这样的针感，需要依靠捻转手法的恰当。

（2）保持稳定的刺激量

很多疾病的治疗需要保持稳定的刺激量，可采用捻转的动留针手法。

（二）重视留针

要增强针刺手法的作用，留针是十分必要的。《素问·离合真邪论》中强调"静以久留，以气至为故，如待所贵，不知日暮，其气以至，适而自护"。在临床上，体会到动留针的效果比静留针的效果明显得多。至于应该留针多长时间为至，应该根据具体情况而定，也不是留针时间越长越好。临床应用多为提插和捻转交替使用，二者之间应有所侧重，即提插应着重寻找针感，捻转应着重调整针感，保持稳定的刺激量。

（三）重视针感效应

针感是指毫针刺入腧穴一定深度后，使人体针刺部位获得的经气感应。针感是疗效的重要前提，《灵枢·九针十二原》曰："气至而有效，效之信，若风之吹云，明乎若见苍天，刺之道毕矣。"常见针感有酸、麻、胀、重、凉、热、触电感、跳跃感、蚁走感和不自主的肢体活动等，九氏尤其注重针刺时的循经感传效应，对常见穴位的针刺方法积累了丰富的经验。

（四）手法、针感、针后效果三者的关系

1. 正确的针刺手法是取得预期针感和针后疗效的先决条件

《灵枢·九针十二原》云："凡用针者，虚则实之，满则泄之，宛陈则除之，邪胜则虚之……"在针灸临床中，通过收集四诊资料，选取穴位，确定针刺手法是关键一步。

2. 针刺时的感应是核查针刺补泻法则运用正确与否的重要环节

不同的提插、捻转角度、强度和留针时间，在不同的患者身上会产生不同的感应，从而产生不同的效果。而医生施术时就应该根据患者主诉的感应和下针后提插、捻转时沉、轻、滑的感觉，逐步调整到预期的感应。

3. 施术后患者反应是衡量针刺手法正确与否的主要标准

《灵枢·小针解第三》指出："为虚与实，若得若失者，言补者然若有所得也，泻则恍然若有所失也。"这个"若得若失"是指针后反应而言，正虚之证，治以补法之后，就应谷气至而有

充实的感觉,全身就像赋予了新的力量;邪实之证,经过泻法之后,应该有邪去轻松之感,仿佛如释重负。只有达到了以上那样的效果,才能正确鉴别手法和下针感应是"补"是"泻"。

三、先生对九氏针刺手法的体会和运用

（一）手法的关键在于刺激量

在一般情况下,针刺后只要能出现针感,就会有效果。"刺之要,气至而有效"和"以知为数,以痛为输"都是这个意思。但是在特殊情况下,如病情复杂,虚实互见,病程较长,正气虚弱的情况下,针刺仅仅得气是不够的,还应该根据疾病之虚实,体质之强弱,当时疾病之主要矛盾等,将手法予以适当调整,或加强,或减弱,或留针,或疾出,以求达到"效之信,若风之吹云,明乎若见苍天"这样显著的效果。

（二）掌握手法在于不断实践

对每一种病的正确判断,总是在治疗过程中逐步修正而完善起来的,手法适用于病体也同样有这样一个过程。所以,在治疗中不断细心听取患者对针刺的反应,并认真分析针刺后对疾病所产生的效果,是正确掌握手法的关键。

（三）量化补泻手法

九氏的行针手法讲究的是精准的手下功夫。具体操作时,首先注重提插时不捻转,捻转时不提插;其次则注重"天、地、人"三部行针,就是根据患者具体情况在穴位深度上下进行提插和捻转。

先生在继承九氏手法的基础上,将补泻进行了量化,整个手法的体系以徐、疾、补、泻这个总纲贯穿于整个手法操作过程中,使后学者更易掌握。具体操作为根据捻转角度、提插幅度和各自频率将补泻手法进一步细化,将其分为调补、疏调、疏导、疏通和输通五个层次,其中调补相当于补法,疏调、疏导和疏通相当于将平补平泻法,输通为泻法。

1. 调补

针刺得气后,将针纳至天部,缓缓捻转 3~5 次,提插 3~5 次,捻转角度不超过 180°,提插幅度小于 0.5 cm,重插轻提,提插捻转的频率 60 次/分钟左右;然后将针纳至人部,如此操作;再将针纳至地部,再行此操作。务必使得气徐缓,针感轻,患者舒适,术者针下感觉轻松。静留针 15~20 分钟,治毕徐徐出针,用干棉球按压针孔片刻,这就是以通为补的手法,适用于虚证。

2. 疏调

针刺得气后,将针纳至人部,缓缓捻转 3~5 次,提插 3~5 次,捻转角度为 180°~360°,提插幅度 0.5~0.8 cm,提插捻转的频率 80 次/分钟左右;如此反复 3 次,使得气徐缓,针感轻到中等,患者舒适,术者针下感觉轻松。静留针 15~20 分钟,治毕出针,消毒干棉球按压针孔片刻。本法适用于虚实不明显之病例。对虚证夹实的病例可在本法的基础上结合泻法,

实证夹虚的病例可在本法的基础上结合补法。

3. 疏导

进针操作同疏调,捻转角度 360°左右,提插幅度 0.8 cm 左右,提插捻转的频率 100 次/分钟左右。

4. 疏通

进针操作同疏调,捻转角度 360°~720°,提插幅度 0.8~1 cm,提插捻转的频率 150 次/分钟左右。

5. 输通

针刺得气后,将针纳至地部,捻转 3~5 次,提插 3~5 次,捻转角度 720°,提插幅度 1~1.5 cm,重提轻插,提插捻转的频率 200 次/分钟左右;然后将针退至人部,如此操作;再将针退至天部,再行此操作。针感须重,患者稍感难受,术者针下感觉沉紧。可以持续运针 2~3 分钟,或间歇动留针(每隔 5 分钟左右运针一次)30 分钟,或持续动留针 15~30 分钟。治毕出针,不按针孔(如出血须按),本法适用于实证。

以上量化的种种针刺手法,均须在准确辨证的基础上进行,刺激量均因人因病而异,治疗过程中医者可因针感的变化随时进行调整,切不可太过拘泥。

(四)量化针感

九氏所重视的针感与患者所患疾病的状态、穴位位置、针刺手法、针刺时患者体位等都有密切的关系。不同的针刺手法、针刺方向都会使患者产生不同的针刺感应。先生在此基础上对部分穴位的针感进行了量化总结,例如针刺合谷穴,偏桡侧针感就会传至拇指(肺经),稍偏尺侧则传到食指(大肠经),有时针刺针感还可以传至小指(小肠经)。先生认为,同一个穴位出现以上不同的针感,是因为经络之间是相通的,获得预期的针感是取得良好疗效的关键。而不同的穴位只要取穴到位,手法正确,就应该出现可以预知的针感。比如足三里的刺法为直刺至腓骨缘,有抵触感时调整方向,针尖略朝外,以获得放电感(放射至足背);内关的刺法是直刺,针尖偏向桡侧腕屈肌腱,获得针感后,小幅度捻转(小于 180°),最佳状态为中指麻木,而患者无痛感,切记不可大幅度捻转,以免针刺过强损伤神经;如治疗腰腿痛针刺环跳穴,需使针感沿足少阳胆经放散至足背来判断环跳取穴正确,还可在环跳、阳陵泉上夹一组电针,若下肢轻微摆动,而穴周肌肉无振动,则说明取穴准确,若环跳周围有振动,则说明取穴不准确,需要进一步调整。

第四节　重视脾胃学说

脾胃学说是重要的中医理论体系之一,始于《黄帝内经》,继承于《伤寒论》,发展于《脾胃论》,完善于叶天士,经过两千多年医家不断地实践与完善,直至今天在临床上仍能体现其精髓和核心地位。先生在针灸临床中亦非常推崇脾胃学说,在临床中善于通过调补脾胃来治疗各种疑难杂症。

脾胃有化生气血、运化水谷精微物质的功能,而经络作为运行气血的通道,以十二经脉为主,"内属于府藏,外络于肢节",将人体内外连贯起来,成为一个有机整体。《灵枢·经脉篇》指出:"经脉者,所以能决生死,处百病,调虚实,不可不通。"《内经》曰:"脾为孤脏,中央土,以灌四旁。"故可认为脾胃化生的气血及水谷精微物质需要依靠经络系统的正常运转得以发挥充养五脏六腑、滋养四肢百骸的功能。人体疾病,亦能通过经络系统反映出来。

一、善用脾胃学说治疗脏腑疾病

《医学求是》说:"脾气升举,胃气降行,中土既旺,四象得以轮旋。……盖人以中气为主,脾胃居中,水火金木赖以运行,脾升则化木火,胃降则化金水,乃四象之父母也。"脾与胃同居中焦,连通上下,是人体气机升降出入之枢纽。所以当脏腑有疾时,通过维持脾胃的升降运动正常,使脾阳升则肝肾之阴精上行可济心肺,使胃阴降则心肺之阳气下达以和肝肾,上下相移,阴阳相交,则五脏六腑可安。

先生善用"培土生金"法治疗肺系疾病,他说,只有脾胃得健,母能生子,肺的功能才能随之好转,最终获得比较满意的疗效;先生也常用"扶土抑木"治疗慢性肝炎,通过扶土,使营血之源充足,则肝体得养;先生还用"培土制水"来治疗多种肾病,通过实脾以振奋脾阳,使肾阳振,水气得化。

二、善用脾胃学说治疗慢性病

先生在临证治疗慢性病过程中,常在辨证论治的基础上,将调理脾胃的思想贯穿始终,每获良效。许多慢性病患者服药时间长,如一些风湿骨痹患者长期口服非甾体类消炎止痛药和免疫抑制剂后,往往会出现疲倦、胃脘不舒,或闻药欲呕,求之针灸。先生首先健运患者脾胃,使之饮食得当,患者治疗信心倍增,疗效自然事半功倍。先生指出人体元气对疾病的发生发展起着决定性的作用,如果元气不足,诸病由生。而元气不足,是因脾胃之气有伤所造成,因此,治疗时重视调理脾胃,凡内伤杂病及外感病后调理,均须益脾强胃,使气血生化有源,则经脉调和,五脏得养,百骸自安。先生在临床上着眼"内伤脾胃,百病由生""百病皆由脾胃衰而生也"。治疗根据东垣先生之训"善治病者,唯在调和脾胃""治脾胃以安五脏"。在具体辨证中以虚实为纲,对于病机主要以阳气不足,按"劳者温之""损者益之"的原则,用足三里调补生阳,阳生则阴长,阳旺能生阴血之理,从而健脾益气,提高疗效。

三、善用脾胃学说治疗儿科疾病

小儿为稚阴稚阳之体,处于生长发育期,而人出生之后,生命活动的继续和精气血津液的化生和充实,均赖于脾胃运化的水谷精微,故称脾胃为"后天之本",在《景岳全书·杂证谟》一书中有"脾胃为水谷之海,得后天之气也"的记载。只有后天充足,生化有源,气血旺盛,孩子的生长发育才能正常。先生每遇小儿来诊,首先都会详细询问孩子饮食情况,以此可以判断疾病的轻重缓急和预后。比如常遇脊髓损伤后遗症(痿证)的孩子,如果胃口好,说明其气血尚充沛,通过疏通经络,补益肝肾,患儿恢复就会很快;如果患儿面黄肌瘦,不思饮食,就非常棘手,必须先调脾胃,等孩子有食欲,饮食正常,才能进行疏通经气治疗。又如诸多脑发育不好的孩子,先生都非常重视调补脾胃,孩子能吃能睡,体质改善,五脏六腑气血旺盛,精气充盈,返精即可补脑,大脑得以发育,治疗效果就非常显著。

四、善用脾胃学说指导患者养生

先生除了帮患者治病解除疾苦外,还特别重视运用脾胃学说指导患者养生。患病治病,固然是最重要的,而病后的调养更不容忽视,因大病之后阴阳未调、气血未复,稍有疏忽,旧疾就有可能复发。比如中风后遗症患者复发率极高。据统计,脑血管病经抢救治疗存活者中,5 年内有 20%～47%的复发率,而在 1 年内复发的最多。每次复发,脑细胞受损都会加重,死亡率和致残率也显著增加。先生对中风后遗症患者常以脾胃学说为指导开出养生医嘱,根据患者情况,开中药调理或让患者每天艾灸足三里,或每日按压足三里、三阴交等;又如针对大病初愈的患者,还处于正气虚乏,脏腑功能受损,气血未复阶段,更要注意防止疾病复发。此时先生特别注意嘱咐患者饮食和调养,随时关注纳谷状况,顾护好胃气。张介宾在《景岳全书·杂证谟》里说:"土气为万物之源,胃气为养生之主,胃强则强,胃弱则弱,有胃则生,无胃则死,是以养生家必当以脾胃为先。"所以只有运用好"瘥后调摄",断源截流,从根本上改变患者体质,才能真正地帮助患者恢复健康。

第五节　提出"阴阳平衡配穴法"

先生在多年的临床工作中,将"阴阳学说"运用于针灸临床,总结出"阴阳平衡配穴法"。该配穴理论源于经典,指导针灸临床,疗效确切。先生认为,作为中医外治法之一的针灸,具有独特的经络辨证理论体系,而经络本身则与阴阳密不可分,正如《灵枢·本藏》所言:"经络者,所以行气血而营阴阳,濡筋骨,利关节者也。"说明经络有运行气血、濡养周身及协调阴阳的作用。人体各脏腑组织器官在气血的温养濡润后才能发挥其正常的生理功能,使人体处于"阴平阳秘,精神乃治"的状态。经络通过运行气血,而实现其协调阴阳的作用。在经络循行的人体解剖部位的阴阳划分方面,胸腹为阴,背腰为阳,四肢内侧为阴,外侧伸侧为阳。而部位阴阳的划分对疾病的诊断与治疗配穴方面具有指导意义。《难经·六十七难》曰:"阴病行阳……故令俞在阳……阳病行阴;故令募在阴。"《素问·阴阳应象大论》又有"阴病治阳,阳病治阴"之原则。这些论述是研究脏腑病症在临床的病理变化规律和治疗脏腑病症的理论依据,对针灸配穴方法有着重要的指导意义。

先生在辨证的基础上,选用阴阳平衡配穴法,结合经、穴功能,来调整脏腑阴阳气血,使人体恢复气血阴阳平衡,从而达到治疗的目的。先生常用的有"左右阴阳配穴法"和"前后阴阳配穴法"。如治疗脾胃虚弱之胃脘痛,取穴:百会、曲池(双)、支沟(左)、内关(右)、四关(双)、中脘、关元、足三里(双)、三阴交(左)、绝骨(右)。此种左右阴阳配穴方法,既可以减少针刺,又有利于气血阴阳的平衡,用之临床,屡有佳效。又如运用前后阴阳配穴法治疗慢性盆腔炎,取穴:百会、中极、关元、四关(双)、足三里(双)、三阴交(双)、阴陵泉(双)、肾俞(双)、膀胱俞(双)、次髎(双)。此法选用前后部位的腧穴配伍组方,能协调人体一身之阴阳气血平衡,从而调节经脉脏腑的虚实盛衰。

第六节　针药结合治疗疑难杂症

先生临证常运用针药结合来治疗各种疑难杂症。先生常说以前针、药是不分家的,古代有名的医家大多既是用药高手,又是针灸大家,并不拘泥用药还是用针,根据患者具体情况或针灸、或处方中药、或针药并用,关键是达到治病救人的目的。

有关针药结合,《内经》中论述颇多。《灵枢·禁服篇》便提出"针灸药物各有所宜"的观点,奠定了针药并用的理论基础。早期著名医家如医缓、扁鹊等所用的治疗均是针药并举,这是有史可溯的。《史记·扁鹊仓公列传》载,扁鹊治虢太子之病,先刺百会穴,继用药熨,最后服汤药,使虢国太子起死回生,可算是针药并用的范例。《针灸聚英》载:"疾在腠理,熨之所及;在血脉,针石之所及;其在肠胃,酒醪之所及。是针灸故弃针与灸而莫之讲。"唐代孙思邈在《备急千金要方》里对针药并用尤为推崇"若针而不灸,灸而不针,皆非良医也。针灸而不药,药而不针灸,尤非良医也。"《针灸大成》指出:"疾在肠胃,非药饵不能以济;在血脉,非针刺不能以及;在腠理,非熨炳不能以达。"可见,针药结合历来被医家们所重视。

先生早期临证多以针灸为主,后发现每遇疑难杂症,单用针灸收效有限,于是采用针药结合,明显提高了疗效。先生遂重拾经典,博览医书古籍,终于形成了一套独具特色的针药结合的治疗方法,在临床实践中获得了显著疗效。先生认为中药为主,针灸治疗为辅,常用于脏腑功能低下、正气不足、气血阴阳虚弱、年老体弱的慢性、缠绵难愈性疾病;而以针灸为主,中药为辅则常用于急症、痛证等。

一、针药结合治疗痹症

痹症是风、寒、湿等病邪侵袭,经脉阻滞,气血不畅,筋肉关节受累而出现疼痛、肿胀,甚至关节功能活动障碍等症状的疾病。痹症既包括风湿性关节炎、骨性关节炎、类风湿性关节炎等西医有明确诊断指标的疾病,也包括仅有临床表现,而无实验室与影像学异常的诸多躯体慢性疼痛类病症。痹证是临床常见病,缠绵难愈,先生认为"久痛多瘀,久痛入络,久痛多虚,久必及肾",是痹症的共性,要抓住这四个特点,针药结合,通过疏通经络、调整脏腑阴阳、调和气血、扶正来增强机体抗病能力,祛除病邪,使机体恢复到阴平阳秘的正常状态,从根本上治愈疾病,巩固疗效。一般来说,治痹初期以针灸疗法为主,中后期以中药为主。所以针灸结合药物治疗痹症能更好地体现中医特色,发挥优势,提高临床疗效,减轻患者痛苦。

先生在针药结合治疗强直性脊柱炎中积累了丰富的经验,遵循"治病必求其本"和"急则治其标、缓则治其本"的原则,进行辨证分期治疗。早期以温阳充督,祛邪通络为治则,针灸取用华佗夹脊(压痛处)和委中为主穴,泻法为主,药用小活络丹加减;中期治以温阳充督,祛邪通络,兼补肝肾,针灸取用华佗夹脊(压痛处)、曲池、环跳、足三里为主穴,补泻兼施,中药以人参养荣汤为基础方补益气血;晚期培补为主,治以补益肝肾,温阳充督,疏经通络,针灸取用华佗夹脊(病变部位)、足三里、三阴交、太溪为主穴,每年于大伏天及大寒天再行吴门督脉灸强化治疗,中药用独活寄生汤加味以补肝肾之虚。通过辨清虚实阴阳,对证施法、针药并用,使人体达到阴阳平衡之态,疗效显著。

二、针药结合治疗月经病

九氏中医对妇科病特别是月经病疗效显著,临床上采用针药同施,先生很好地传承了这一方法并在临诊中将其进一步发扬光大。

针对月经病,先生有如下针药结合的治疗方法:

(一)月经病发生的病因

主要是外感和内伤。根据妇女的生理特点,外感六淫之中,常以寒、湿、热为主。寒湿为阴邪,寒性收引凝滞,易伤阳气,影响血液的运行;湿邪重浊黏腻,困阻气机,易导致血液运行不畅,故寒湿之患常常造成经痛、经行错后甚则经闭不行等病变。热为阳邪,过热则迫血妄行,故临床上可出现月经先期、月经量多甚则经行吐衄、崩漏等病变。内伤病的病因,主要是体质虚弱、不良的精神刺激、饮食不节、多产房劳。这些因素都可直接或间接影响到脏腑、气血、冲任二脉的正常生理功能,因而导致各种月经病的发生。

(二)月经病的诊断

月经病的诊断也同其他疾病一样,要通过四诊搜集,找出局部病变和全身症状综合分析,从月经的期、色、量、质的变化辨别寒热虚实,明确在脏在腑,才能做出正确诊断。

1. 经行先后

经者血也,常也。月经的周期,一般是 28 天左右。凡超前或错后一周以上,并伴有不适感觉者,可以考虑月经病的发生。经行超前,多为实为热,经行错后,多为虚为寒。但必须注意从全身的兼症和脉舌的变化来判定。经行超前,量多、色红,苔黄、舌质红、脉数,属于热;而经行超前,量多、色淡、质稀,脉虚,舌质淡嫩,则是气虚不摄血之故。经行错后,量少、色淡、四肢不温,脉虚细,舌质淡,属虚寒之候;如果经行错后,量或多或少,经行时少腹、小腹疼痛,按之不减,经色紫暗而夹块,则是瘀血阻滞胞脉,经行不畅之患。

2. 经血的色泽

月经的正色在行经全过程中依次为淡红、深红。一般来说,色紫者多为热,色如米泔者多为寒,紫黑成块而鲜明者多为热。当然,还要结合全身脉症来定。正如叶天士所说:"血黑属热,此其常也;亦有风冷外束者,十中常见一二。"盖寒主收引,小腹必常冷痛,经行时见手足厥冷、唇青、面白、尺脉或迟,或微而虚,或大而无力;热则尺脉洪数,或实而有力。参其脉症可鉴别寒热。

3. 经量的多少

月经的量一般是 50~100 ml,每次经行时间为 3~5 天。经量过多或过少,都是病变的表现。凡是月经过多而色淡质稀者,为气虚不摄血;量多而紫黑鲜明者,为热邪迫血妄行。月经过少而色淡者,为气血两虚;血紫而夹块者,多为瘀热之变。当然量的多少,证的虚实,还应结合患者全身的情况来判断。例如,体形肥胖,平时带下量多,虽然经行错后而量少,但此为阳气不升,痰湿凝滞经脉,以致血行不畅之故;反之,体弱形瘦,心烦少寐,虽经行超前而量多,而此属阴虚不济阳,虚火内动,血室不宁所致。

4. 经质的浓稀

月经的质地以不稠不稀、无凝结、无血块、无特殊臭味为正常。经质稠黏、如脂如膏而有臭秽者,为血热之证;经质清稀而无臭味者,乃气血不足之候。

总之,对于月经病的判断,不仅要看局部,也要注意到整体,除了对月经的期、色、质、量的变化要有细致的了解外,还要考虑患者的全身脉症情况,尤其是患者体质的强弱及肤色的肥瘦黑白,更不应被忽略。体质强者多呈阳证、实证;体质弱者多呈阴证、寒证。肥白之体,证多寒化湿化;瘦黑之人,证多热化火化。

(三)月经病的治疗

月经病的治疗,同样要辨证论治,根据证的寒热虚实,决定治疗的方法。在治疗月经病的过程中,有几个问题要特别注意。

1. 治病要求本,求本要调经

"治病必求其本",这是治疗疾病的根本原则。治疗月经病的原则,当然也不例外。《女科经纶》有云:"妇人有先病而后致经不调者,有因经不调而后生诸病者。如先因病而后不调,当先治病,病去则经自调;若因经不调而后生病,当先调经,经调则病自除。"这里虽有治病和调经的先后之分,但都是治本的原则,其最终的目的都是为了达到月经的调和。例如,虫积日久而导致气血不足,经行错后,甚或经闭不行者,治之当用除积杀虫之法以治本;每次经行血量过多,以致气血亏损者,当用益气补血,止漏调经之法。两者的致病因素尽管有所不同,但其结果均是造成气血不足的病变,所以它的治疗既要治本,又要调经,这样才能收到预期的效果。

2. 调经要顺气,顺气要疏肝

血液是月经的主要成分。血与气是息息相关的。气为血之帅,血为气之母,血随气而行,气赖血以附,气行则血行,血到则气到,气滞则血凝。所以调经必须要养血,养血要顺气,顺气要从疏肝着眼。因为肝藏血而主疏泄,主升发,是体阴而用阳之脏,月经是否调畅与肝气是否条达有密切的关系。肝气愉悦舒畅,气机疏利,则经行如期;肝气郁结,则气机阻滞,血行亦不畅,常常导致月经不调,甚或经闭不行。故合欢花、柴胡等疏肝开郁的药品,常为顺气调经之用。

3. 健脾和胃,以利经血之生化

胃主受纳腐熟,为水谷之海,脾主运化而统摄血液,脾胃为后天之本,是人体营养的仓库,是气血的来源,脾升胃降,则气血来源充沛,经行正常。反之,脾胃虚损,不能腐熟运化食物,则气血来源匮乏,致使月经不调,甚或经闭不行。所以调经之法除了疏肝之外,还可以补养脾胃,使经源充足,故而经行可期。

4. 滋补肾气,以固经血之根基

肾藏精而主封藏,为阴阳气血之根源,是先天之根本。肾气的强弱,直接与经血的通行与固藏有着密切的关系,所以《内经》有"肾气盛……天癸至,任脉通,太冲脉盛,月事以时下"之说。尤其是崩漏往往与肾气不全,固藏无能有关。在治病求本的基础上,酌加菟丝子、覆盆子、五味子等平补阴阳之品,不仅止漏摄血较快,而且疗效显著。肾为水火之脏,水足精充,则肾气旺盛,根基牢固,不仅能治月经病,而且可治不孕等病症。所以调经之法,必须注意滋补肾气,调和阴阳,从而达到调养经血的目的。

5. 治经要及带,治带可调经

带下病是妇女常见的疾病,两者往往同时出现。在治疗月经病时,必须适当考虑其与带下病的相互影响。如湿热引起的病变,湿热熏蒸,壅滞胞宫,既能导致水津不化,湿浊下注而带下绵绵,又能损伤冲任带诸脉,以致经行失常。所以在治疗之时,不仅要治经,还要治带,在湿浊带下严重之时,还要通过治疗带下病来调经,这样才能收到预期的效果。

6. 调经要分型论治

证有寒热虚实之分,人的体质有强弱肥瘦之别,因而治疗时除了掌握治疗的基本原则之外,还要结合患者的具体情况和临床表现分型论治。月经病在临床上一般分以下几个类型:

(1)血热证

本型的主要证候为经行超前,量多,色深红或紫黑,经质稠浓,伴口渴心烦,舌红苔黄,脉滑数有力等。根据"热者寒之"的原则,中药可用《景岳全书》之"清化饮"治之;针灸选用合谷和支沟单穴,每次左右交叉取穴,并配以气穴、气海、血海、三阴交,运用疏导疏调手法,多穴合用共奏清热凉血之效。

(2)血寒证

本型的主要证候为经行错后,量少色暗,小腹疼痛,得热则减,畏寒肢冷,面色苍白,大便溏薄,小便清长,舌苔薄白,舌质淡,脉沉细等。"寒者热之"是本型的治疗原则,中药可用《金匮要略》之"温经汤"治之;针灸选用合谷(双)、百会、气海、神阙(艾条灸),配以足三里和三阴交单穴,每次左右轮流交替取穴,运用疏调疏导手法,多穴合用共奏温经散寒之效。

(3)血虚证

本型的主要证候为月经后期,量少,色淡,甚或经枯不行,面色萎黄,头晕心悸,舌淡苔少,脉虚细等。"虚则补之"是本型的治疗原则,中药可用《太平惠民和剂局方》之"人参养荣汤";针灸选用百会、气海、膈俞、脾俞、足三里、三阴交,运用疏导疏调及调补手法,多穴合用共奏补血益气之效。

(4)气虚证

本型的主要证候为月经先期,量多,色淡质稀,肢体困倦,面白,心悸多汗,舌质淡,苔薄白,脉虚弱无力等。"衰者补之"是本型的治疗原则,佐以升提之法,中药可用《脾胃论》之补中益气汤加减;针灸选用合谷、神阙、足三里、三阴交、太冲、肾俞,运用疏调、调补手法以达补气摄血的目的。

（5）气滞证

本型的主要证候为月经后期,量少,色暗红或正常,间或夹血块,经将行或经行之时,少腹、小腹胀疼痛,按之痛不减,伴胸脘痞闷,乳胁胀痛,触之更剧,舌质紫暗或有瘀点,脉沉弦或涩等。根据"抑者散之"的治疗原则,中药可用紫苏饮合失笑散加减;针灸选用合谷、肝俞、中极、行间、蠡沟、三阴交,运用疏调、疏导手法、共奏行气活血之效。

（6）瘀血证

本型的主要证候为经前及经行之时少腹、小腹疼痛,按之不减,经行前后不定,量多少不一。有时经行量少,淋漓不断;有时突然下血量多,色紫暗有块,块出则疼痛减轻。舌质紫暗或边尖有瘀点,脉沉涩或沉紧等。根据"结者散之"的治疗原则,中药可用桃红四物汤合失笑散加减;针灸选用合谷、三阴交、血海、太冲,运用疏导、疏通手法,共奏行气化瘀、止痛摄血之效。

（7）痰湿证

本型的主要证候为月经错后,量少,色淡,甚或经闭不行,带下量多,色白质稀,形体肥胖,胸闷泛恶,肢体倦怠,苔白腻,脉滑或细缓等。根据《金匮要略》所言"痰病饮者,当以温药和之",本型的治疗原则为健脾燥湿,行气化痰,中药可用苍附导痰丸;针灸选用中极、白环俞、中脘、足三里、阴陵泉运用疏通、疏导手法,以达痰湿得化,经行得通的目的。

（8）脾虚证

本型的主要证候为经行先后无定期,或暴崩下血,或淋漓不绝,色淡质稀,气短乏力,面色苍白或虚浮,四肢不温,纳差便溏,舌质淡嫩,脉细弱或虚迟等。根据"劳者温之"的治疗原则,中药可用理中丸加减;针灸选用关元、气海、足三里、三阴交、脾俞,运用疏通、疏调、调补手法,共奏健脾益气养血之效。

（9）肾虚证

本型的主要证候为经行先后无定期,量少,色淡,甚或经闭不行或淋漓不断,腰膝酸软,头晕耳鸣,精神不振,面色晦暗,便溏溺频,苔薄白,舌质淡,脉细弱等。本型属虚损之证,"损者益之",中药可用固阴煎加减。针灸选用气海、肾俞、合谷、足三里、三阴交、太溪,运用疏导、疏调及调补手法,共奏补养肾气、养血调经之效。

第七节　善治痛证

疼痛是人体接受内外的刺激后而产生的一种感觉反应。中医理论认为"不通则痛",气血运行障碍是各种致病因素导致的共同病理结果,是疼痛发生的病理基础。《素问·举痛论》曰:"寒气入经而稽迟,泣而不行,客于脉外则血少,客于脉中则气不通,故卒然而痛。"

早在《内经》时期,医家就对疼痛有了比较全面的认识,并且抓住了疼痛的病机,认为其病机是气血运行障碍。对疼痛病因的认识偏重于寒邪,强调邪从外来,客于体内。到了明清时代,医家们对《内经》的片面性进行了一定的修正和补充,对疼痛的病因提出了外感六淫、内伤七情和跌打损伤皆可致痛,并且对疼痛病机以虚实为纲,结合阴阳、气血进行分析。

对于治疗痛证方面,先生有以下临床经验:

一、痛证的病因

(一)外感六淫

1. 风邪伤人常可引起疼痛

如外感风邪除恶风、恶寒、鼻塞、流涕等症状外,常伴有头痛、项背强痛、骨节酸痛等。《素问·骨空论》载:"风从外入,令人振寒汗出,头痛身重恶寒。"指出了风邪袭表可出现疼痛症状。

2. 寒邪是引起疼痛最常见的原因

如临床上常见的胃脘痛,大多是由寒邪直入中焦引起的胃肠气机阻滞而引起,当用艾灸、针刺治疗以温中散寒后,其痛缓解;再如少腹痛引睾丸之疝气痛,也是由寒邪客于肝经之脉所致。《素问·举痛论》云:"寒气客于脉外则脉寒,脉寒则缩蜷,缩蜷则脉绌急,绌急则引小络,故卒然而痛。"

3. 暑邪伤人会引起疼痛

虽然暑邪有阴暑、阳暑之分,但无论阴暑、阳暑,都会引起疼痛。如张介宾在《景岳全书》中说:"阴暑者……病为发热,头痛,无汗,恶寒,身形拘急,肢体酸疼等症……阳暑者……病为头痛烦躁,机体大热……"

4. 湿邪亦是致痛的因素

如李东垣《脾胃论》云:"如身有疼痛者,湿。"《素问·痹论》指出:"风寒湿三气杂至,合而为痹也……湿气盛者为着痹。"

5. 燥邪伤人也可引起疼痛

如外感燥邪,除见口鼻干燥、咳嗽少痰或无痰等症状外,还可有咽痛、头痛、胸痛等症状。

6. 火邪致痛

如外感热邪客于上焦,出现咽喉肿痛等症状。

(二)内伤七情

《素问·举痛论》曰:"怒则气上,喜则气缓,悲则气消,恐则气下……惊则气乱……思则气结。"异常的情绪变化会导致气机紊乱和脏腑功能失调而引起疼痛的表现。如喜笑不休可出现胸痛和上腹痛;大怒后常引起头胀痛、胸胁满痛;思虑日久可出现纳少、脘腹胀痛等。

(三)不内外因

1. 饮食致病因素

暴饮暴食,导致食滞中焦,可出现胃脘疼痛;过食生冷,寒伤中阳,可出现脘腹冷痛;饮食不洁,腐败食物聚于肠胃之中可致腹痛。

2. 劳倦致病因素

主要指体劳、心劳、房劳的过度。过劳则气血精微消耗,导致虚性疼痛发生。

3. 外伤虫咬

创伤、跌打损伤、烧伤及虫兽咬伤都是直接作用于人体的肌肤或筋骨,造成损伤而引起疼痛。

二、疼痛的病机

气血运行障碍是疼痛的变化基础。那么气血运行障碍为什么会引起疼痛呢?这是由于疼痛是一种感觉机能,按照中医理论,感觉属于神的活动。神由心所生,《灵枢·本神》云:"所以任物者谓之心。"心主血脉,心与脉相通,当气血运行障碍发生时,心必然会有所感受,心感受到了这种病理变化,则有疼痛的证候产生。《素问·至真要大论》云:"诸痛痒疮,皆属于心。"临床上在治疗疼痛时,往往辅以移神宁心、通调血脉之法,可以提高治痛效果。

三、对疼痛症状表现的认识

(一) 疼痛的性质

1. 酸痛

酸痛多发于四肢、躯干,是一种痛不剧烈、伴有痛处发酸、感觉无力的疼痛表现,多见于虚性病理变化。

2. 重痛

重痛的特点是疼痛兼有沉重感,多出现在头部和四肢。重痛多由脾运失职、湿邪阻滞所致。

3. 满痛和胀痛

这是一种兼有胀满感的疼痛,多见于胸、胁、腹部等部位。主要责之于气机受阻,是气机不畅而致的疼痛。

4. 绞痛

绞痛一般由寒邪内袭,或有形寒邪内停,如瘀血、痰浊所致。

5. 纽痛

纽痛是一种与经筋有关的疼痛。

6. 痞痛

痞痛即感觉心下有痞块堵塞作痛。此痛多由有形之邪停于心下胃脘之处,影响气机升降所致。

7. 支痛

支痛是感觉似有物横撑其中的胀痛,多见于胁部。此种疼痛多责之于肝胆疾患及胃部疾患。

8. 切痛

切痛是指肠中病变之疼痛。其剧烈如切片之状,故称为"切痛"。多发生于肠道,是肠中气机不通所致。

9. 引痛

引痛是指两个以上的部位相互牵引作痛。

10. 跳痛

跳痛多见于痈肿、疮疡、脓肿及肝阳上亢之征。

11. 刺痛

刺痛多发生于瘀血出现的局部,痛处固定不移,伴有瘀血或缺血表现,如真心痛。

12. 掣痛

掣痛病变多发生于筋脉。

（二）疼痛的时间

由疼痛发作的时间不同可分为有卒痛、缓痛、时痛、乍痛、持续痛等。

（三）疼痛的范围

由疼痛部位范围的不同可有揪痛、偏痛、皆痛、尽痛、窜痛等。

四、针灸治痛

针灸治痛的疗效好是众所周知的,针灸几乎可以治疗各种性质的疼痛,而且其治痛效应可达到"立竿见影"的程度。

针灸治痛可以通过以下三个途径来实现:

（一）病因的治疗

这是我们常用的临床思路之一,也是治本之法。

1. 外邪引起的气血运行障碍

① 外感风邪,客于肌表,致营卫不和、气血运行不利。通过针刺风池、曲池、合谷等穴,疏散风邪,从而使营卫调和,气血运行归于正常,消除疼痛。

② 寒邪内客,损伤阳气,使脉道蜷缩、拘急、气血凝滞。用灸法可以助阳散寒,舒缓筋脉,促进气血运行。

③ 火热伤人,胁迫气血,使气血紊乱、壅塞脉道。通过放血疗法,可以起到疏泄阳热,改善气血运行障碍的作用而止痛。

④ 湿热内蕴,阻遏气机,脉道不畅。取中脘、天枢、足三里等穴,可以蠲除湿邪,通利脉道而治痛。

⑤ 燥邪伤人,使脉道干涩、气血运行不利。通过针刺曲池、列缺、三阴交等穴,可以养阴润燥,滑利脉道,使气血流畅,从而治痛。

2. 内伤七情引起的气血运行障碍

针刺可以通过调和脏腑功能,补其不足,泻其有余,改善气血运行障碍,从而治痛。

① 通过疏肝解郁,调理气机,从而改善气血运行,治疗肝气郁结引起的胁肋疼痛。

② 补益心气,温通心阳,增加心脉灌注功能从而治疗心气不足、心阳闭阻所致的心胸痛。

③ 温肾阳、填精髓、促进气血运行的功能,可以治疗肾阳不足引起的腰膝冷痛。

④ 健脾燥湿、通利脉道、改善气血运行障碍的状况,可以治疗脾湿不运、湿滞内阻所致的脘腹痛。

⑤ 通过益肺养阴,增强肺气的宣发以及宗气的推动功能,治疗胸膺痛。

⑥ 具有消食导滞、通调胃肠的功能,故可以对饮食不节,食积内停引起的气血运行障碍有改善作用,故而治痛。

⑦ 益气健脾、促进气血生化的作用,可以改善脾胃虚弱、营养不良引起的气血运行不利,故可治疗虚性疼痛。

综上所述,针刺可以通过消除病因,阻断病因对气血运行的干扰,产生治痛的作用。

(二)病机的治疗

《灵枢·刺节真邪》云:"用针之类,在于调气。"可见针灸具有行气活血的作用。"通则不痛","通"即指气血运行流畅正常无阻滞现象。针灸可以行气行血,起到通的作用,故可以取得治痛的效果。当动力不足,气血运行无力时,针灸可以起到鼓舞气血运行加速的作用;当脉道不滑利,气血运行受阻时,针灸可以通调脉道,促进气血运行滑利;当气血瘀滞不行时,针灸可以活血化瘀,恢复气血运行。总之,针灸可以通过运用疏通、疏导、疏调三通手法使脉道通调,促进气血运行,达到"通"的状态,改善致痛的病理条件,最终达到治痛的目的。

(三)即时住痛治疗

在针后较短时间内将病因和病理变化消除是不容易的,而取得的即刻效应只能是对痛觉反应的阻断,以达到"住痛移疼"的目的。针灸对疼痛的阻断过程是通过针刺穴位作用于心,从而阻断和转移心对疼痛性病理变化的感知。所以针刺对疼痛反应的抑制,不单是缓解症状,可以直接影响病理变化,帮助改善气血运行,将疼痛的病理过程引向良性循环。可见针刺可以通过"以移其神",使"神归其室"来达到"住痛移疼"的目的。针刺治痛的机制提示在治疗痛证时,要注意配宁心安神的经穴,这对于临床治疗颇有意义。

第八节 治病求本

"治病必求于本"来源于《素问·阴阳应象大论》,经文曰:"阴阳者,天地之道也,变化之父母,万物之纲纪,生杀之本始,神明之府也。治病必求于本。"意为阴阳是自然界的法则和规律,世界万物运动变化的纲领和根本,贯穿事物新生消亡的始终,是事物发生、发展和变化的内在动力。关于什么是"本",《素问·生气通天论》云:"夫自古通天者,生之本,本于阴阳。"治疗疾病要探求根本,这个根本就是阴阳。"治病必求于本"作为中医治疗思想的总纲领,对于临床诊断、选择治法方药具有重要意义。

一、阴阳为本

古人言"治病必求于本","本"的含义在于知阴与阳,同时提出临床治疗疾病的指导思想,即寻求疾病过程中阴阳运动变化规律。先生认为疾病的发生是由机体阴阳失衡所致,自然界一切事物的发生、发展、变化亦是由阴阳相互作用的结果。人体之阴阳与自然界之阴阳息息相关,密切相联。阴阳既是中医认识、治疗疾病的法则,亦是衡量临床疗效的金标准。《素问·生气通天论》曰:"阴平阳秘,精神乃治,阴阳离决,精气乃绝。"

二、气血为本,护正为要

《素问·调经论》有云:"人之所有者,血与气耳。"先生常说治病应本于气血阴阳,气血为人体阴阳的总体体现,治疗之总纲,临床中非常注重调整患者周身气血,使之趋于平衡。脾胃为"后天之本""气血生化之源"。先生从医以来,不断温故知新,尤以脾胃学说影响为深,临床疑难,常宗东垣思想而获著效。"善治病者,惟在调和脾胃""治脾胃以安五脏",生发脾胃阳气是为主要。所谓护正,即指顾护机体的正气。有正气就必有邪气,正邪是相对概念,所谓邪气是指大自然中各种不正常的因素。人之所以患病,总不离乎正邪两端,邪气能否使人致病,取决于正气的强与弱。"正气存内,邪不可干",正气强,即使患病,也较易治疗;反之,"邪之所凑,其气必虚",治疗就难以发挥作用。在疾病发生过程中,正虚邪盛则病进,正胜邪衰则病退。故正气是抵御外邪的根本。在诊治疾病时,首先要审察患者的正气强弱与否,方能确定可攻可补之法和用药剂量的轻重。治疗上,正虚无邪,法当扶正;正虚挟邪,宜扶正兼祛邪;正虚邪盛不耐攻伐,则先扶正后祛邪并施;邪盛正不虚者,以祛邪不伤正气为原则;老少体弱之人,更不可妄用攻伐之品,以防重伤其正气。总之,正气是人体的根本。

三、病因为本

任何疾病的发生,必有一定的致病原因,凡能引起机体发病的原因统称为病因。例如七情、六淫、饮食、劳倦等。一般来说,"有诸内必形诸外"。即先有致病因素,才有临床症状。只有通过机体反映于外的症状,才会推断出病因病机。病因是致病的根本,症状是反映于外的现象,只有通过寻求病因病机所在,方能制定出治疗方案。只有消除致病因素,疾病才能向愈。临床应"审证求因,从本论治"。例如先生临床诊治儿童面瘫与成人不同,儿童患本病多因调护不当,嗜食生冷等损伤脾胃阳气,正虚邪入,故而发病,治疗上当以嘱托家长加强调护、去除诱因为根本。

第三章

针灸理论心悟

第一节　常用腧穴定位、刺法及主治

　　为了便于后学掌握和实践,先生把十四经脉中临床最常用腧穴的定位、刺法、作用、主治疾病及配穴做了总结,特别在刺法中对部分穴位的针感进行了量化。先生认为,不同的穴位只要取穴到位,手法正确,就应该出现可以预知的针感,而获得预期的针感,是取得良好疗效的关键因素。

一、督脉

1. 百会

定位：头顶中央,鼻梁与椎骨、直上耳尖的十字中间,通于足太阳、足少阳和足厥阴。

刺法：向前方沿皮刺入 0.5~0.8 寸,针感可扩散至额角眉心(不容易经常出现)。

作用：主泻,《针灸大成》载"得气即泻"。如需补,则可用艾条灸 15~20 分钟。本穴入络于脑,"脑为髓海"。髓海有余则轻劲多力,自过其度;髓海不足则脑转耳鸣,胫酸眩冒,目无所见,懈怠安卧。

主治疾病及配穴：昏迷,虚证配气海(灸)、关元、足三里,实证配水沟、十宣(出血);失眠健忘,配大陵、神门、足三里;头痛,配风池、委中、足临泣、足三里;项强,配风府、风池、委中、后溪;遗尿,配中极、关元;脱肛,配气海、长强。

2. 风府

定位：项后入发 1 寸,通于足太阳、阳维脉,连于舌本,故有一别,名舌本。

刺法：垂直进针(俯头)刺 0.5~1 寸,古人禁深刺。针感达项部,刺 1 寸可达喉头,宜缓缓捻转,逐步加强。

作用：主泻,祛表邪,"卫气一日夜大会于风府",故仲景曰："太阳病,初服桂枝汤,反烦不解者,先刺风池,风府。"阳维主一身之表。气上聚于脑,经脉络脑而出,"脑为髓之海",其输上在头盖(囟会),下在风府,舌之活动机能,连于舌本。

主治疾病及配穴:外感、恶寒头痛,配风池、外关;咽喉肿痛,配天突、合谷、少商(出血);舌强不语,配天突,金津,玉液;惊厥,配水沟。

3. 大椎

定位:一椎上,陷者宛宛中,以手按椎骨,颈作回旋,不动者为一椎,动者为第七颈椎,穴居其中,正坐俯首取之。

刺法:垂直,缓缓进针 0.5~1 寸,针感可至两肩胛部,甚至通达第二腰椎棘突下(命门穴处),深刺可透达喉头及胸膺,太过可致胸部痞满。

作用:主补(灸以年壮),针亦可泻表邪,为六阳之会,阳气聚集之处,振奋全身阳气之要穴。

主治疾病及配穴:虚寒潮热,配膏肓、足三里;感冒,配外关、风池;癫疾,配内关;上肢痹证、痿证,配曲池、外关。

4. 水沟

定位:鼻柱下,沟中央,通于手足阳明。

刺法:二指挟唇,针略向上斜刺入 0.5~0.8 寸(灸不及针),针感可直透脑部。

作用:主泻,《针灸大成》载"得气即泻",此穴针刺感应特别强烈,对振奋脑部,上泄气郁,解救厥逆有特殊效果。

主治疾病及配穴:昏厥、中风,配涌泉;惊风、抽搐,配风府、合谷、太冲;急性扭伤腰痛,配委中。

5. 长强

定位:骶骨端下三分处,伏地取之,或侧卧、蹲腿拱胸取之。通于任脉(本脉为督脉络穴,与任脉络穴鸠尾相通)、足少阴、足少阳。

刺法:针尖向上与骶骨稍平行进入,刺 1~1.5 寸,以大痛为度,针感上抵大椎,有时前达剑突(鸠尾)。

作用:主泻,泻多于补,本穴为督脉之始,故对任脉、冲脉之疾病亦有良效。

主治疾病及配穴:便血,配八髎、承山;便秘,配大肠俞;癃闭,配关元(中极);痫病大发作,配风府、水沟;小腹气逆,配鸠尾、足三里。

二、任脉

1. 中极

定位:脐下 4 寸,通于足少阴、足太阴、足厥阴。

刺法:垂直进针 0.8~1.2 寸,针感下达阴器,上至脐,针尖偏左(右)可徐徐扩散至左(右)腹股沟处。

作用:膀胱之募穴,与关元配穴应用,主泻,《针灸大成》载:"得气即泻,灸百壮,至三百壮止",《明堂》言"灸不及针,日三七壮"。

主治疾病及配穴：尿道及膀胱疾病,配三阴交、行间;月经不调,配足三里、三阴交;女子不孕,配子宫。

2. 关元

定位：脐下 3 寸,通于足太阴、足少阴、足厥阴。

刺法：垂直进针 0.8~1.2 寸,针感下达阴器,上至脐,针尖偏向后又徐徐扩散至两侧腹股沟。

作用：主补,调气,为小肠之募,与中极互相配合使用。

主治疾病及配穴：月经不调,配肾俞、三阴交;遗尿,配天枢、足三里;女子不孕,配子宫、三阴交;赤白带下,配足三里、三阴交;疝气,配行间。

3. 气海

定位：脐下 1.5 寸。

刺法：垂直进针 0.8~1.2 寸,针感下达阴器,宜缓缓放散。

作用：主大补,灸法为主,针不及灸,七至百壮,治一切虚损之疾,宗气不足之疾。

主治疾病及配穴：一切虚损,配膏肓(灸)、足三里;喘息,配天突、关元(灸)、膻中;阳痿、遗精,配志室(灸)。

4. 阴交

定位：脐下 1 寸,通于足少阴和冲脉。

刺法：垂直进针 0.8~1.2 寸,针感下达阴器。

作用：主泻,《针灸大成》载:"得气即泻,泻后宜补。"本穴当膀胱上际,故有通利水道之功。

主治疾病及配穴：疝气攻痛,配泻行间;绕脐切痛,配公孙;小便不利,配三阴交。

5. 神阙

定位：一名气舍,在脐中央。

刺法：禁针,可隔盐或隔姜灸百壮,壮如绿豆,连续灸约十余分钟,温热感可直透腹中,肠鸣蠕动,矢气,便通。

作用：补,温通元阳,故名气舍。

主治疾病及配穴：厥脱,配百会(灸)、水沟;气虚水肿,配肾俞、足三里、三阴交、合谷。

6. 下脘

定位：在脐上 2 寸,通于足太阴。

刺法：垂直进针 0.8~1.2 寸,针感下抵脐,向四周扩散。

作用：主调气,穴当胃下口,小肠上口,水谷于是入焉,为胃、小肠之脏之连接处。

主治疾病及配穴：胃脘痞胀,配足三里;反胃,配内关;完谷不化,配三阴交。

7. 中脘

定位：一名太仓,脐上 4 寸,通于手太阳、手少阳和足阳明。

刺法：垂直进针 0.8~1.2 寸,针感下抵脐可向四周闪电样扩散,如针刺见张而不散,须留针候气再捻,不可强攻,以免气虚则结更甚也。

作用：主调气,本穴为腑之会穴,胃之募穴,腑化而不藏,胃为水谷之海,故一切受纳运化之疾皆可主之。

主治疾病及配穴：胃脘疾病(如胃痛,痞胀,泛吐,纳呆),配足三里、章门、期门、胃俞、内庭;呃逆,配膈俞、内关、膻中;飧泄,配足三里、三阴交。

8. 巨阙

定位：脐上6寸。

刺法：垂直进针,0.8~1.2寸。

作用：心之募穴,主泻,《针灸大成》载:"得气即泻。灸七壮,止七七壮。主上气咳逆,胸满短气,背痛胸痛,痞塞……"

主治疾病及配穴：心痛,配膻中、神门;胸膈痞满,配内关、膻中。

9. 天突

定位：颈结喉下,胸骨柄上端陷中,通于阴维脉。

刺法：先垂直刺入0.2寸左右,然后将针柄竖起,沿胸骨柄后缘、气管前缘缓慢向下刺入0.5~1寸,针感可直抵膻中,偶见扩散胸膈。

作用：主泻,《针灸大成》载:"得气即泻,灸亦得,不及针。"《针灸聚英》载:"此穴一针四效,凡下针后良久,先脾磨食,觉针动为一效,次针破病根,腹中作声为二效,次觉流入膀胱为三效,然后觉气流行,入腰背肾堂间为四效矣。"

主治疾病及配穴：咳喘,配尺泽、膻中;暴瘖,配照海(太溪);咽喉肿痛,配少商(出血)、合谷;梅核气,配合谷、曲池、三阴交、风池。

三、手太阴肺经

1. 中府

定位：华盖穴旁去6寸陷中,即乳头向上倒数三肋间隙旁开2寸。

刺法：垂直进针,0.3~0.5寸,禁深刺,谨防刺穿肋膜产生气胸。针感顺肋骨缘向两端放散,手法宜缓和,感应过强可产生胸膺痞满或局部刺痛现象,当呼吸时尤其明显。

作用：调气,为肺之募穴,灸较针佳,3~7壮麦粒灸。

主治疾病及配穴：喘息,配膻中,实泻尺泽,虚补太渊;胸膺痛,配阴陵泉,局部火罐,多少视痛之部位。

2. 尺泽

定位：肘中纹上,动脉中,屈肘横纹,筋骨罅陷中。

刺法：以45°针尖斜向肘中刺入0.5~0.8寸,针感向拇指放散,如针刺过深,则酸胀聚于肘中,宜稍提出之。

作用：主泻,《针灸大成》载:"肺实泻之",为手太阴之合穴,"脉气至此,渐为收藏,而入合于内也"。

主治疾病及配穴：喘咳胸满,配足三里;肘臂挛急疼痛,配外极泉。

3. 太渊

定位：掌后内侧横纹头动脉中。

刺法：仰掌伸指,避开动脉,垂直进针(进针宜缓,急则出血 2~4 滴),针感放散大指端,不宜过强烈。

作用：主补,《针灸大成》载："肺虚补之",手太阴俞穴(阴经以俞代原穴)。脉会太渊,脉病治之,"胃者水谷之海,六府之大源也。五味入口,藏于胃以养五藏气。气口亦太阴也,是以五藏六府之气味,皆出于胃,变见于气口"。

主治疾病及配穴：喘息,配肺俞、足三里、膻中;咳血,配天突、肺俞、膏肓;胸满心悸,配内关、足三里。脉律不均,配内关、足三里。

4. 少商

定位：拇指桡侧指甲根旁 0.1 寸。

刺法：以三棱针点刺疾出,出血如豆大。

作用：主泻,《针灸大成》载："泄诸脏热凑,不宜灸""肺脉所出为井木""井者,脉气由此而出,如井泉之发,其气正深也"。

主治疾病及配穴：厥逆昏迷,配百会、水沟;咽喉肿痛,配合谷。

四、手阳明大肠经

1. 合谷

定位：手大指食指骨间。

刺法：针尖稍斜向腕部进入,针感向大指食指端放散。针刺过深,则针感限于局部,甚则通于掌心。

作用：补虚泻实均可应用,唯泻多于补。《针灸大成》载："虚实皆拔之"。为手太阳之原穴,"十二原者,五脏之所以禀三百六十五节气味也,五脏有疾也,应出十二原"。

主治疾病及配穴：鼻塞,配迎香;目赤疼痛,配睛明;咽疾肿痛,配天突;牙痛,配下关、太溪;口眼㖞斜,配地仓、下关、迎香;伤风头疼,配攒竹、太阳、风池;月经不调,配太冲、三阴交;大便不实或干结,配足三里(上巨虚)、三阴交。

2. 曲池

定位：肘外辅骨,屈肘横纹头陷中,以手拱胸取之。

刺法：垂直进针或针尖稍偏向肘窝 0.8~1.2 寸,针感向食指端放散,为电麻样,偶见放散上臂部,如果向上散者立止手法,此逆气而行,防晕针。

作用：主泻,《针灸大成》载："得气先泻后补",为手阳明之合穴。

主治疾病及配穴：上肢之痹痛,痿弱不用,配大椎、肩髃、合谷;脘腹胀满,大便失调,配足三里;风疹、湿疹,配合谷、委中;治头面诸疾为合谷之重要配穴。

3. 肩髃

定位：髆骨头肩端上,两骨罅间,举臂平陷者,通于阳跷脉。

刺法：举臂则垂直进针 0.8~1.2 寸,如肩强直不得抬举,则垂肩后针尖斜向腋窝方向进入 0.8~1.5 寸,针感向肘部放散,甚则可放散食指端,深刺可放散腋窝或向手臂内侧放散,不宜太强。

作用：主泻,《针灸大成》载:"刺即泄肩臂热气"。

主治疾病及配穴：肩痛不举,配肩髎、肩贞;偏瘫,配曲池、合谷、环跳、阳陵泉;上肢痿弱,配大椎、曲池、肩外俞、腕骨。

4. 迎香

定位：鼻下孔旁0.5寸,鼻唇沟陷中,通于足阳明。

刺法：垂直进针0.3寸,不可透过肌肤达齿龈,缓缓捏捻针感可放散至鼻腔中。

作用：主泻,《针灸大成》载:"禁灸"(盖恐面有疤痕也)。

主治疾病及配穴：鼻塞不通,配内迎香、合谷;不闻香臭,配素髎、合谷、上星;口㖞,配下关、地仓。

五、足阳明胃经

1. 下关

定位：耳前动脉下廉,合口有空,侧卧闭口取之。《针灸大成》载:"足阳明、少阳之会"。

刺法：针尖稍向上方进入0.5寸,针感局部放散,不宜强刺激。

作用：主泻,《铜人腧穴针灸图经》(以下简称《铜人》)载:"得气即泻,禁灸"。

主治疾病及配穴：口眼㖞斜或眼睑䐜动,配翳风、迎香、地仓;面痛(三叉神经第二支),配迎香、水沟;牙关不开,配听宫;牙痛,配合谷。

2. 颊车

定位：耳下八分,曲颊端近前陷中,将牙咬紧该处有筋弹起,压之深有酸感,侧卧开口有空取之。

刺法：垂直进针0.3寸,针斜向地仓方向进入0.5~1寸,针感扩散至下颌。

作用：主泻,《铜人》载:"得气即泻",为牙关开阖枢纽。

主治疾病及配穴：牙关不开,配翳风(或下关)、合谷;面痛,配地仓、承浆。

3. 地仓

定位：侠口吻旁四分,通于手阳明、阳跷脉。

刺法：垂直进针0.3寸,不可刺透肌肤达齿龈,针感局部很少扩散。

作用：主泻,得气则泻。

主治疾病及配穴：口㖞,配翳风、下关。左取右,右取左,或双侧均取。

4. 天枢

定位：脐旁2寸。

刺法：垂直进针,0.8~1.2寸,针感向股沟放散,也可向腹深处放散,轻捻缓缓放散效佳,过强患者不易忍受。

作用：主通调。

主治疾病及配穴：泄泻,配关元;阑尾炎,配足三里(上巨虚);大便秘结,配大肠俞。

5. 足三里

定位：膝下3寸,胻骨外廉大筋内宛宛中,两筋肉分间,举足取之。

刺法：垂直进针 1～1.5 寸,针感放散足跗,至解溪附近,敏感者可抵厉兑,深刺 2 寸可涉及腓肠肌。

作用：温阳,调气,大补气血,足阳明胃之合穴,亦全身主要强壮穴。

主治疾病及配穴：治胃脘疾病,配中脘、三阴交;咳喘、虚劳、痿躄羸弱,配大椎、曲池、膏肓等;预防疾病,增强体质,《千金要方》载"若要安,三里常不干",以灸法为主。

6. 上巨虚

定位：足三里下 3 寸,两筋骨罅间。

刺法：垂直进针,0.8～1.2 寸,针感放散足跗。

作用：主泻,得气则泻,大肠之下合穴。

主治疾病及配穴：为足三里重要辅助穴,主治大肠腑病。

7. 下巨虚

定位：上巨虚下 3 寸,两筋骨罅间。

刺法：垂直进针 0.5～1 寸,针感放射足跗。

作用：主泻,得气即泻,为小肠之下合穴。

主治疾病及配穴：为足三里之重要辅助穴,主治小肠腑病。

8. 内庭

定位：足大趾次趾与中趾间陷中。

刺法：垂直进针 0.3 寸,针感主要酸胀于局部。

作用：主泻,足阳明胃之荥穴,《类经》载"脉出于井而溜于荥,其气尚微也"。

主治疾病及配穴：脘腹胀满,足三里、内关;面目浮肿,足三里、三阴交。

六、足太阴脾经

1. 公孙

定位：足大趾本节后 1 寸,内踝前赤白肉际与足背交骨处,足太阴络脉,别走阳明胃经。

刺法：横刺,与足背面水平方向刺入 0.5～1 寸,针感痛感强烈,放散足大趾,深刺可及足心。

作用：主泻,脾之络穴。通于冲脉,冲脉为病,逆气而里急(与内关主客相应)。"九种心疼延闷,结胸番胃难停,酒食积聚胃肠鸣,水食气疾膈病,脐痛腹痛胁胀,肠风疟疾心疼,胎衣不下血迷心,泄泻公孙立应"。(《八脉八穴治症歌》)

主治疾病及配穴：肠中切痛,配关元;腹胀、水臌、逆气,配内关。

2. 三阴交

定位：内踝上 3 寸,骨下陷中。

刺法：垂直进针 0.5～0.8 寸,针感放散至足内踝,敏感者可达足大趾端。

作用：主调补,脾虚宜补,血滞须通,本穴为脾肝肾三阴经之交,主阴血。

主治疾病及配穴：完谷不化、飧泻、食后气胀,配足三里;月经不调,配肾俞、关元、子宫;阳痿、遗精、遗尿,配气海、志室。

3. 阴陵泉

定位：膝下内侧辅骨下陷中大筋下,胻骨后缘屈膝取之,《针灸大成》载"与阳陵泉穴相对,稍高一寸"。

刺法：与皮肤成直角进针0.8~1.2寸,针感向足内踝放散,亦常见向上端大腿内侧放射,感应不强。

作用：主通调,足太阴脾经之合穴。《灵枢·九针十二原》云："疾高而内者取之阴之陵泉,疾高而外者取之阳之陵泉。"

主治疾病及配穴：腹满胁胀,配支沟、足三里;水肿、小便不畅,配水分、气海、足三里。

4. 血海

定位：膝膑上内廉,白肉际2寸半,正坐垂足,医者以右手掌按其左膝盖,食中指等四指在膝上面,拇指斜按于膝盖内侧之上方,指头到处是穴,适当内辅上廉之上2寸处。

刺法：针尖稍向正中斜刺0.8~1.2寸,针感扩散至膝。

作用：主泻,身体禀赋羸弱者用以灸法。

主治疾病及配穴：月经不调,配合谷、三阴交;下部痒,配曲池。

七、手少阴心经

1. 少海

定位：肘内廉节后,大骨外,去肘端五分,屈时向头取之。

针刺：与皮肤体表成直角进针0.5~1寸,针感放散至手小指,不宜太过。

作用：调气,手少阴之合穴,《针灸甲乙经》载："不宜灸";《针灸资生经》载："数说不同,要之非大急不灸"。

主治疾病及配穴：心痛、胸满,配内关;手臂顽麻、震颤,配中渚。

2. 通里

定位：掌后(神门)1寸陷中。

刺法：垂直进针0.3~0.5寸,针感为局部酸胀,偶见放散手小指。

作用：调气,手少阴之络穴,别走手太阳小肠经。

主治疾病及配穴：心悸,配膻中;胸膈支满,配阳陵泉;暴瘖不能言,配天突、太溪。

3. 神门

定位：掌后锐骨端陷中。

针刺：垂直进针0.3~0.5寸,针感可放散手小指。

作用：调补心气,《针灸大成》载："心实泻之"。

主治疾病及配穴：痴呆癫狂,配百会、大陵、足三里、劳宫、涌泉、水沟;健忘、怔忡,配百会、内关;心痛、臂麻,配少海、心俞。

八、手太阳小肠经

1. 少泽

定位：手小指端外侧去爪甲角下一分。

刺法：垂直进针 0.1～0.2 寸,或三棱针点刺出血,针感强烈,痛感明显。

作用：主泻,小肠经之井穴。

主治疾病及配穴：泻心火、厥逆诸证,刺出血;催乳,配膻中、乳根。

2. 腕骨

定位：手外侧腕前起骨下陷中。

刺法：横刺,与手掌水平方向进入 0.5 寸,针感放散手小指,深刺可透达掌心、劳宫。

作用：主泻,小肠经之原穴,《针灸大成》载:"小肠虚实皆拔之"。

主治疾病及配穴：后枕痛、颈项强不得回顾,配天柱;手指拘挛节痛,配中渚;脊强、抽搐,配百会、申脉。注:本穴可与后溪穴交替使用,后溪八脉中通于督脉。

3. 听宫

定位：耳珠前方,张口出现凹陷处取之,通于手足少阳。

刺法：垂直进针,不捻转或微捻转,徐徐推进 0.5～1 寸,针感扩散耳深部,不宜过强,太过则出针后,牙关活动时酸胀不灵活。

作用：主泻。

主治疾病及配穴：耳聋、耳鸣,配翳风、百会、耳门、听会;为牙关开合不利之重要配穴。

九、足太阳膀胱经

1. 睛明

定位：目内眦外一分稍偏上方。

刺法：垂直缓缓进针,不捻转(注意该处组织松软,推时应毫无阻力,如出现疼痛即应提起改变进针角度,否则易造成内出血,眼眶青紫目昏糊,一般 0.3 寸左右,神经萎缩可刺 0.7 寸),局部酸胀,目流泪。

作用：主泻,《针灸大成》载:"禁灸"。

主治疾病及配穴：主治一切目疾,赤目肿痛,视力昏糊,雀目。如遇迎风流泪,可配风池;如出现头痛者刺攒竹或太阳出血。

2. 天柱

定位：侠项后发际大筋外廉陷中。

刺法：针尖稍向正中斜刺入 0.5～0.8 寸,针感放散至巅额,项背部也可出现强烈感应。

作用：主泻,《铜人》载:"得气即泻"。

主治疾病及配穴：头痛(后枕及巅顶),配委中;项强不得回顾,配后溪。

3. 大杼

定位：第一椎下，去脊1.5寸。

刺法：垂直进针0.5寸，不宜深刺，针感可扩散至肩胛间。

作用：骨会大杼，骨病治此。

主治疾病及配穴：项背强急，配天柱、后溪；头痛阵寒，配风池、太阳；脊痛之伛偻，配风池、绝骨；膝痛不得屈伸，配阳陵泉。

4. 肺俞

定位：第三椎下，去脊1.5寸。

刺法：垂直进针0.3~0.5寸，禁深刺，深则可产生胸满窒息，针感应为局部酸胀，缓和而不宜强烈。

作用：宣泄肺气，《针灸甲乙经》载："得气即泻"。

主治疾病及配穴：肺脏疾病，如咳喘、胸满、痰声漉漉、痰中带血，配足三里、太渊、膻中、天突；经常感冒鼻塞，灸以预防（与风门穴交替施治）。

5. 心俞

定位：第五椎下，去脊一寸五分。

刺法：垂直进针0.5寸，禁深刺，针感应为局部酸胀，缓和而不宜强烈。

作用：主泻，《铜人》载："得气即泻，不可灸。"

主治疾病及配穴：治神志不清、智力低下，反应迟钝、癫狂等症之重要配穴。

6. 膈俞

定位：七椎下，去脊1.5寸。

刺法：垂直进针0.5寸，禁深刺，针感应为局部酸胀，不宜强烈。

作用：血会膈俞，上为心俞，心主血，下为肝俞，肝藏血，可调气，止血妄行。

主治疾病及配穴：出血诸症，咳血配太渊、天突；鼻衄，配合谷、上星（灸）；反胃，配天突、中脘、内关；注：膈俞、胆俞，为四花奇穴，灸之可治肺痨。

7. 肝俞

定位：九椎下，去脊1.5寸。

刺法：垂直进针0.5寸，禁深刺，针感应为局部酸胀，缓和而不宜强烈。

作用：调气，疏郁。

主治疾病及配穴：胁肋胀满，配支沟、阳陵泉；胁下积聚，配章门、期门；四肢痉挛，配曲池、阳陵泉；目昏糊，配风池、光明。

8. 脾俞

定位：十一椎下，去脊1.5寸。

刺法：垂直进针0.5~0.8寸，针感应为局部酸胀，深刺1寸，缓缓放散可达腹哀。

作用：调理脾胃，与胃俞交替使用。

主治疾病及配穴：胃脘胀痛，配中脘、足三里；多食、身瘦：配足三里。

9. 肾俞

定位：十四椎下，去脊1.5寸。

刺法：垂直进针 0.8~1.2 寸,针感为局部酸胀,偶见放散至骶部,缓和不宜强烈。

作用：培补肾气,养先天之精气。

主治疾病及配穴：生殖疾病之如月经不调、带下、遗精、阳痿、遗尿、小便失禁、小便频数等,配关元、气海、三阴交;少腹及下肢水肿,配神阙(灸)、足三里、三阴交;腰酸、双足痿弱,配足三里、绝骨;耳鸣、精神疲惫,配气海、足三里。

10. 大肠俞

定位：十六椎下,去脊 1.5 寸。

刺法：垂直进针 0.8~1.2 寸,针感放散至骶部,敏感者可达下肢腘中。

作用：通调。

主治疾病及配穴：便秘或泻下,配上巨虚;腰痛,配委中。

11. 委中

定位：在膝后,腘横纹中点处。

刺法：垂直进针 0.8~1.2 寸,禁灸,针感为电麻样感觉,直达足底,深刺可透入膝关节腔,如手法过重过猛腘中可遗留感应很长时间。

作用：主泻,又为血郄,刺之出血可泻血热、恶邪尤效。

主治疾病及配穴：脊背、腰强痛,配大杼、肝俞、肾俞;项巅痛,配曲池、风府;下肢疼痛,配环跳;荨麻疹、湿疹,配曲池和局部穴;急性吐泻,先刺委中、曲池出血,以祛邪,后刺他穴,以调其气。

十、足少阴肾经

1. 涌泉

定位：足心陷中。

刺法：垂直进针 0.5~0.8 寸,局部痛感强烈,针在进入角质层后轻捻转亦可出现酸麻感放散足趾。

作用：泻多于补,系急救穴,《针灸大成》载："足少阴肾脉所出为井木。实则泻之"。

主治疾病及配穴：中风、高热惊厥、癫病,配水沟、十宣(出血);头痛眩晕、面热足寒,配百会、足三里、风池。

2. 太溪

定位：足内踝后五分,跟骨上动脉陷中。

刺法：针尖对向外踝前缘斜刺入 0.5 寸,针感放散足心,缓和不宜强烈。

作用：主补。

主治疾病及配穴：喉痹失音,配天突、足三里;喘逆心中懊恼,配足三里、膻中;头眩耳鸣,配百会、足临泣;虚火牙疼,配合谷。

3. 复溜

定位：足内踝上 2 寸,筋骨陷中。

刺法：垂直进入 0.5 寸,针感放散足跟。

作用：通调水道,《针灸大成》载："肾虚补之"。

主治疾病及配穴：水肿,配水分、足三里、神阙(灸);汗多或无汗,配合谷;脉细弱,配太渊。

4. 肓俞

定位：神阙旁五分,通于冲脉。

刺法：垂直进针0.5~0.8寸,针感扩散腹部。

作用：主泻,神阙辅助穴,不宜灸者刺之。

主治疾病及配穴：寒疝及腹痛,配三阴交、足三里、公孙。

十一、手厥阴心包经

1. 郄门

定位：掌后去腕5寸,二筋间。

刺法：垂直进针0.5寸,针感麻电样放散,手中指端宜缓和不宜强烈,针刺过猛会局部遗留不适感。

作用：治心脏急症。

主治疾病及配穴：心绞痛,配神门;咳血不止,配肺俞、膈俞。

2. 内关

定位：掌后去腕2寸,二筋间。

刺法：垂直进针0.5寸,针感麻电样放散,手中指端缓和不宜强烈,过猛会局部遗留不适感。

作用：调气宣郁,别走少阳,通于阴维脉,心痛中满,心胸痞胀,肠鸣、泄泻、脱肛。

主治疾病及配穴：胸脘痞满,配膻中;呕吐,配足三里;心悸失眠,配神门。

3. 大陵

定位：掌后骨下,两筋间陷中,平神门。

刺法：垂直进针0.3~0.5寸,针感麻电样放散手中指端。

作用：泻多于补。

主治疾病及配穴：心烦不安,配神门、足临泣;心悸心痛,配膻中、厥阴俞;癫狂之重要配穴。

十二、手少阳三焦经

1. 中渚

定位：手小指次指本节后陷中,液门上1寸。

刺法：垂直进针0.3~0.5寸,针感放散小指次指。

作用：通导理气。《针灸大成》载："三焦虚补之"。

主治疾病及配穴：耳聋耳鸣,听宫之辅助穴;偏头痛,配头维、风池。

2. 阳池

定位：手腕上,当腕横纹正中凹陷中。

刺法：垂直进针 0.3~0.5 寸,针感局部酸胀,很少放散。

作用：通调补气,三焦经之原穴。

主治疾病及配穴：腕关节肿痛,配阳溪、阳谷、大陵;宗气不足,配足三里(灸)、气海(灸)。

3. 外关

定位：腕后 2 寸两骨间。

刺法：垂直进针 0.5 寸,针感放散至腕,深刺可透内关,可放散至掌面心包经。

作用：主泻,手少阳络别走心包,又通八脉之阳维脉,与临泣穴主客相应,主风寒经络皮肤症。

主治疾病及配穴：全身酸楚麻痛,配阳陵泉;外邪感冒,配风池;前臂疼痛,腕弱无力,配曲池。

4. 支沟

定位：腕后 3 寸两骨间陷中。

刺法：垂直进针 0.5~0.9 寸,针感放散至腕,偶见至肘。

作用：主泻。

主治疾病及配穴：肘痛,配阳陵泉;结胸、痞胀,配膻中、行间;暴瘖不言,配天突。

5. 翳风

定位：耳后尖角陷中,按之引耳中痛,张口取之,通于足少阳。

刺法：针尖稍斜向耳中,缓切捻入 0.5~0.8 寸。针感直透耳中,以胀感明显,偶见麻电样放散颞部及前额为宜,针刺应缓和不宜强烈,过猛则遗留酸胀感,影响牙关闭合。

作用：主泻。

主治疾病及配穴：耳聋耳鸣,配听宫;口眼㖞斜,配下关、迎香、地仓。

十三、足少阳胆经

1. 风池

定位：脑空下发际陷中,按之引于耳中。于风府、翳风之中央点。

刺法：针尖斜偏向上,左风池对右眼窝,右风池对左眼窝,0.8~1.2 寸,针感放散至前额角及目内眦。

作用：主泻,祛风要穴,《针灸大成》载:"患大风者,先补后泻……灸不及针"。

主治疾病及配穴：阳明头痛,配合谷、太阳;少阳头痛,配头维、太阳、中渚;太阳头痛,配百会、委中;表邪发热项强,汗不出,配风府;项背腰疼痛,配委中、悬钟;目鼻耳诸疾之重要配穴。

2. 环跳

定位：髀枢中,侧卧伸下足,屈上足,以右手摸穴,左手摇撼取之,通于足太阳。

刺法：针尖斜向腹股沟正中 2～3 寸。针感放散足背外侧为本经；针稍深，放散足底为足少阴；更深刺向腹股沟内侧放散，为足厥阴；针刺偏向于平面刺入，可放散尾骶部，为足太阳。该穴针感电麻剧烈，用之须根据体质强弱，依病之虚实而慎重处理。

作用：主泻。

主治疾病及配穴：下肢疾病，配阳陵泉；风湿腰痛之重要配穴；胁痛及妇女经带病之辅助穴。

3. 阳陵泉

定位：膝下 1 寸，腓外廉陷中，屈膝取之。

刺法：针尖垂直稍偏向下方进入，针尖对足三里 0.8～1.2 寸，针感放散足外踝。

作用：主泻，筋会阳陵泉，筋病治之。

主治疾病及配穴：头痛、偏头痛，配风池、百会；胁痛，配支沟、足三里；下肢痿弱，配足三里；四肢挛急、抽搐，配曲池。

4. 悬钟

定位：足外踝上 3 寸动脉中，寻摸尖骨者是。

刺法：垂直进针 0.5～0.8 寸，针感放散足外踝。

作用：主补，髓会绝骨。

主治疾病及配穴：腰酸下肢痿弱，配足三里；项强，配风池；预防中风，与足三里一并灸之；佝偻，配风池、大杼。

5. 丘墟

定位：足外踝下从前陷中骨缝中。

刺法：针尖斜向内踝后缘进入 0.5 寸，针感局部酸胀，偶见放散足小趾次趾。

作用：通调，为足少阳之原穴，虚实皆调。

主治疾病及配穴：胸满胁痛，不得太息，配曲池、阳陵泉；腋下肿痛，配肩井；踝肿疼痛，配商丘。

十四、足厥阴肝经

1. 大敦

定位：足大趾端外侧，爪甲角后方三分处。

刺法：点刺 0.1～0.2 寸，宜出血，针感为局部强烈痛感。

作用：主泻，足厥阴肝经之井穴，治经漏宜灸 3 壮或每天艾条灸 5～10 分钟。

主治疾病及配穴：经漏，配三阴交、关元；疝气，配行间、三阴交。

2. 行间

定位：足大趾缝间，动脉应手陷中。

刺法：针尖稍向上斜刺入 0.3～0.5 寸，针感为局部酸胀，放散至足趾。

作用：主泻，足厥阴之荥穴，《针灸大成》载："肝实则泻之"。

主治疾病及配穴：头巅晕痛，配百会、足三里；烦躁、失眠不安，配大陵、足三里；胸满泛吐,配期门、足三里;疝气,配三阴交、曲泉;癃闭,配中极、曲泉。

3. 太冲

定位:足大趾本节后一寸半,动脉应手陷中。

刺法:针尖稍向上方进入 0.5 寸,针感强烈扩散至趾端,偶见上行至足踝前面。

作用:通调。

主治疾病及配穴:厥逆、四肢痉挛,配合谷;胸胁痛,配支沟、足三里。

4. 章门

定位:十一肋端,侧卧举臂取之,通于足少阳。

刺法:针尖稍斜向上中央进入,徐徐进针 0.8~1.2 寸,针感扩散至整个季胁,宜缓和徐徐扩散,针刺过强过猛引起呼吸不畅。

作用:疏导脏器,脾之募穴,脏会章门,脏病治之。

主治疾病及配穴:胁痛、食后不化,配曲池、阳陵泉、足三里;少腹气逆、膨胀泛恶,配气海(灸)。

5. 期门

定位:乳下二肋,通于足太阴脾经、阴维脉。

刺法:斜刺,徐徐捻入 0.3~0.5 寸,针感局部扩散,缓和不宜强烈。

作用:通调肝气,泻多于补,肝之募穴。

主治疾病及配穴:胸胁满痛,配支沟;纳呆、吐酸,配内关、足三里、行间。

第二节　针灸基本功的锻炼

　　先生师从多位针灸名家,在近六十年的临床和教学中,集各家所长,继承姚氏,推崇并发展九氏,总结出一套颇有特色的针灸基本功锻炼方法。认为针灸基本功的锻炼应包括三个方面:首先,指力的锻炼,是针灸最基本的操作;其次,辨认穴位,是针刺之目标;最后,掌握针刺手法,运用正确的补泻法则,方能正确处理疾病。

一、指力的锻炼

(一) 指下标准

指下要达到下针灵活和有力结合,捻转不痛,感应随心。

1. 灵活

即是要求进针、行针(捻转)和出针轻松、滑利、柔和,使患者在治疗过程中间不感到针刺有多大痛苦,而施术者又能操作自如。

灵活的标准：

进针整个过程要缓，而透过皮肤一刹那要快；

捻转角度要均匀；

捻动针体，患者只感酸麻（得气感），不感到皮肤与针粘连，随着转动产生疼痛感，针体不与肉裹；

进针时针体捻动无紧涩感，出针后患者不觉针痕不舒。

2. 有力

"力"之来源于人之"精、气、神"。医者全神贯注把指力贯输于整个上肢，而不是单纯依赖于指上的力量。这个"力"是活的力，是硬中带软、刚中带柔的力。

有力的标准：

不管针体有多长，刺入穴位时不歪斜弯曲，直达病所。

捻转时把指力通过针体达于针尖部分。

指力之运用，表现在于针刺后之感应要泻之则急，补之则缓，壮者强之，妇孺弱之，放散远近，指挥自如。

提插、捻转要做到定位控制，当深则深，当浅则浅。

刺手凌空（即上肢完全脱空），保持针刺的深浅，不变手法连续施术，一般以一分钟为标准。

临床施以针刺治疗时，偏于灵活，则每每捻转软弱无力；偏于有力，则操作生硬，患者叫痛，肌肉紧张，不便施行手法。故必须二者结合，方可发挥针术的全部力量，为治病创造良好的条件。

（二）指力练习方法

先生总结出了一套简单、行之有效的指力练习方法，主要练习双手拇指、食指、中指的指力。

具体方法为：医者站立于办公桌前 50～60 cm，两腿分开与肩同宽，双手拇指指腹按压于办公桌上，身体微微向前倾，以拇指不能承受为度，食指的练习方法同拇指，最后三指并拢，按压于书桌前，训练三指合力，方法同前，每天练习 3～4 遍，循序渐进，三个月之后初见成效，长此以往可以不断提高指力。

二、穴位的辨认

（一）全面地认识辨认穴位

穴位是固定的又是灵活的。穴位的原来涵义，是中空能疏通经气，是经气出入之会。所以《灵枢·九针十二原》有云："所言节者（节即穴位），神气之所游行出入也。"怎样才是刺中穴位的标准？《灵枢·邪气藏府病形》云："刺此者，必中气穴，无中肉节。中气穴则针游于巷（言感应扩散也），中肉节则皮肤痛"，说明刺中穴位，应有得气现象。

现在我们应用的穴位,是古人经验的积累,必须遵循。如曲池在曲肘后,肘横纹头处;足三里在膝下三寸,胫骨外廉,大筋内。根据这个记载,我们可以找到正确的穴位。穴位是固定的,但穴位又是灵活的。因为穴位循经内通于五脏,内脏产生的变化可反映于经穴。由于人的机体有高度的灵活度,如不同的人,不同的病,同一种病在不同的阶段(如早期或后期),反映于体表的部位,只能大致相同,而不可能完全相同。像胃痛,痛彻于背,有时我们可以找到背痛的过敏反应点,这反应点不一定在胃俞或脾俞上,可能上下、左右移动。当我们刺这个反应点,其效果与刺胃俞或脾俞相比一定更显著。这一点可以称作阿是穴,但也可以称作移动的脾俞或胃俞穴。我们可以认为穴位的产生就是根据疾病反映于人体体表的这些过敏点逐步累积而成,故穴位亦是灵活的。

从穴位的数量上看,可发现经穴在实践中是不断发展的。最早的《灵枢经》上只有100多个穴位,到《针灸大成》中,正经腧穴已有361个,奇穴也有30多个,近年来又发现了许多经外奇穴,如阑尾穴、胆俞穴、球后穴等。如过去治疗阑尾炎都以足三里为主穴,现在就以阑尾穴为主穴。故此,我们既要熟悉原有腧穴的定位和应用,同时也要在临床中根据需要增加新的腧穴,淘汰一部分作用不大的老腧穴,如头部的某些腧穴,腹部的肾经腧穴,无形中已废弃不用,这是符合客观发展规律的。

(二)辨认穴位的正确位置

1. 正确的定穴,在皮肤表面应该是一点,而不是一个面

古代书上的记载,穴位的部位一般是不十分明确的。如曲池穴,曲肘横纹头。看来很明确,但曲肘的角度,弯曲的多少,都会使肘横纹头的位置移动。再以曲垣穴为例,《针灸大成》中载"肩中央曲胛陷中,按之应手痛",定穴更困难。所以根据书上所记载,再结合临床所见,更重要的是自己细细揣摩、观察,经过一个时期的摸索,才能把常用穴位的正确位置定下来。例如合谷穴,就应从虎口前段正中划一直线至骨正中下三分之一处,才是正确的位置。

2. 正确的定穴,应该明确穴位在体内深部位置

经脉有深有浅,有大有小,腧穴在体内也有一定的位置。这个位置不一定和浅表皮肤上的腧穴成垂直线,所以正确的定穴还要包括腧穴的深浅和下针的角度问题。仅仅知道皮肤表面的腧穴位置,不了解体内深部的腧穴位置,针刺时还是找不到正确的腧穴。这是由两点所致:一则,书上有详细讲解的刺穴方法不多。二则,穴位的深浅问题,灵活性很大。单以足三里而论,古书上有刺1寸、针五分、针八分的。五版教材《针灸学》"针五分到1寸",针刺的深度,实际上就说明经脉在体内循行部位所在。如果加上肥人、瘦人、肌肉结实松软等等因素在内,这个标准就更难掌握了。像环跳穴,常人的深度应该是2寸左右,刺过深感应就会至腹股沟或股内侧,就是刺于足厥阴肝经了。内关是五分左右,过深感应就会放散于手背而刺中手少阳三焦经了,太浅则或是没有感应,或感应只是在局部胀紧不舒,刺背俞穴也是一样。再次,手上穴位由于经脉短,气血循行不如足三阴三阳之盛,故经脉细而穴位少,对如何正确刺入穴位更要细心揣摩。

3. 穴位的皮肤表面位置应和体内深部位置统一,是正确定穴的关键

实践证明,从皮肤表面的穴位下针最易达到深部的穴位上,如环跳穴,取股骨大转子与坐骨结节中间斜上 1 寸的部位,深入 2 寸最易得气。刺中深部的穴位才算是定穴正确,其客观标准是得气现象符合我们的要求,符合经脉之循行。如刺环跳,放散足外侧;刺风池,放散至眉梢,这个定穴便是正确了。也有些穴位很浅,如十二井穴,刺一分,那就不存在深浅二部的定穴问题了。一般针刺常用穴,都应该明确深浅二层的定义,才能收到正确得气的效果。

（三）取穴的注意事项

腧穴定了,就要谈到如何正确取穴,医者在取穴过程中要注意以下三点:

1. 患者的姿势

患者的姿势是取穴时首要注意点。应把穴位空隙面显露更大,适合针刺的角度,便于一举中"的"。例如取下关,侧卧闭口取之;翳风穴在耳后尖角陷中,按之引耳中痛,古人先以铜钱二十文,令患者咬之,寻取穴中;肩髃穴,髆骨头,肩端上,二骨间陷者宛之中,举臂取之;阳陵泉,膝下一寸,骨外廉陷中,蹲坐取之;背部背俞以上诸穴,正坐取之;气海俞以下诸穴,伏卧取之等。有些穴位,古籍记载中仅表明部位,未表明患者取穴时的姿势。如太溪穴,在足内踝后五分,跟骨上动脉陷中,就应仰卧,下肢放松,取之,或正坐屈膝,足底踏平,取之。

2. 施术者的位置

施术者的位置,唯一原则是可以看清穴位所在和便于使用指力。看清了穴位,下针就有方向,针刺深浅不失常度;发挥了指力,下针感觉可指挥自如,强弱随心。具体要求有三点:刺手和押手不遮住针体;眼和针刺部位保持适当距离,远、近、高、低均可影响指力的发挥;在左右侧取穴时须站在患侧取穴。

3. 精神上的准备

下针时医生应该全神贯注,不可玩忽。下针前嘱咐患者,放松肌肉,坐、卧均应舒适,这样不致出现肌肉紧张或下针后因体位移动而影响取穴的正确性。

（四）穴位的性能

"性"者,属性也,属阴、属阳、属募、属俞,是每个穴位的归类。"能"者,作用也,就是每个穴位能治疗哪些病,主要的作用是什么,次要的作用是什么。相当于内科的药物,了解药物的归经、性能、主要作用,以及应用上的具体变化,才能有的放矢,治有卓效。

1. 穴位的二元性——兴奋或抑制

经络的生理作用,主要是运行营卫气血通达内外,使周身一切组织器官得到濡润和温养。《灵枢·本藏》云:"经脉者,所以行血气而营阴阳,濡筋骨,利关节者也。"所以,经穴的作用,通过针灸,用不同的手法可以对人体的机能取得调整和激发的效果。同一穴位,由于采用补或泻的不同手法,使机能亢进的人得到抑制,机能衰退的人能够兴奋。如肠蠕动慢导致便秘,蠕动增加出现泄泻,刺大肠俞,运用盛者泻之、虚者补之两种不同手法,使秘而得通,泄而得止。

2. 穴位的普遍性和特殊性

穴位是经脉的神气游行出入之所,所以,当针灸作用于任何一个穴位,不但在本经上出现变化,并能够影响他经及全身机能都出现变化。由于穴位性能有这样的普遍性,所以取一个穴位往往能治疗众多疾病。如足三里能治胃肠病、伤寒热病、妇女经血病、虚劳病、泌尿病、精神病等。另外,穴位影响机体产生变化,有的对某组织脏器的作用快,作用大,并优于其他穴位,这就是穴位的特殊性。如五脏募穴对于五脏的病变,反应特别敏感。取募穴治疗脏腑的急性病变,疗效也特别显著,古称之为"捷法"。穴位的普遍性和特殊性,既有联系又有区别,只有真正掌握了穴位的性能,取穴才可以有的放矢,达到取穴少而精的目的。

3. 穴位性能的依据

（1）经络循环的路线（包括经筋） 十二经脉和奇经八脉是经络的总干,构成了人体内外表里、营卫气血循环的运行路程。以手太阴肺经为例:起于中焦→向下至大肠→还向上经肺至喉→横出于前膺→经手臂内侧前廉至手大指内侧端。它的经脉从腕后列缺穴→直出食指内侧端,交于手阳明大肠经。它的经筋之循环起于大指→循指上行,结于鱼际→循臂结肘中→入腋下出缺盆,结肩前髃→上结缺盆,下结胸里→散贯贲（即贲门也）,合贲下,抵季胁。

注:经筋之循环,乃外表之肌腱也。所谓结者,肌腱发达之所在,但经筋又与经脉相通,一治于外,一治于内。如由于经脉经喉咙,刺少商出血,治喉痛疗效较显著。

（2）经脉的生理功能 以手太阴肺经为例,其生理功能:

1）与心的功能有密切关系,"相傅之官,治节出焉"。

2）为气之本,"肺者气之本""脉气流经,经气归于肺,肺朝百脉"。

3）与肾气相连,"肾上连肺"。

4）主充实皮毛,"其华在毛,其充在皮"。

5）通连鼻与背,"开窍于鼻,藏精于肺,故病在背"。

（3）经脉的病理变化 当脏腑与经脉发生病变时,每条经脉均有它的特殊症状。如手太阴肺经病,有下列症状:胸满上气,喘咳,中风（即感冒）,肩背痛,小便数而欠,臂厥,胁急吐血（因经筋之病）,精神失常,多忧爱哭（在脏为肺,在声为哭,在变动为咳,在志为忧）。

（4）经络之表里相通,脏腑之生克变化 经络上,肺与大肠相表里,二者相互贯通,合二为一也,大肠经有病,可以表现在手太阴肺经经脉上;同样,手太阴肺经的病变,可以通过刺大肠经的穴位得到治疗。由于机体的统一,脏腑之间有经脉相通,它们之间可以相互影响和相互转化。中医的五行生克变化,就是利用木、火、土、金、水五类物质,具有特殊的属性及相互关系来阐明事物间错综复杂的关系。如肝经有病,肝木邪盛,就能影响脾胃的功能。由于木又能生火,肝火旺必然心火亦旺,因此,病在心经会出现胸满烦躁不安,失眠等现象,治疗时取肝经穴位,采用补泻手法,不但可以治疗本经疾病,同时也可以治疗与本经有生克关系的经络病变。

如上所述,弄清了每条经脉的循行路线、生理功能、病理变化以及经络之间表里相配和生克变化,就基本上掌握了每个穴位的性能。

以合谷为例,它可以治疗:

1）本经经脉所过之病:面瘫、面肌痉挛、口噤、阳明前额头痛、臂前廉痛。

2）表里相配之经（肺）所过之病:喉痛、胸满、咳喘。

3）本经所属脏腑之病:肠中热结之便秘、受寒之泄泻。

4）他经（肺）所属脏腑之病:感冒、皮肤湿疹、多汗、无汗、小便癃闭、月经不调、滞产。

5）五行生克与之有关经络的病:肝亢之失眠(金克木)、肾虚之眩晕(金生水)。

治疗以上这些病,当然不是单取合谷一穴,还需其他穴位配合,但合谷在治疗这些疾病中起很大作用。这作用也就是穴位的性能,如果我们能对常用穴位的性能都像对合谷穴这样熟悉,那在治疗时就能真正做到对穴位的应用得心应手。

4. 如何精通穴位的性能

同一穴位可以治疗某一脏器或组织出现的两种完全相反的病变,如天枢可以治疗大便秘结或泄泻。

同一经脉的穴位,虽其主治作用基本相同,但我们治病选穴时应有所区别。如胃病取足三里(胃之合);大肠病应取上巨虚(大肠之合);肺虚取太渊;肺实取尺泽;内脏病,急则取募,缓则取俞。

熟悉穴位性能要循序渐进,先记住主要的,后记次要的。研究一个,熟悉一个,如果真正熟悉了常用穴位的性能,临床应用就能灵活变化,可以做到取穴精,收效大,充分发挥针灸之特长。

(五) 穴位和解剖学的关系

1. 掌握解剖,下针有的放矢

我们学习了针灸的经穴,而不懂人体的解剖学,那么对经穴的认识就不可能全面,在临床中会发生很多困难和偏错。古书上所载禁针和禁灸的穴位很多。如神庭禁刺,承浆禁刺,石门妇人禁针,针之绝嗣。同时又读到,刺之不当的不良后果,《素问·刺禁论》载:"刺跗上中大脉(冲阳穴),血出不止死⋯⋯刺膝髌出液(犊鼻)为跛⋯⋯刺肘中内陷(尺泽,曲泽)气归之,为之不屈伸。"古代的解剖限于当时的条件,其准确性和精密度相差很大,上面所提的禁刺穴位,经临床实践,已逐步修正,刺之无妨。只有学习了人体解剖学,了解每个穴位的所处位置,穴位下面是何脏器和组织、肌肉的厚薄度,动脉的部位,根据实际情况,应深则深(如腹部肌肉较丰厚),应浅则浅(背部肌肉较薄),应避则避(如大血管,重要脏器),应斜刺则斜刺(如头巅部),下针时就心中有数,不会踌躇不决,无所适从了。

2. 结合经穴了解人体的一般解剖,有以下优点

(1) 增强了穴位的正确性 如背部膀胱经穴,由于脊椎骨上短下宽,所以它们的距离不是等分,上部穴位距离近,中部变窄,至骶骨部距离又缩短。

(2) 增加取穴的主动性,减少了盲目性 如刺风府,书载刺0.3~0.5寸,但刺这个深度,得气感应不强。学习解剖后,了解风府穴下肌肉厚度和距离脊骨的尺寸,就可以刺0.8~1寸,使针感加强,提高疗效。又如刺睛明穴,由于眼眶内组织疏松,针刺入时没什么阻力,如刺入时(哪怕只有0.2~0.3寸)出现十分微小的阻力,就可能遇到血管,应立即退,否则目眶内出现内出血,甚则暂时视力减退(待出血吸收后视力可恢复)。

(3) 保证疗效又保证安全 如刺胸膺部穴位,一般采用斜刺以保安全,但对穴位的正确性就不能保证,不中气穴,则无效果。了解胸壁肌肉的厚度,采用直刺,运用熟练的指力,正确掌握分寸(刺0.3寸左右),是毫无危险的。反之,刺背部穴,不知解剖,急于求功,深刺穿透胸膜,最终产生气胸,造成事故。

（4）为今后经穴学说的发展打下基础　中西结合是我们今后的方向,以现代医学来研究总结中医中药,予以提高发扬,针灸亦不例外。现在有不少新的穴位即是根据现代医学(生理解剖)所创造的。如"球后"穴治疗视神经萎缩和眼球震颤;"脑静"穴治疗脑膜炎引起的剧烈头痛;深刺听宫、听会、耳门、翳风治疗耳聋。这些仅仅是开始,随着医学的发展,一定会从根本上改变经穴的理论和实际的应用。

三、尢氏针刺手法的掌握

手法实际上就是针灸的操作技术,通过针刺使人体产生感应。医者运用手法,使针感或强或弱,或缓或速,或聚或散,适合病体的需要,达到虚者实之,实者虚之,补虚泻实的目的。如运用手法不当,不但病不减轻,有时反会加重,这即是所谓"虚虚、实实"。古书上对手法讲得太复杂,但如果我们领会了手法的基本精髓,就能理解古代手法的记载,名称虽各不相同,其最基本的就是补虚泻实。像阳中隐阴,就是先补后泻,苍龙摆尾属补,子午捣臼属泻。正如我们听到一些园林中的景色名称一样,听得稀奇,见得平常,其实这些手法实用价值不高。我们只要把内经上的手法弄懂,手法也就掌握了,至于后代所补充的手法,只需通晓就可以了。

古代的针刺手法种类繁多,我们现在临床上使用最多的就是两种,即提插和捻转。

（一）提插的作用

1. 在于寻找感应,促使气至。

2. 加强或减弱气之运行。

3. 为捻转的运用打下基础

汪机在《针灸问对》载:"欲补之时,以手紧捻其针按之,如诊脉之状。毋得挪移,再入。每次按之,令细细吹气五口,故曰按以添气。欲泻之时,以手捻针,慢慢伸提豆许。毋得转动,再出每次提之。令细细吹气五口,其法提则气往。故曰提以抽气。"一提一按正是加强经气在经脉中的周游活动。添气并不是针上有气添进去,而是插针时感应增强;抽气亦就是指提针时感应减弱。《图注难经》云:"如觉针下紧满,其气易行,即用通法,若邪盛气滞,却用提插,先去病邪,而后通其真气。"所以说提插为捻转手法的运用打基础,我们临床上亦是这样应用的。

（二）捻转的作用

1. 调整气来之强弱,气行之迟速。

2. 使感应可保持一定的强度,犹如用药保持一定的剂量。

搓和盘都是捻转手法,一是来回捻转,一是连续向一顺方向捻转。搓用于一般疾患,即所谓平补平泻也。盘用于顽疾,同时适用于肌肉比较丰满之处,如合谷、曲池、环跳、足三里等穴。

凡是属补的手法,捻转都比较慢柔和,如《针灸大成·卷四·四明高氏补泻》载:"其补者,有饿马摇铃,用右手大指、食指捻针头,如饿马无力之状,缓缓前进则长,后退则短,此补之六法也。"凡是属泻的手法,捻转都是比较强烈、快速。"其泻者,有凤凰展翅,用右手大指、食指捻针头,如飞腾之象,一捻一放,此泻之五法也""如握虎之状,右手拈针,如持无力之刃,是用针之一法也。左拈九而右拈六,此乃住痛之二法也"。像龙虎交战手法,左捻九数,右捻六数,为止痛之妙法,实则捻转角度大,速度快,相应的感应就强烈,祛邪迅速。捻转的作用,多数在提插之后,《针灸大成·卷四·如南丰李氏补泻》"通而取之,通者通其气也,提插之后用之"。即我们常说的以通为补,但二者也可交替使用。像盘法之后,必须提插一下,以防肉缠针体,影响手法的运用。捻转手法中的左转、右转、六阴九阳等都是从中医阴阳五行等学说衍化而来,现在很难肯定有没有实用价值。

(三)辅助手法

九氏常用辅助手法有切、进、退、摇、扪、动、努、弹、刮、循、摄十一种。它们在手法运用中不属于必须和主要,但在某些情况中能起到辅助主要手法不足的作用。

1. "切"即是左手指"押"切而散之,爪而下之

汪机有云:"凡欲下针之时,用两手大指甲于穴旁上下左右四周,掐而动之,如刀割之状,令气血宣散。"切指的作用有固定穴位、转移进针时的感觉、避开大血管等。切的要点是切指与针身平行,指与针身要稍相隔一定距离,不可斜切。其正确与否的标准是进针减少患者痛感,拿开切指后,针的方向不变(不歪斜)。

2. 进和退,是针入和针出时的手法,可起到助气和清气的作用

汪机有云:"进,下针后气不至,男左女右,转而进之……故曰进以助气……退,凡施补泻,出针豆许,补时出针,宜泻三吸……故曰退以清气。"进针和出针在手法上不起主要作用,但运用不恰当,患者就会疼痛。徐凤在《针灸大全》中说:"故曰下针贵迟,太急伤血;出针贵缓,太急伤气。"所以整个进针和退针手法要慢,但进皮下组织(表皮和真皮层)时速度要快,否则患者就会觉得疼痛。退针时,须先把针捻松,轻轻提出,到近皮层时才一拔而出。《金针赋》载:"况夫出针之法,病势既退,针气微松,病未退者,针气如根,推之不动,转之不移,此为邪气吸拔其针,乃真气未至,不可出,出之者其病即复。"在针下紧涩时出针,虽不一定病势必复,但患者不适的隐痛会留较长时间。

3. 摇和扪,是出针时的辅助手法

《针灸问对》云:"摇,凡退针出穴之时,必须摆撼而出之,青龙摆尾亦用摇法,曰摇以行气……扪,补时出针,用手指掩闭其穴,无令气泄,故曰扪以养气。"这是根据"摇大其道,如利其路,是谓大泻""推其皮,益其外门,真气乃存"而来。

4. 动、努、弹、刮,是针下不得气或气来不明显的催气手法

《针灸问对》云:"动,凡下针时,如气不行,将针摇之,如摇铃之状……故曰动以运气。努,待气至,如欲上行,将大指次指捻住针头,不得转……故曰努以上气。弹,补泻之(时),如气不行,将针轻轻弹之,使气速行……故曰弹以催气。将大指爪从针尾刮至针腰,此刮法也。"

5. 循和摄,是以手指压在所病的经络部位,上下循之摄之,以利气行

《针灸问对》云:"循,下针后气不至,用手上下循之……故曰循以至气。摄,下针之时,气或涩滞,用大指、食指、中指三指甲于所属经分来往摄之,使气血流行,故曰摄以行气。"这两种手法的作用,一是气不至,催气至;一是针下紧涩,摄之以使气行滑利,使肌肉放松。

(四)手法与得气的关系

手法和得气,一个是方法,一个是具体运用中产生的变化,二者息息相关。为了使二者之间取得一致,应该先弄清楚什么是得气、得气现象有哪几种、有哪些因素可以影响得气现象。中医理论中的"气"有好多种解释,如真气、正气、谷气、邪气、宗气、营气、卫气等。这里的"气"是指"经气"而言,也就是针刺后的感应。《标幽赋》云:"先详多少之宜,次察应至之气,轻滑慢而未来,沉涩紧而已至……气之至也,如鱼吞钩饵之沉浮,气未至也,如闲处幽堂之深邃。"经络是人体运行气血,贯通阴阳的通道。日夜气血周游不息,如环无端。凡是正常的机体,它的得气现象,应该是迅速、敏感、滑利;反之,产生了病变,经络之"气"运行阻滞,得气也会相应出现迟钝、缓慢、涩滞等不正常的现象。

1. 影响得气的几种因素

当机体产生病理变化时,我们运用统一的手法进行治疗,却不一定产生统一的得气现象。这是由于人的体质不同,病的特性不同所形成的,大致可分两类生理性和病理性的。

(1)生理性　又有阴阳偏颇和体质差异的区分。

阴阳偏颇,在《灵枢·行针》中谈到"百姓之血气各不同形,或神动而气先针行,或气与针相逢,或针已出气独行,或数刺乃知"。这在临床中颇为多见,有些人一刺即知,放散很远,有些人需反复运用手法,感应才缓慢扩散。

体质差异,《灵枢·根结》云:"膏粱菽藿之味,何可同也? 气滑即出疾,其气涩则出迟。"《灵枢·逆顺肥瘦》言:"年质壮大,血气充盈……刺此者,深而留之……瘦人者……其血清气滑,易脱于气,易损于血,刺此者,浅而疾之。"由于一为气清,感应必迟,一为气滑,感应必速。

(2)病理性　由于病的深浅不同,病的阶段(由表入里或由里出表)不同,针刺的感应也会相应出现变化。"言下针,若得气来速,则病易痊而效亦速也。气若来迟,则病难愈,而有不治之忧。"故《标幽赋》云:"气速效速,气迟效迟,候之不至,必死无疑矣"。气速气迟,乃经气阻滞程度的不同。犹可通也,候之不至者,脉道阻隔,气机消失,乃无恢复之望也。

根据以上的因素,运用相同之手法,在不同的人身上,不同的生理病理变化中,可以出现气速、气迟、气不至三种不同的得气现象。

2. 得气现象

临床上常见的得气现象是酸、胀、麻、痛四种,还有三种比较少见的现象是温凉、滞重、跳动。

(1)酸和胀　习惯上我们把这二种得气感觉混合在一起谈,实际上它是有区别的。酸是经气已通的现象,它能放散很远,使人感觉舒服,并且出针之后,局部很少遗留不适感觉。胀是经气聚而不散的现象,多数凝聚在局部或一块肌肉的部位。当捻转强烈时,患者会感到难以忍受,出针后局部会遗留很长时间的胀痛。从疗效上讲,胀比酸差,二者又有密切联系,当病势严重,经气阻滞较长,针刺的感觉是胀多酸少,或只胀不酸,待治疗后,经气渐通,则感应可转变成酸多胀少,或只酸不胀。也有刚针刺时,感应是胀,经过手法刺激会转变成酸,亦有刺入时是酸的感应,由于不适当的手法由酸变胀。

（2）麻　出现麻的现象主要是神经特别敏感的患者,或刺经脉之总干,如刺环跳、委中、太溪等穴,或病轻、经气阻滞少,或正气不足,病后虚弱,久病反复发作者。麻感的特点是放散快、传播远、感应强烈,不但对刺中的经脉作用明显,对全身的作用也强烈。所以,凡出现这种得气现象必须进行控制,不可过度。如刺之太过,就可出现由麻而转为灼痛,全身出汗,很长时间遗留不舒服的电麻感等。适当的手法,使之成为麻感非常舒服的感觉,对病体有立竿见影之功。

（3）痛　除特定穴位,如少商、水沟、涌泉等开窍泻热之穴,余者如出现痛的感觉皆为取穴不正确或手法上错误所造成。所以针刺手法中应竭力避免痛感。（即以水沟、涌泉而论,其剧痛亦在表层,刺入捻转仍以酸胀为主）

（4）温和凉　温则温热,如炉旁烤火,热而不烫。凉则清凉,如汗出当风,凉而不冷。根据治则,寒则可温,热则可清。虚弱之体,形寒委顿,肢体无力,畏寒怕风等症,刺之易出现温感;剧烈头痛,红肿灼热头痛面赤等症,刺之可产生凉感,针刺时要耐心候气,手法需反复使用。在临床中温感比凉感容易出现,这也符合寒则留之的实际情况。凡是热证、实证,留针时间少,如《灵枢·九针十二原》所述"刺诸热者,如以手探汤",因此,透天凉的手法也应用较少。

（5）滞重和跳动　滞重是留针时或刚出针后不久产生的一种感觉。如针刺足三里极易出现滞重感,是属补法的一种。跳动是在捻针时或针后所遗留的作用,对麻痹类疾病的效果特别好。前者的手法应该用足,后者手法应该留有余地。

3. 得气手法的应用

运用什么样的手法才会出现预期的得气现象,使之强弱自如,远近随心? 先生认为与三个因素有密切关系。

（1）与针刺深浅的关系　有两个标准,一是穴位的深度问题,对每个穴弄清了它的深浅,就能深中经脉,推动经气周游全身,达到"经气已至,慎守勿失"的要求。如环跳穴,古代和现代所讲深度就不同,《针灸甲乙经》和《针灸大成》都是刺 1 寸,现在出版的针灸学教材可刺 1.5 寸至 2.5 寸,我们应该以现代书本为准,因为它是根据现在的实际情况而修订的。二是根据病的情况而决定。《灵枢·官针篇》载:"故刺法曰:始刺浅之,以逐邪气,而来血气,后刺深之,以致阴气之邪,最后刺极深之,以下谷气。"《针灸大成·卷四·南丰李氏补泻》:"凡除寒热病,宜于天部行气,经络病,宜于人部行气,麻痹疼痛,宜于地部行气。"说明某些病,如表证,病邪在于皮毛之间,针刺浅,易于得气,疏导即解;某些病,已入里,病邪客于筋骨脏腑,刺宜深,经气滞留,攻之始通。例:刺环跳穴,常人的深度是 2 寸左右,过深则感应会到股内侧(少阳与厥阴为表里),太浅,无感应或感应只在局部。又如在感冒时,头痛、形寒、无汗,刺风池、风府浅刺即感应放散至头额。顽固之偏头痛,则刺风池 1 寸左右方有感应放散,浅之无效。

（2）与捻转的关系　捻转角度大小徐疾,是加强针刺效果的基本措施,一般捻转的角度有三种。

1）一来一往,捻转 180°,补也。即如《灵枢·九针十二原》云:"补曰随之,随之意若妄之,若行若按,如蚊虻止,如留如还,去如弦绝。"经文上把这种得气的感觉形容得非常具体。

2）常规的捻转,平补平泻。《针灸大成》云:"若夫不虚不实,出针入针之法,则亦不疾不徐,配乎其中可也。"当病已渐渐好转,根据病邪的盛衰、得气的强度而定捻转的多少。

3）泻法。《灵枢·九针十二原》云:"必持内之,放而出之,排阳得针,邪气得泄。"《针灸大成》云:"左捻九,而右捻六,是亦住痛之针,乃得返复之道,号曰龙虎交战。以得邪尽,方知其所。"由于一顺捻转,感应非常强烈,故须适当控制,以免太过。同时盘法捻转要注意一个问题,就是盘针在最后必须向相反方向退捻一次,以防肌肉缠针,出针时发生滞针。至于捻转之徐疾,应与角度之大小成正比。补法则徐,泻法则疾。捻转的主要作用,在于调正气之强弱,放散之迟速,要达到《针灸大成》所说"转针向上气自上,转针向下气自下,转针向左气自左,转针向右气自右"那样运用自如,具有一定难度。

（3）与留针的关系

1）"寒则留之",此留针之一法也。《素问·离合真邪论》云:"吸则内针,无令气忤。静以久留,无令邪布。吸则转针,以得气为故。候呼引针,呼尽乃去,大气皆出,故命曰泻。"所以留针不一定是重证、寒证适合,就是实邪证,也有应用。

2）留针的作用为:经气不至,留之候气;对实证以多次运用手法,加强经气运用,而祛邪滞;对虚寒之证,一次手法分次运用,使患者可以忍受,既能祛邪而又不伤其正。例如,刺曲池穴无感应,留十分钟再捻感应至,此候气法。又如胃腹胀,邪滞也,足三里留针,反复捻转,半小时后气散,矢气也,此祛邪也。又如正气衰败,胃气上逆,刺内关留针行徐和之手法,一小时后呕吐止,此补正也。

3）留针是加强补泻手法的一种措施,它本身不代表补泻。用补的手法,经过留针后,补的力量就加强了;相反,用泻的手法,经过留针后,泻的力量也加强了。至于现在不管补虚泻实,一律留针相同时间是不符合古代对留针法的应用要求的。

4. 手法与疗效的关系

手法是一种针刺方法,通过运用某种手法,使机体产生一系列的变化（即得气现象）,从而达到祛除病邪,恢复健康的目的（即补虚泻实）。这三者是不可分割的整体。鉴别方法运用的正确与否,是以病的好转与否为首要标准。因此,在手法与疗效的关系上,应该弄清楚以下问题。

（1）在得气现象中区分邪气和谷气　在针刺手法中,《灵枢·九针十二原》特别强调"气之调正""迎而夺之,恶得无虚,追而济之,恶得无实,迎之随之,以意和之,针道毕矣"。但什么样的气属夺邪,什么样的气属扶正?"若针下气至,当察其邪正,分其虚实,经言:邪气来者紧而疾,谷气来者徐而和"。这是邪气、谷气在得气现象中的一个区分标准。所以凡属祛邪者,气来紧疾之下,迎而夺之（即加重手法,以夺其邪）。凡属扶正者,在气来徐和之中,随而济之（即缓缓添补其正）。这样一添一祛,偏盛者可得平衡,自然而然达到气和的目的。

（2）临床中如何观察补泻的效果　运用了一定的手法,必定会在患者身上出现不同的反应。了解如果用补法,应该出现什么现象?用泻法又会出现什么现象?然后才能结合观察结果,制定今后的治疗方案,应该依原法修改或补充,还是仍以原法治之。

具体的观察应分两个方面。

1）针刺当时："刺虚者须其实,刺实者须其虚"。此言凡邪实之证,针下紧涩,刺之而通,通则气道流利畅达,捻针时感针下灵活,如若无物阻碍。言正虚之证,针下空虚,如中棉絮,当引其气来。使针下成滞,病者感到如压斗米之重,留而久余搓,阳气隆至。例如,治下肢疼痛,刺环跳,针下紧涩,患者感局部酸胀难忍,经过手法提插捻转,突然一下贯通,经气放散远端,针下当即轻松滑动,进退自如。治失眠,精神委靡,刺足三里,穴虚如中棉胎,渐捻渐紧,针下滞重,患者感肢体不能抬高,留针,并有温热感出现,此即刺虚须其实也。"言实与虚,若有若无者,言实者有气,虚者无气也",这是指下针时的得气现象,"言实与虚者,寒温气多少也,若有若无者,疾不可知也",这是指运用手法之得气现象。我们只要仔细观察,就可以掌握得气现象之有无,使补虚泻实在临床中可以具体运用,而不是渺若无物了。

2）针后反应:《灵枢·小针解》载:"为虚与实,若得若失者,言补则必然若有得也,泻则恍然若有失也。"凡是属于泻其邪的手法,经过治疗后,患者应该有轻松的感觉。仿佛如释重负。像疼痛之疾,针出痛止,全身轻松,举止灵活,所失者,祛邪也。凡是属于补的手法,治疗后就会出现全身充实的感觉。如失眠之患者,针刺后使精神焕发,行动有力,纳食增进,人必然若有所得,所得者,精气神也。这是指病比较轻,疗后见效迅速。如病较重,一时不易见效者,就应该以脉象作为标准。《灵枢·始终》载:"所谓气至而有效者,泻则益虚,虚者脉大如其故而不坚也……脉大如其故而益坚也,夫如其故而不坚者,适虽言快,病未去也。故补则实,泻则虚,痛虽不随针,病必衰去。"在临床上我们对慢性病的疗效观察,通过脉象去了解是非常重要,不可忽视的一部分。

5. 运用手法中的几个关键问题

（1）辨明病的虚实　病的虚实是运用手法的主要依据。《灵枢·九针十二原》云:"凡用针者,虚则实之,满则泄之,宛陈则除之。"不辨病之虚实,不但针之无效,甚至会起到完全相反的作用。故《灵枢·始终》载:"凡刺此者,以指按之,脉动而实且疾者则泻之,虚而徐者则补之。反此者病益甚。"

（2）候气之重要性　"气"之运动是手法补泻的基础。所以在不得气的时候运用手法等于空中阁楼,毫无作用。如《灵枢·九针十二原》云:"刺之而气不至,无问其数,刺之而气至,乃去之,勿复针……刺之要,气至而有效,效之信,若风之吹云,明乎若见苍天。"都说明了候气"如待所贵,不知日暮"的必要性。

（3）如何掌握补虚泻实　机体是一个整体,当阴阳不平衡之际,就会出现病象。一般讲,病的证候多数是虚实兼现,互相掺杂。纯虚纯实的病很少见,因之手法上的补虚泻实也要根据病的变化而定。治病中应注意到补泻的先后,还要考虑到补泻剂量的不同,多补而缓泻,或重泻而轻补。一般讲,应该是先补而后泻。如《灵枢·终始》载:"阴盛而阳虚,先补其阳,后泻其阴而和之;阴虚而阳盛,先补其阴,后泻其阳而和之。"《类经》载:"以治病者,皆宜先顾正气,后治邪气。盖攻实无难,伐虚当畏。"但也不能一概而论,还应视患者之体质、病热盛衰而定。有必要先祛邪者,亦可先泻而后补,如祛邪安正,即是活用也。临床应用,有一穴而分补泻,如脾胃虚而腹胀,刺足三里,则先通其气,后扶其正;有数穴而分补泻,如血虚阳亢,阳亢须泻足临泣,血虚宜补足三里,使阳邪宣散更快。

总之,指力是手法的基础,穴位是手法的目标,三者同为一体,最终目的是治好疾病。只有把这三个基本功练好了,才能发挥针灸疗法的最大效能。

第三节　针灸临床选穴

一、选穴的根据在于辨证

《灵枢·官能》云:"审于本末,察其寒热,得邪所在,万刺不殆,知官九针,刺道毕矣。"要弄清病的起因,了解病的虚实,辨明病的部位,然后采用什么穴位而刺之,方有把握攻克疾病。如治疗头痛,古代的配穴成方有很多,《百症赋》有"悬颅颔厌之中,偏头痛止,强间丰隆之际,头痛难禁";《标幽赋》有"头风头痛,刺申脉与金门";《席弘赋》有"列缺头痛及偏正,重泻太渊无不应"。这些配穴何舍何从,值得我们推敲。但假如我们学习了《灵枢·厥病》中有关头痛的辨证就不会有困难。如阳明头痛"厥头痛,面若肿起而烦心,取之足阳明、太阴";太阳头痛"厥头痛,项先痛,腰脊为应,先取天柱,后取足太阳";少阳头痛"厥头痛,头痛甚,耳前后脉涌有热,泻出其血,后取足少阳"。也有单刺局部穴位者,如"头痛不可取于腧者,有所击堕。恶血在于内,若肉伤,痛未已,可则刺,不可远取也"。这些条文同时也告诉我们,头痛在某种情况下不可治,或治之效不持久,须其他方法配合之。"真头痛,头痛甚,脑尽痛,手足寒至节,死不治""头痛不可刺者,大痹为恶,日作者,可令少愈,不可已"。前一种可能为脑部肿瘤,后一种可能是额窦炎。辨证明了,我们应取何经而治亦确定了。只要对穴位的性能熟悉并掌握了,选穴就会正确而恰当。《灵枢·九针十二原》云:"节之交,三百六十五会,知其要者,一言而终,不知其要,流散无穷,所言节者,神气之所游行出入也。"所谓要者,亦就是什么穴主治什么病。"审于调气,明于经隧,左右肢络,尽知其会"。把穴的交会分合了解了,这些穴位主治什么病也能掌握了。

二、主穴与配穴的作用

(一)主穴在治病中发挥主要作用

关于全身穴位中的主穴各家说法不同,《针灸大成·医学入门》提出治病要穴,十四经脉 90 穴,经外奇穴 34 穴。《针灸大成》中"马丹阳天星十二穴治杂病歌"中提出主要穴位只有 12 个。先生传承尤氏经验,认为符合主穴的条件有三点:一是主穴要直接通连于脏腑及人体重要组织,如背俞穴、募穴通于脏腑,百会、风府络连于脑;二是主穴多为经络交会分合之处,内外出入之所,某一穴位交会分合愈多,就说明这穴位应用愈广泛,如大椎为六阳之会,中脘为手太阳、少阴、足阳明、任脉之会,又是手太阴肺经起点所在;三是针刺特别敏感之处,敏感者,得气亦必迅速,气之扩散运行亦快,如十二井穴位、水沟、劳宫、涌泉、合谷、太冲等。

先生把全身的主穴按照身体部位大体分类如下：

1. 头面部

百会、风府、风池、睛明、迎香、下关、听宫、翳风、水沟、上星等。

2. 胸腹部

天突、膻中、巨阙、中脘、下脘、神阙、气海、关元、中极、期门、章门、天枢等。

3. 背部

大椎、命门、长强、大杼、肺俞、心俞、膈俞、脾俞、肾俞、大肠俞、膏肓等。

4. 上肢

肩髃、曲池、尺泽、内关、外关、神门、太渊、阳池、大陵、劳宫、中渚、合谷、少商、中冲等。

5. 下肢

环跳、阳陵泉、阴陵泉、委中、足三里、绝骨、太溪、三阴交、太冲、涌泉、悬钟等。

6. 经外奇穴

十宣、印堂、金津、玉液、内、外膝眼等。

选取这些穴位作为主穴，既根据古代书上的记载，也根据多年的临床经验。上述穴位基本上可以统治全身的疾病，每一个穴位，都能发挥独立的作用。如睛明治目疾，听宫治耳疾，迎香治鼻疾，翳风治面上部的疾病，下关治面下部的疾病，主穴也即是针灸作战的主力部队。

（二）治疗一病或病的某一阶段的主穴

对某一疾病来讲，它的主穴只有一至两个，是根据病的不同情况而定的。《素问·刺腰痛》载："足太阳脉令人腰痛，引项脊尻背如重状，刺其郄中……少阳令人腰痛，如以针刺其皮中，循循然不可以俯仰，不可以顾，刺少阳成骨之端出血。"同一腰痛由于症状不同，一以委中为主穴，一以阳陵泉为主穴。又如同一头痛，"大风颈项痛，刺风府""从风憎风，刺眉头（攒竹）"。即以项为主刺风府，以眉心为主刺攒竹，这是以病的部位而定主穴。当某些病的症状复杂，我们可以抓住其主要证候，根据病因定穴。《类经》载："若寒湿相搏，久而不已，当猝取足阳明之三里穴，温补胃气，则寒湿散而痹可愈也。"由于病变化不已，或由浅入深或由里出表，所以主穴亦因病的阶段不同而异之。如《素问·咳论》载："治脏者，治其俞，治腑者，治其合，浮肿者，治其经"。又如咳嗽一病，有内伤外感之分，自肺传及五脏者有之，自五脏传及肺者亦有之。假如病已入脏，则以背部奇穴为主穴，如正气尚足，御邪于表，则取合穴（如尺泽、足三里）。所谓浮肿者，即面部浮肿，因阴阳之脉起于鼻，会于面，应依经取穴也。选定了主穴，才能正确发挥主穴的作用。

1. 主穴要少而精

《灵枢·官能》云："先得其道，稀而疏之。"少，主穴只能一至二个；精，选的主穴必须作用大，打中要害。《标幽赋》载："取五穴用一穴而必端，取三经用一经而必正"是完全正确的。

2. 主穴要集中力量

就是手法要正确恰当，该补的要补足，该泻的要泻透，该留则要"如待所贵，不知日暮"。《素问·宝命全形论》云"刺虚者须其实,刺实者须其虚",这个"须"字,是指必须做到,否则病不去。《灵枢·杂病》载:"痿厥为四末束悗,乃疾解之,日二;不仁者,十日而知,无休,病已止。"即是说病未愈,针不停止,病愈,针亦停止。手法的正确运用,主穴上应特别着重。

3. 主穴须心中有数

即须理解刺了某个特定穴位,运用某种手法后,应出现什么情况,好的现象应怎样,坏的现象又如何,何时出现反应,假如病情无变化,其原因何在。对每一个病选的主穴,不可能一选就绝对正确,一治就见效,比如刺足三里,留针 30 分钟后肠蠕动就会增加,疼痛亦会缓解。如不出现这些现象,就应估计到其他情况,而采取相应措施。又如胸满泛恶一证,可取穴位很多,合谷、内关、膻中、巨阙、天突、足三里等,辨证认为心经病变,应取内关为主;如心经病已入脏,则应取膻中、膏肓为主;气郁而上逆则取天突为主;胃气上逆者亦应取足三里为主。经过治疗后,如果属于一般气郁,则很快出现效果;如果是脏器本质病变则效不持久。要是辨证错了,就可能没有效果,亦有出现重实重虚等不良反应的可能。所以主穴的少而精,是治病的方向;手法的应用,是治病的力量;心中有数则是观察治病的效果,把三者结合,方能使医者对主穴的选择逐步达到正确。

（三）配穴的作用

是将主穴所不能顾及,与本病有关其他次要方面,予以配合治疗,其具体作用,有以下几点:

1. 配穴可以增加主穴的治疗力量。如胃脘痛,取上、中、下脘;小臂痛,取曲池、手三里

配穴可起协同作用,如心、心包二经,心主神明,心包络为心之外围,内关、神门并用治失眠健忘比单用一穴效果更好。又如脾胃为仓廪之官,一主运化,一主受纳,足三里、三阴交可以配合使用。另外配穴对主穴起辅助作用,如治疗喘咳,本病在肺,取肺俞、太渊,但喘咳与足阳明有关,故加足三里为配穴。又如治疗腰背疼痛,环跳、委中是主穴,配合曲池、足三里通调胃肠,使正气渐足,祛邪则更有利。配穴用以治疗兼证,病有主次,但二者却有相连关系,像头痛头眩,剧烈时往往引起呕吐,此时应以祛邪镇痛为主,同时应加内关或足三里止吐。

2. 配穴可分作两类

一类就是穴位本身就属于辅助某一穴位而起作用。如足太阳膀胱经背部第二侧线的穴位,附分、魂门等;胸腹部肾经之幽门、通谷、中注等。另一类是一些不能起独立治疗作用的穴位,只能作为局部刺激点。像头部的穴位,只能辅助百会、风池等穴而起一定的作用;又如肩胛部的曲垣、秉风等。在处方配穴上,配穴可以比主穴多选几个。但要有的放矢,宁缺毋滥,要既收到临床疗效,又减少患者痛苦。

三、临床选穴的方法和原则

选穴相当于内科中的处方,由于一穴可以治多病,一病亦可以多穴协同治疗,所以选穴恰当与否,与治疗的效果有很大的关系。

(一)以选穴的部位分类

1. 局部取穴

局部取穴是临床上常用的配穴方法,用于表证、初发病、实证,疗效比较显著。《类经》载:"邪客于络,则病及荣卫,故疾泻之,则荣卫通矣。疾,速也。然泻络者,但见其结,即可刺之,不必问其经穴之所会。"《灵枢·经筋》云:"治在燔针劫刺,以知为数,以痛为输。"说明病在何处出现过敏点,即可在"结上""过敏点"上刺之。《针灸大成》曰:"如睛明、瞳子髎治眼痛,听宫,丝竹空治耳聋……地仓治口渴……"亦说明局部取穴除了取阿是穴外,也可取局部穴位以治局部病变。其优点是易学易用,对实证、简单的病、新病见效迅速。缺点是治虚证、慢性病、经脉里证、复杂的病疗效较差。病的产生,主要是阴阳的不平衡,经气阻滞,运行不通所致。当患者经气刚刚阻滞,症状只限于局部,体质又很好,我们从局部疏通经气,攻之即克。所谓通则不痛就是这个道理。同时,由于患者新病,正气充沛,表病未入里,直接攻邪之法能产生良好的效果。

如果病久,邪入于里,由局部影响扩大,一经传至他经,如再在局部攻之泻之,经气不能畅通,攻之不通,其结果必然会影响正气不足,造成重虚。《灵枢·逆顺肥瘦》:"临深决水,不用功力,而水可竭也,循掘决冲,而经可通也。"说明治病应因势利导,则经可通,病可去也。否则,事倍功半。像痹症后期,只治局部,反而愈治愈重,就是这个道理。

2. 循经取穴

循经取穴有狭义和广义二种。狭义的循经取穴,就是单单根据经脉的循行路线,交会分合而言。如足太阳行身之背,阳明行身之前,少阳行身之侧,"不虚不实,以经取之""在阳治阳,在阴治阴"等均是这个意思。广义的循经取穴,是根据这条经脉通连哪一脏腑,经脉脏腑的生理功能,表里相配,以及经脉的五行相生、相克、相侮的规律来配穴,亦是我们重点研究的配穴方法。只有掌握了这一法则,才能发挥配穴的原则性和灵活性,发挥配穴的全部效能。《灵枢·终始》云:"病在上者下取之,病在下者高取之,病在头者取之足,病在腰者取之腘。"像临床中头痛取足临泣、至阴,脱肛灸百会等都是根据这一原则。然而循经取穴还有更进一步的应用。《素问·阴阳应象大论》曰:"故善用针者,从阴引阳,从阳引阴,以右治左,以左治右,以我知彼,以表知里,以观过与不及之理,见微得过,用之不殆。"说明阴阳五行之变化,脏腑生理之联系都应包括在循经配穴法则之中。根据阴阳五行之变化循经取穴,如同样脚肿,一属气虚,可取大陵、神门,此为虚则补其母,火能生土也。一属气实,可取阳陵泉、行间,盖著之邪,客于皮肌之间,肝木生风,风能燥湿也。又治同一头痛,属早期木亢,可泻足临泣、行间,后期水不涵木,可补太溪、涌泉。

根据经络之生理功能循经取穴,如肺气弱,则易伤风感冒,常灸风门、肺俞,可以预防,因肺开窍于鼻。治全身疮疡,取合谷、曲池,委中为主穴,因肺主皮毛,而足太阳经多血少气。疮疡一症,为皮毛气虚,不御外邪,血中热盛,合而为病,所以补肺气而泻血热,故有效也。

循经取穴是针灸配穴法中最重要的一种方法,对症状复杂,病程久,正气不足的病疗效较好,其主要优点为:第一,可充分运用全身的经气,以此益彼,以强补弱;第二,正邪兼顾,祛邪而不伤正;第三,抓住主症,兼顾其他。临床治疗的灵活性大,减少局限性。

(二)以选穴多少分类

1. 多穴配穴法

即主穴与配穴协同治疗疾病。中医治则讲,扶正祛邪,正气足了,邪气也容易祛除,但并不等于只扶正而不祛邪了。如治疗头痛,常用的配穴方法是合谷、足三里、太阳、风池。合谷和风池是主穴,太阳是配穴,是局部宣泄邪气,更有利于经络疏通。足三里是预防脾土被肝木所克,补助正气之用。这种配穴方法,有主力,有配合,有后备力量。是针对一个病,一种症状而出发。另一种配穴方法是针对一病多种症状。如治疗失眠、头眩、心悸、纳呆,取百会、内关、足三里。方义为以内关安神为主,配合百会泻阳亢,足三里调理脾胃,以养后天之本。百会、足三里发挥了作用,更增强内关之安神,相辅相成。如风湿痹证,随经络注于各个关节,取穴亦须分散各个部位,否则就不利于治疗。不管用穴多少,治疗目的要对准病的标本,分清主次,是为至要。否则治疗时多穴并用,齐头并进,宛如盲人骑瞎马,乱闯一气,治好了病,也无从总结经验,治坏了病,亦不知错在何处。

3. 单穴治病

临床取单穴治病是比较少的。但经外奇穴的应用中单穴治病却占了相当多的比重。像灸至阴穴治胎位不正,针刺阑尾穴治疗阑尾炎,定喘穴治哮喘,以及古代所载的精宫、子宫、金津、玉液等穴,在治疗中发挥了一定的作用。总体来讲,单穴治疗的范围比较精准,仿佛小分队突然袭击,如对症下穴,有很好的效果。但在配穴中,一般讲只能作次要的。

(三)选穴的原则

在针灸治疗前,首先应确定主穴和配穴,主穴针对病的本,配穴起辅助主穴的作用。整个治疗过程中,主穴和配穴是相当的,要根据客观病的现象来决定。如治疗手指痹痛,主穴是中渚或腕骨,但当手指疼痛红肿之时,主穴应改为八邪,中渚、腕骨只可作为配穴。又如治腰背疼痛,常用委中为主穴,当腰痛剧烈,转侧不利,局部压痛明显时,则以局部背俞或阿是穴为主穴,委中只起疏导经气,以利邪散的配合作用。又如一般头痛应循经取穴,阳明头痛,合谷为主;少阳头痛,风池为主;太阳头痛,委中、昆仑为主。但三叉神经的第一支神经痛,则须以局部压痛点,头维、攒竹、丝竹空为主,否则,就不能立时止痛。

另有一种情况,针对同一证候,可以采取不同的治疗法则。由于法则变化,其主穴、配穴也能起到变化。如头痛,病因有外感,内伤二大类。外感则循经治之。内伤又可分为肝木上亢,肾水虚损,脾虚致气血虚不能上营于头三类,以足临泣泻肝木,太溪补肾水,足三里健脾胃,以助运化,三穴皆可作为主穴。但也皆可作为病情发展某一阶段中的配穴。如因情志不和,肝失条达,郁而化火,取足临泣,辅以太溪、足三里,一泻心火,一补脾气。进而木火伤阴,肝失濡养,或肾水不足,水不涵木,则以太溪为主,足临泣为配。假如因病后体虚,饮食失常而出现头痛,则以足三里为主,辅以太溪。

治脏腑之疾。《灵枢·官针》载:"偶刺者,以手直心若背,直痛所,一刺前,一刺后,以治心痹。"属气结者,应以诸募穴为主,背俞为辅。属本脏气虚者,则以背俞为主,募穴为辅。

根据穴的特性,而别主次,效果则更佳。治疗下肢疾病,常规取穴是环跳、阳陵泉、足三里;如属痹证,以疏通经脉去其闭塞为主要目的,环跳为主,放射直达足趾,足三里、阳陵泉,仅增强其作用而已;如属痿证,独取阳明,以足三里为主,环跳则作配穴,促使气血循环,非祛邪之疾泻,缓通即可。又如通调胃肠常规取曲池、足三里。假如胃纳不香,腹胀嗳气,其病在胃,三里为主,如便干秘结,或时干时溏,其病在肠,曲池为主,补泻须达到要求,该留、该补、该泻,不失其才。

配穴应该少而精,但在某种情况下,也应采取多穴,分散治疗的法则。《灵枢·官针》云:"齐刺者,直入一,傍入二,以治寒气小深者。"说明一个部位可以并刺三针,不分主穴、配穴。如肩周炎,刺肩髃、肩髎、肩贞,三刺齐下,协同治疗一个关节疾病。《素问·长刺节论》载:"病在肌肤,肌肤尽痛,名曰肌痹,伤于寒湿,刺大分小分,多发针而深之,以热为故。"因受寒湿,肌肤处处都痛,则在痛处于分肉间刺之,无分主配穴。临床上用该法治疗四肢酸痛而无里证的风湿患者,必须明确以下几点:第一,属于外感风寒湿;第二,发病部位在于四肢,属十二经筋之病;第三,邪未入里,正气未弱。

每一病的主证应该只有一个,主穴就针对此而解决之。但临床中一个病各个阶段的病理表现的主要证候是不同的,有的变化很明显。因此,在处方配穴上亦须各有重点,不可拘泥于一格。如慢性肝脏病,总的病理变化是肝、脾二脏,主证是胁痛胀满。由于病发展的不同,初则气来气往,攻撑不止,继为和滞不散,形成积聚,终则胃关不利,水道壅滞而成臌胀。治此者,健脾散郁是主要法则,曲池、阳陵泉、足三里、三阴交为主穴(各阶段),再根据各阶段病变特点,配合章门、期门、痞根、肾俞、外关、气海等穴,初则以泻为主,配以扶正,终宜以扶正为主,配合祛邪。如痹证,为风寒湿之气阻滞经脉,不通为痛,发而为痹。总治则是疏通经气祛其邪,通则不痛矣。初则为风胜,酸痛游走,以局部取穴为主;继则疼痛居留,关节强直畸形,以疏导经气为主,循经取穴;终则为外邪入里,形成正虚邪实,其时宜温补阳气,以祛阴邪为辅,取曲池、足三里。治疗法则应初则为泻,继则以补泻兼施,终则以补为主。三者各有重点,但又相互配合,才能取得良好疗效。

四、经验处方的应用

先生根据古代医书的记载以及多年的临床经验,总结出一些经验处方配穴,用之临床,疗效确切,我们可以根据辨证,随证加减。记之如下:

头痛:合谷、足三里、太阳、风池

腰痛:肾俞、大肠俞(或夹脊)、委中

上肢痛:大椎、肩髃、曲池、合谷

下肢痛:环跳、阳陵泉、足三里

呕吐:内关、足三里、中脘

胃痛:中脘、足三里

泄泻:天枢、关元、足三里、上巨虚

气喘:大椎、肺俞、膻中

呃逆：内关、膻中、足三里、膈俞

感冒：风池、风府、外关

咳嗽：合谷、天突、大椎

失眠：神门、内关、足三里

月经不调：合谷、太冲、足三里、三阴交、中极

遗尿：关元、三阴交、百会

遗精：气海、三阴交、志室

鼻塞：迎香、上星、合谷

耳聋：听宫、翳风、合谷

腿痛：曲池、环跳、委中、足三里

肋痛：支沟、阳陵泉

荨麻疹：合谷、曲池、委中、脾俞

五、治疗时机和针刺顺序

（一）针灸治疗时机的把握

1. 选穴是否正确影响着治疗效果，但也有时选穴是正确的，但效果却不理想，这就关系到治疗的时机问题

《灵枢·逆顺》云："无迎逢逢之气，无击堂堂之阵。"我们治疗气喘，一般疗效是不错的，可逢到气喘剧烈发作时，却刺之不应。其原因就在于刺治的时机不恰当。《灵枢·逆顺》："上工刺其未生者也，其次刺其未盛者也，其次刺其已衰者也。下工刺其方袭者也，与其形之盛者也，与其病之与脉相逆者也。故曰：方其盛也，勿敢毁伤，刺其已衰。事必大昌。"就说明这个道理。我们将治疗气喘的时机放在伏天或是冬初未起西风之时，就能制止气喘的发作。治疗痛经病，也应遵照这个规律。在经前十天开始治疗，可收到事半功倍之效。治痢疾一定要在发作前两小时刺大椎方有效，过之则无效。有些痹痛患者，日不发而夜剧，我们改以傍晚或晚饭后治疗，也同样收到比白天治疗更显著的效果。

2. 掌握治疗时机还应根据病邪之深浅，根据患者体质之强弱而决定刺治的时间

如《灵枢·寿夭刚柔》云"形先病而未入脏者，刺之半其日，脏先病而形乃应者，刺之倍其日。"《灵枢·逆顺肥瘦》云："婴儿者，其肉脆血少气弱，刺此者，以毫针，浅刺而疾发针，日再可也。"又《灵枢·始终》云"久病者，邪气入深，刺此病者，深内而久留之，间日而复刺之"，指出了有些病须间日刺，一般风湿间日一次，而像急性阑尾炎，一日刺二次就能收到较好的效果。总之，凡属邪实，正实者，应连治之，乘胜追击，使病无反复之机。凡属正虚邪实者，须给予治疗后正气恢复的时机，故须间日或二日治之，还有一些病，由于病久，邪虽祛净，正气一时不易恢复，则须给予养正之期，不须再予刺之。

（二）针刺先后顺序有讲究

《灵枢·终始篇》载："病生于头者,头重;生于手者,臂重;生于足者,足重。治病者,先刺其病所从生者也。"患者从哪里得病,医生应先刺该处之穴。如腰痛引及下肢,先刺肾俞、大肠俞,后刺委中。刺上则治其本,委中者,引导其邪从下而去也。《灵枢·官能》云:"上气不足,推而扬之,下气不足,积而从之。"又《灵枢·刺节真邪》云:"上寒下热,先刺其项太阳,久留之,已刺则熨项与肩胛,令热下合乃止,此所谓推而上之者也。上热下寒,视其虚脉而陷之于经络者取之,气下乃止,此所谓引而下之者也。"说明此证,寒为真寒,不足也;热为假热,虚火也。治疗重点在于补其不足,阳盛则阴寒自去也。我们临床所见血虚之人,上半身形寒,而手足心烦热者,此为上寒下热。应先补太阳督脉,如天柱、大杼、大椎,待上寒止,后刺足三里、三阴交、太溪等以调之。又如高血压肝木上亢,上热而下肢阴寒,行走足弱,此为上热下寒,应先刺足三里、太溪、绝骨,留而补之,待下寒止后,取百会、风池等穴以揭头盖而利其络。配穴的穴位虽改变不多,但治疗原则宗于一则治以上热,一则治以下热,主次分明配合相当,则病易已矣。

第四节　针灸和其他疗法的配合

先生在临床中,除了常规针刺、艾灸外常配合其他方法治疗,如常配合刺络、药物、食养疗法等,根据患者具体病情,辨证施治,综合运用,大大提高了临床疗效。

一、刺络疗法

《灵枢·官针》载:"络刺者,刺小络之血脉也……豹文刺者,左右前后针之,中脉为故,以取经络之血者,此心之应也。"刺络出血,是针法之一也,所以提出作为特殊的疗法,使之有别于毫针之刺法。

（一）刺络适合的病症

1. 适用于顽固性的痹症

《灵枢·九针论》载:"四时八风之客于经络之中,为瘤病者也。故为之治针,必筒其身而锋其末,令可以泻热出血,而瘤病竭。"四时八风即不正之风,客于经络留而发为痹症,可以三棱针刺出血有效。

2. 适用于痛热之症

痛热者即局部红肿、发热诸症。

3. 适用于痛初发

病在于络而未入于经者,《灵枢·血络论》载:"黄帝曰:愿闻其奇邪而不在经者。岐伯曰：血络是也……阴阳相得而合为痹者，此为内溢于经，外注于络。如是者，阴阳俱有余，虽多出血而弗能虚也。"所谓奇邪，就是在络不在经，行无常处的意思。

（二）刺络部位及刺血多少

《灵枢·经脉》曰："经脉十二者，伏行分肉之间，深而不见……诸脉之浮而常见者，皆络脉也。"说明络脉就是皮肤表面的静脉。因此刺络者，即刺静脉出血。《灵枢·脉度》云："经脉为里，支而横者为络，络之别者为孙，盛而血者疾诛之。"可见一部分是刺孙络即刺毛细血管出血。

刺络法，有多刺、少刺、刺血出多、刺血出少之别，这是根据疾病及患者的体质，病之缓急而定。如《灵枢·官针》中所述赞刺："赞刺者，直入直出，数发针而浅之，出血，是谓治痈肿也"。赞刺，针虽多而刺浅，出血不宜过甚。如《灵枢·血络论》载："血脉者，盛坚横以赤，上下无常处。小者如针，大者如筋，则而泻之万全也。"刺此者，出血宜多，邪尽病去，则万全矣。当然，过度致虚，亦可产生不良反应。故临床刺络出血，一般出血如豆为宜。

当病宜刺络，而络脉不显者，可将静脉之上端束紧，使血流动不畅，则络脉必现。如刺委中必出血，以手轻拍腘中几十下，使局部充血而现络脉，更便于刺中。

（三）刺络与常规针灸的配合应用

《灵枢·经脉篇》云："凡刺寒热者皆多血络，必间日而一取之，血尽而止，乃调其虚实。"临床刺络很少单独应用，多数与针刺合并施治。其原因之一是完全实证、热证符合刺络治疗法则的病症较少，但刺络能去恶血祛其邪，行针通利经气。两者并用，效果比较迅速而良好。临床应用，举例如下：

喉痛：少商出血，配合针刺合谷。

头痛：耳后紫脉出血，配合针刺百会、足三里、绝骨。

哮喘：上背部刺紫脉出血，（无紫脉显现者，可刺天突、合谷、足三里）。

赤目：耳边紫脉或太阳穴出血，配合针刺合谷、睛明。

腰痛：委中出血，配合针刺肾俞。

热厥：十宣出血，配合针刺水沟、涌泉、百会。

（四）刺络的注意事项及禁忌

1. 虚证禁刺络

《灵枢·经脉篇》云："其小而短者少气，甚者泻之则闷，闷甚则仆不得言。"此为刺虚也。

2. 凝血功能差者禁刺络

古代也有相关记载，如《灵枢·血络论》载："刺之血出多，色不变而烦悗者，刺络而虚经，虚经之属于阴者，阴脱，故烦悗。"

3. 忌深刺，防刺中大动脉

如《素问·禁刺论》载："刺跗上，中大脉，血出不止，死。"此之谓也。

二、药物疗法

《针灸问对》曰："针刺治其外,汤液治其内。"又《素问·汤液醪醴论》云："当今之世,必齐毒药攻其中,镵石针艾治其外也。""外"即外邪所侵,针灸效佳,"内"为病由内生。如七情病变,则药物为宜也。又如虚实之分,"盛者泻之,虚者饮药以补之"。在治疗中,首先注重针灸作为治病的主要法则,但在下列四种情况下可以而且应该针药并用。

(一)疾病危急,体质虚弱

《灵枢·根结》曰："形气不足,病气不足,此阴阳气俱不足也,不可刺之,刺之则重不足。"因患者体质特别虚弱,自身力量不足与病气相抗,故病气亦显不足,虽有灸法,其效亦差,这时应用药物来补充。如中风之脱证,应用独参汤。针对大出血之虚脱,应补充血浆及体液。

(二)疾病急性发作,针灸一时不易控制

针灸对一般急性病(实证)效果好,收效快。但对体质虚弱,病程长,而突然急性发作者,治疗上由于其邪虽实,但是正虚不能尽量泻其邪,效果就不理想。如顽固性哮喘,突然急性发作,出气少,纳气多,面色苍白,汗出如浆,这时必先停其喘,以治其标,后理其气,而治其本。用中药紫金丹内服,曼陀罗花吸入,或用西药激素之类,以治其急,待喘消平,再以针灸来理肺气,化痰浊,培补肾气,以治其本,此方为上策。

(三)主症次症兼顾

以针灸治疗主症,以药物治疗次要症候,二者协同,使体力更容易恢复。如患者患风寒湿痹,但又患长期失眠,治此两者,法则不同,难以兼顾。可以用针灸治疗风寒湿痹,另服汤药以兼顾失眠。患者失眠症状改善,体力增强,更有利于祛其风寒湿之邪也。

(四)属长期调补者

针灸治疗慢性病较多,尤其如痿证之类,针通其俞,药补营气,事半功倍。如小儿麻痹症,长期服用健步片或健步虎潜丸,其疗效良好。

针灸的治疗法则应与药物的治则一致,不可各行其是,而要异途同归。故针灸和药物的使用出于一人之手最好。如各科协同治疗者,须事先会诊,协同步调,再同时下针用药。如治疗痹症后期,用针是温阳祛寒,补多泻少;用药亦用黄芪桂枝五物汤之类,补气血之虚而兼顾祛邪。如法相反,一补一泻,反能使力量抵消,于病不利。凡针灸单独有效者,应尽量减少用药。因用药后观察疗效存在一定困难,同时不利于针灸技术的提高,盖有依赖性也。

三、食养疗法

《素问·评热病论》曰"邪之所凑,其气必虚",说明体内正气不足,是发病内在的因素,而邪是外因,是条件,故增强体质,不但可以预防疾病,得病之后,如体质增强,可使疾病早日痊愈。《灵枢·五味》载:"天地之精气,其大数常出三入一,故谷不入,半日则气衰,一日则气少矣。"此谷即指饮食。饮食调配得当,可以增强本身真气,正气充沛,可御外邪。

饮食对病后的调养亦很重要。《灵枢·五味》载:"脾病者,宜食糠米饭,牛肉枣葵;心病者,宜食麦羊肉杏薤;肾病者,宜食大豆黄卷猪肉栗藿;肝病者,宜食麻犬肉李韭;肺病者,宜食黄黍鸡肉桃葱……"现代亦有营养学,由营养护士专管患者饮食。尤其当病邪将去,正气未复之时,饮食的调养尤其重要。

临床上,饮食亦常用于治疗疾病,如猪肝补血;雀目,应用羊肝丸、鱼肝油;脾虚大便溏,枣子煎汤饮服;头发脱落,黑芝麻与米研粉调服;四肢痿弱,蹄筋、脊筋与药熬膏长期冲服;痢疾,浓煎绿茶有效;咳嗽吃梨膏、枇杷膏;解暑热,饮用西瓜汁;脚气病以糙米成糠煎汤治疗等,都是以增加营养作为治疗的有效武器。

此外,我们还应知疾病中患者饮食的禁忌。如高血压忌脂肪与盐,肝脏疾病忌油腻,肾脏病忌高蛋白、盐,失眠忌辛辣,气虚之人忌蒜、萝卜等散气之物,糖尿病忌糖类食物,咳嗽忌寒食及辛辣等。如果将饮食根据患者疾病的需要,投其所宜,去其所禁,以配合治疗,疗效一定能更上一层楼。

第四章

临床各科心得

第一节　内科病症

一、面神经炎

面神经炎是指茎乳孔以上面神经管内段面神经的急性非化脓性炎症,也称周围性面神经麻痹,以口、眼向一侧歪斜为主要表现。本病可发生于任何年龄,多见于冬季和夏季。发病急速,以一侧面部发病为多。手、足阳经均上头面部,当病邪阻滞面部经络,尤其是手太阳和足阳明经筋功能失调,可导致本病的发生。

（一）病因病机

中医学将本病称为"口㖞""口僻""口眼㖞斜"。认为本病是由正气不足,络脉空虚,卫外不固,风寒或风热乘虚入中面部经络,致气血痹阻,经筋功能失调,筋肉失于约束,以致肌肉纵缓不收所引起的。周围性面瘫包括眼部和口颊部筋肉症状,由于足太阳经筋为"目上冈",足阳明经筋为"目下冈",故眼睑不能闭合为足太阳和足阳明经筋功能失调所致;口颊部主要为手太阳和手、足阳明经筋所主,因此,口歪主要系该三条经筋功能失调所致。

现代医学认为本病可能是局部营养神经的血管因受风寒而发生痉挛,导致该神经组织缺血、水肿、受压而致病,最常见于贝尔麻痹,亦有因疱疹病毒等引起非化脓性炎症所致,如亨特氏面瘫。早期病理变化主要是面神经水肿、脱髓鞘,晚期可有轴索变性、萎缩等,以茎乳孔和面神经管内部分尤为显著。另外,面部外伤、耳源性疾病、腮腺、颌后区病变或后颅窝病变等也可引起周围性面瘫。本病应与中枢性面瘫相鉴别。

（二）临床表现

本病通常急性发作,症状为突然一侧面部表情肌瘫痪,前额皱纹消失,眼裂扩大,鼻唇沟平坦,口角下垂,面部被牵向健侧。病侧不能作皱额、蹙眉、闭目、露齿、鼓颊和噘嘴等动作,闭目不紧,露睛流泪,进食咀嚼时食物常滞留在患侧齿颊之间,饮水、漱口时水由患侧口角漏出,部分患者可有舌前2/3味觉减退,听觉过敏,病侧乳突部疼痛,耳郭部和外耳道感觉迟钝,以及病侧面部出汗障碍等。迁延日久,常可产生瘫痪肌的挛缩、面肌痉挛或联带运动,甚则出现"倒错现象"。瘫痪肌的挛缩表现为病侧鼻唇沟加深,口角反牵向患侧,眼裂缩小,面肌痉挛为病侧面肌发生不自主的抽动,于情绪激动或精神紧张时更为明显。兼见面部有受凉史,舌淡苔薄白,为风寒证;继发于感冒发热,舌红,苔黄腻,为风热证。

（三）治疗

1. 基本治疗

先生治疗本病的特色在于预后判断、分期治疗和善治面瘫后遗症。

（1）预后判断

1）定位:将面部肌群分为上、中、下3组,以平眼睛以上的肌群(包括额肌、上眼轮匝肌等)称为面上肌群;以平眼以下至平口角以上的肌群(包括下眼轮匝肌、颧肌、上口轮匝肌等)称为面中肌群;以平口角以下的肌群(包括下口轮匝肌、下唇方肌等)称为面下肌群。

2）方法:凡初诊者,在发病1周左右进行预后判断,取患侧穴位,主穴为翳风、下关,配穴为地仓、迎香。局部常规消毒,选用0.30 mm×0.40 mm毫针,翳风、下关直刺,地仓向颊车斜刺,迎香向睛明斜刺,针刺得气后用电针仪,翳风与地仓为一组,下关与迎香为一组,负极接主穴,正极接配穴,选用连续波,电流强度以患者能耐受为宜。随即观察患者3组面部肌群的动态变化。

3）分类:临床观察常见有以下几种状况,分为A、B、C、D共4类,A为3组肌群均现明显抽动,B为3组肌群均现轻微抽动,即使增强电流强度,抽动幅度也不会增加;C为面中、面下2组肌群抽动,面上肌群无反应;D为3组肌群均无反应。

4）结果分析:临床观察发现,属A类者多在1月内痊愈;B类者多在40天痊愈;C类者多在2.5个月好转;D类即使有效,治疗时间也较长,多在3个月以上。

（2）分期治疗

先生将本病分为三期,7天之内称为急性期,7～30天称为恢复期,30天之后称为后遗症期。

1）急性期:取穴如下,施以针刺治疗。

主穴:患侧完骨、下关。

配穴:患侧风池、阳白、迎香、颊车、地仓、双侧合谷。

操作:完骨和下关进针0.5寸左右,采用调补手法,得气后行温针灸;风池针尖斜偏向上,左风池对右眼窝,右风池对左眼窝,进针0.8～1.2寸,使针感放散至前额角及目内眦,行输通泻法,3～5秒后出针;阳白、迎香、颊车、地仓均浅刺,采用调补轻刺激;双侧合谷进针0.3～0.5寸,用输通泻法,使针感向大指食指端放散。每次留针30分钟,隔日治疗1次。

2）恢复期:取穴如下,施以针刺治疗。

主穴:患侧翳风、下关。

配穴:患侧阳白、迎香、颊车、地仓,双侧合谷。舌麻、味觉减退加廉泉,听觉过敏加听宫、中渚。

操作:针刺翳风时针尖稍斜向耳中,进针0.5~0.8寸,使针感直透耳中,应缓和不宜强烈;针刺下关时针尖稍向上方进针0.5寸左右,使局部有针感放散。前两穴得气后采用疏导、疏通平补平泻手法。针刺阳白时向下平刺0.5寸透鱼腰;针刺迎香时向鼻翼斜刺0.3寸;针刺地仓时向颊车平刺,针刺颊车时向地仓斜刺,均采用疏调平补平泻手法。合谷针刺方法同上。阳白、迎香和下关、地仓加用电针,采用连续波与疏密波交替使用,以患者能耐受为度。每次留针30分钟,隔日治疗1次。针刺治疗后可以在患侧下关和地仓处拔罐,留罐5分钟。

3）后遗症期:取穴如下,施以针刺治疗。

主穴:患侧翳风、双侧下关、地仓、合谷、足三里。

配穴:患侧阳白、迎香、颊车、双侧三阴交、太冲。人中沟歪斜加水沟,下唇沟歪斜加承浆,闭目开合困难加鱼腰、昆仑,迎风流泪加承泣,舌麻、味觉减退加廉泉,听觉过敏加听宫、中渚。

操作:翳风、下关、阳白、迎香、颊车、地仓操作同恢复期,对合谷和太冲行疏调平补平泻手法,对足三里行调补手法;足三里和太冲加用电针,采用连续波与疏密波交替使用,每次留针30分钟,隔1到2日治疗1次。

2. 梅花针治疗

（1）取穴:阳白、颧髎、地仓、颊车。

（2）操作:用梅花针叩刺,以局部潮红为度,适用于恢复期和后遗症期。

3. 穴位贴敷治疗

详见第五章第二节中药贴敷章节。

4. 中药治疗

（1）急性期

治宜疏风和络为主。

拟方:当归16 g、川芎9 g、蜈蚣0.5条、蝉蜕6 g、甘草6 g、地龙10 g、乌附片8 g（先煎30~45分钟）、防风9 g、钩藤10 g、僵蚕10 g、苍术8 g,每天1剂,水煎,早晚分服。

（2）恢复期

治宜疏经通络为主。

拟方:白附子9 g（先煎30~45分钟）、淡全虫6 g、蜈蚣0.5条、僵蚕9 g、地龙10 g、蝉蜕6 g、川芎9 g、防风9 g、当归12 g、生甘草6 g、红花6 g,每天1剂,水煎,早晚分服。

（3）后遗症期

治宜补益气血、濡养经脉为主。

拟方:黄芪15 g、赤芍10 g、防风9 g、桑枝10 g、淡全虫6 g、蜈蚣0.5条、蝉衣8 g、葛根15 g、红花10 g、白芥子8 g、当归12 g,每天1剂,水煎,早晚分服。

按 语

面神经炎是临床常见病、多发病。早期运用电针评估预后,是先生师从尤怀玉老先生一脉传承而来,不但医者在治疗时能做到心中有数,而且也能大大增强患者的信心。早期预测、评估疗效,可对预后不佳者采取积极措施,综合治疗,提高疗效,减少后遗症的发生。

本病在初期3到7天内是炎症水肿期,即使在治疗过程中也会有加重趋势,一定要告知患者。

先生临床擅治面瘫后遗症,兹将其独特经验做一小结。

(1) 少用针配中药

面瘫后遗症的患者往往一直处于过度治疗中,先生常让他们停止针灸一周,改为服用益气活血通络中药治疗,一周后方继续给予针灸治疗。因为局部神经被过度刺激后会产生不应期,只有休息得当,刺激适度,才不会引起神经变性,取得良好的效果。

(2) 患侧少针多灸

基于以上因素,先生在治疗时患侧往往少用针,多用灸法,可取用下关、牵正、完骨等穴行温针灸,也可根据后遗症所在部位选用阳白、迎香、地仓、下关等穴进行隔姜灸,温经通络,调和气血。

(3) 重远道、轻局部

治疗面瘫后遗症先生局部取穴较少,多用合谷、足三里、三阴交、太冲等远道穴位。"面口合谷收",合谷为治疗面部疾病要穴;足三里、三阴交用以补气养血调经,濡养筋脉;《内经》中提到太冲善治面瘫。故远近结合,"标本兼治",共奏奇效。

(4) 点面结合

面瘫后遗症患者症状各有不同,有的患者眼裂较大,闭眼困难;有的患者鼻唇沟浅,皱鼻困难;有的患者口角下垂,示齿时口角被牵向健侧;有的患者遗有病侧面肌的面肌痉挛。先生在整体治疗的基础上,也兼顾不同的症状进行治疗。如对眼睑闭合不全的患者,采用眼睑部位冲击性点刺,提高局部眼肌的张力,再配以眼睑麦粒灸,效果显著。

(5) 灵活应用缪刺法

《素问·缪刺论》云:"邪客于足太阳之络……左取右,右取左。如食顷已。"先生根据面瘫后遗症患者症状常灵活运用缪刺法,左病取右穴,右病取左穴,有效避免了患侧局部肌肉痉挛的发生。

(6) 心理疏导

面瘫后遗症患者因存在不同程度的闭眼、两侧面部不对称、流口水、流眼泪等症状,所以多多少少会有心理方面的如心情沮丧、担忧、羞于见人等问题。年轻人表现尤为突出。先生在积极给患者治疗的同时要积极给予心理疏导,让患者放下包袱,忽略病情,重新投入工作生活。

二、三叉神经痛

三叉神经痛是指面部三叉神经分布区内反复发作的阵发性剧烈疼痛,历时数秒至数分钟不等。本病疼痛具有周期性,在间歇期无症状,对口腔颌面"扳机点"作出的任何刺激均可诱发疼痛,多发生于中老年人,女性多见,以第二支和第三支的发作为主,多发于单侧,亦可见双侧同时发病。

三叉神经为混合性神经,含有感觉神经和运动神经。感觉神经支配面部、口腔及头顶部;运动神经支配咀嚼肌。感觉神经下属三条神经:眼神经、上颌神经、下颌神经。眼神经(第一支)的分布区域:前部头皮、前额、上睑、鼻前半皮肤、鼻腔上部、额窦、角膜与结合膜的黏膜感觉;上颌神经(第二支)分布区域:眼与口裂之间;下颌神经(第三支)分布区域:与三叉神经运动支并行,感觉纤维分布于耳颞区和口裂以下皮肤、下颌部的牙齿及牙龈、舌前2/3及口腔底部黏膜。

(一)病因病机

本病属于中医学"面痛""面颊痛"等范畴。根据中医理论,从疼痛部位、性质,诱发原因、全身症状和舌苔脉象等综合分析,认为本病的病因与外邪侵袭有关。盖头面部为一身阳经所会,足三阳经筋结合于颛(面颧部),手三阳经筋会于角(头角部),若风寒或风热等外邪侵袭手足三阳之络,闭阻经络,气血阻滞,不通则痛。风为阳邪,善行数变,故疼痛乍发乍止,举发不时。其次,多由情志郁结,肝气失调,郁而化火,肝火上犯,以致面部疼痛、如烧如灼,并伴有心烦善怒、面红目赤等肝火上炎症状。面痛缠绵反复,多年不愈,致气血亏损,病邪入血入经、脉络淤滞而作痛,其人必兼气血不足与血瘀。

(二)临床表现

疼痛常突然发作,呈刀割样、针刺样、撕裂样、烧灼样或闪电样剧烈疼痛,患者难以忍受。每次疼痛发作时间仅持续数秒到1~2分钟后骤然停止。初期起病时发作次数较少,间歇期长,后病情进展,发作逐渐频繁,间歇期逐渐缩短,疼痛亦逐渐加重而剧烈。疼痛由面部、口腔或下颌的某一点(称为扳机点)开始扩散到三叉神经某一支或多支,偶见双侧三叉神经痛。发作时间无定数,间歇期无任何症状,痛时伴有面部肌肉不自主抽动,说话、进食、漱口或刷牙时常可诱发。

(三)治疗

1. 基本治疗
先生针灸治疗本病一般采用对症治疗与辨证治疗相结合的方法。
(1)对症治疗
根据发病的分支所属经脉,采用循经取穴法:
第一支痛:头维、丝竹空、攒竹、阳白、中渚。

第二支痛:迎香、四白、口禾髎、角孙、合谷。

第三支痛:下关、大迎、颊车、翳风、内庭。

操作:局部穴位均用疏调、疏导和疏通、平补平泻手法,反复行针。远道各穴,如中渚、合谷、内庭等,一般用输通泻法,加强针感,使针感向上传导。均留针 30 分钟,疼痛剧烈者可延长至 1 小时。急性期每日 1 次或每日 2~3 次,疼痛已久者,隔日 1 次。

(2)辨证治疗

在上述对症治疗的基础上,根据患者症状表现和全身情况,可进行辨证加减。

风寒所致,治以疏风散寒通络,配以风池、外关、足三里;风热所致,治以疏风散热活络,配以商阳、关冲、少泽、曲池、陷谷;肝郁化火、火气上逆所致,治以清肝泻火,配以液门、行间、侠溪、曲泉;气虚血瘀、病邪入络所致,治以补气活血,化瘀通络,配以膈俞、肝俞、关元、三阴交、足三里。急性期多用输通泻法,间歇期可用疏导等平补平泻手法。

2. 耳针治疗

选穴:面颊、神门、皮质下、脑干、口、眼、肝。

操作:①毫针:每次取用 3~5 穴,强刺激,留针 30 分钟,每隔 5 分钟捻针 1 次;②药籽贴耳法:用王不留行籽贴压上述耳穴,每日自行按压 3 次,自觉耳郭发热为宜,4~7 日更换一次,双耳交替;③埋针法:常规消毒,将图钉型揿针埋入,每次选取 4~5 穴,每日按压 3~5 次,3~5 日更换一次,两耳交替进行。

3. 梅花针治疗

取穴:在疼痛部位及其周围找痛点,耳前、耳下、鼻唇部、两手掌及指端处为刺激点。

操作:用梅花针叩击。在痛点用较重刺激,其他各处均用轻或中等度叩刺。每日 1 次。

4. 中药治疗

(1)外感所致

治宜疏风散邪,以芎芷方为主,临床适用于三叉神经第一支痛。

拟方:桑叶 9 g、杭白菊 9 g、天麻 15 g、川芎 9 g、荆芥 9 g、防风 9 g、苍术 9 g、白芷 6 g、僵蚕 9 g、炙全蝎 6 g、珍珠母 30 g(先煎)、大青叶 15 g、板蓝根 15 g、银花 9 g、连翘 9 g、生甘草 6 g。每天 1 剂,水煎,早晚分服,14 天为一疗程。

(2)火气上逆所致

治宜清肝泻火。临床适用于三叉神经第二、第三支痛。

拟方:石决明 30 g(先煎)、野菊花 9 g、天麻 15 g、玄胡 30 g、防己 15 g、丹参 9 g、桃仁 9 g、红花 6 g、三棱 9 g、莪术 9 g、川芎 9 g、白芷 9 g、羌活 9 g、藁本 9 g、大青叶 15 g、板蓝根 15 g、银花 9 g、连翘 9 g、羚羊角粉 0.5~1 g(吞服)。每天 1 剂,水煎,早晚分服,14 天为一疗程。

按 语

先生认为三叉神经痛是一种顽固难治之症,在目前应用的各种治法中,针灸可列为有效方法之一,配合中药可以进一步提高疗效。本病早期确诊很重要,特别要与听神经瘤、鼻咽癌等压迫所引起的症状性三叉神经痛相鉴别。

三叉神经痛分为原发性和继发性。继发性三叉神经痛伴有三叉神经功能破坏症状(面部感觉减退、角膜反射迟钝、咀嚼肌萎缩等症状),且疼痛持久。其病因多为多发性硬化、延髓空洞症、肿瘤;原发性三叉神经痛的病理变化是脱髓鞘改变。

本病初发预后良好,长期反复发作者不易根除。第一、二支发病预后良好,第三支恢复较慢;对于原发性三叉神经痛疗效较好,继发性三叉神经痛一旦明确病因及诊断,应采取相应手术治疗。本病发作时应尽量减少说话、咀嚼或擦洗面颊,注意局部保暖,脑力劳动者、女性更宜适当休息。饮食采用流质,温度适中,减少刺激,保持心情舒畅。

三、面肌痉挛

面肌痉挛又称面肌抽搐,是指一侧面部肌肉间断性不自主阵挛性抽动或无痛性强直,多限于一侧,两侧受累较少。本病多见于中老年,女性多发。病因未明,一般认为其发生与面神经通路受到机械性刺激或压迫有关,少部分见于面神经麻痹恢复不完全的患者,推测可能是面神经的异位兴奋或伪突触传导所致。

(一)病因病机

本病属中医学"筋急""痉症""风证"等范畴,《素问·阴阳应象大论》曰:"风盛则动。"《素问·至真要大论》曰:"诸风掉眩,皆属于肝。"《灵枢·经筋篇》云:"颊筋有寒,则急引颊移口。"可见本病多因气血虚弱、肝风内动或风寒侵袭经络所致。

(二)临床表现

主症:面神经所支配的肌肉发作性无痛性收缩,首发症状常从下睑眼轮匝肌的轻微颤搐开始,逐渐向上扩展至全部眼轮匝肌,进而向下半部面肌扩展,尤以口角抽搐较多。严重者整个面肌及同侧颈阔肌均可发生痉挛,眼轮匝肌严重痉挛时使患者眼不能睁开,从而影响行走和工作,并可伴轻度无力和肌萎缩。精神紧张、疲劳、运动时病情加剧,睡眠时消失。

(三)治疗

1. 基本治疗

先生治疗本病以舒筋通络,息风止痉为大法,治疗过程中根据病程长短选用不同的方法,尤其注重所用手法得当,达到事半功倍的疗效。

(1)病程短(6个月以内)

主穴:翳风、下关。

配穴:风池、颊车、迎香透睛明、合谷和足三里左右穴交替使用。

操作:从痉挛患侧翳风刺入,针尖稍斜向耳中,进针0.5~0.8寸,使针感直透耳中,运用疏调手法留针 5 分钟,运用疏通手法留针 20 分钟;从患者痉挛患侧下关刺入,针尖稍向上方进针 0.5 寸左右,使局部有针感放散,然后运用疏通手法留针 10 分钟后运用疏调手法运针后留针 15 分钟;迎香透睛明时运用调补手法留针 15 分钟后反复运针,留针 10 分钟后起针;针刺合谷穴运用疏通手法后再运用疏调手法留针 20 分钟;在足三里穴运用疏通手法,使针感达足背或足大趾更佳,留针 30 分钟,不用电针。隔日 1 次,10 次为 1 疗程。

（2）病程长（6 个月以上）

主穴:下关、颧髎。

配穴:足三里、太冲,以眼周痉挛为主者配阳白、四白,整个面部抽搐者加地仓、颊车。

操作:从下关、颧髎穴进针 1~1.2 寸,行针得气后再深刺 0.1~0.2 寸,当患者面部有轻微的麻电感时即止。然后用温针灸,即剪取清艾条约 2 cm 长套在针柄上,灸 3~5 壮;在足三里用调补手法,在太冲用输通泻法,针刺其他面部穴位均用疏调疏导平补平泻轻刺激。留针 30 分钟,隔日 1 次,10 次为 1 个疗程。在家配用热毛巾热敷患者面部,每日 3 次,每次热敷 5~10 分钟。

2. 耳穴治疗

选穴:三焦、皮质下、面颊、眼、肝、风溪、神门。

操作:①毫针法:用毫针刺入穴位,留针 30 分钟;②药籽贴耳法:用王不留行籽贴压上述耳穴,每日自行按压 3 次,自觉耳郭发热为宜,4~7 日更换一次,双耳交替;③埋针法:常规消毒,将图钉型揿针埋入,每次选取 4~5 穴,每穴每日按压 1~2 分钟,3~5 日更换一次,两耳交替进行;④耳尖放血法:主要用于治疗顽固性面肌痉挛。按揉耳郭,使其充血,然后常规消毒,三棱针点刺病变对侧耳尖放血,放血量 1~3 ml,隔日治疗 1 次。

3. 中药治疗

（1）中药内服

拟方:石决明 25 g（先煎）、珍珠母 30 g（先煎）、生龙牡 25 g（先煎）、川芎 9 g、白芷 6 g、羌活 9 g、杭甘菊 9 g、钩藤 15 g（后下）、枇杷叶 15 g（包煎）、太子参 25 g、蔓荆子 9 g、大青叶 9 g、板蓝根 9 g。每天 1 剂,水煎,早晚分服,14 天为一疗程。

（2）中药外敷

艾菊湿敷方:艾叶 30 g、杭甘菊 30 g、桑叶 30 g、大青叶 30 g、板蓝根 30 g、当归 15 g、钩藤 30 g。用纱布包,加水 2000 ml,文火煎药 20 分钟,湿敷面部 10 分钟,每天早晚各一次,连续热湿敷一星期。

按 语

先生认为本病发病时间短相对容易治疗,如果病程超过 6 个月,甚至 1 年的患者治疗相对比较困难。采用深刺重灸法可以提高疗效。因本病的发生、发展速度与患者的全身状况有密切关系,中老年妇女的患病率明显高于其他人群,故在临床上如能注意解除患者精神紧张、失眠、过劳等因素影响,可帮助提高疗效。久治不愈者可以考虑行外科手术治疗。

四、失眠

失眠是以经常不能获得正常睡眠,或入睡困难,或睡眠不深,睡眠时间不足,严重者甚至彻夜难眠为特征的病症。失眠是临床中常见的一种睡眠障碍性疾病,是多种躯体、精神和行为疾病所具有的常见临床表现。由于长期得不到正常的休息,患者则伴有头痛、头昏、健忘、烦躁、多梦等症状。而随着现代社会生活节奏的加快,各种压力的增加,失眠患者的数量也正呈现上升趋势。长期失眠会严重影响到人们正常的日间活动,损害其生活质量,并大大增加患其他疾病的危险,目前已成为全球较为关注的难治性疾病之一。

(一)病因病机

本病属于中医学"不得眠""目不瞑""不寐""不得卧"的范畴。失眠的病因复杂,多为情志所伤、饮食不节、劳逸失调、久病体虚等引起脏腑机能紊乱,营卫失和,阴阳失调,阳不入阴而发病。其病位主要在心,多与肝、脾、胃、肾等脏腑有关。《灵枢·邪客》曰:"卫气独卫其外,行于阳,不得入于阴。行于阳则阳气盛,阳气盛则阳跷陷,不得入于阴,阴虚故目不瞑。"由此可见,卫气过盛,营卫失于平衡,营阴不能收敛卫阳,致使阳盛于外,阳不入阴,故不寐。心藏神,而神在人体的生命活动中占有重要地位,作为人体重要生理功能的睡眠,也是由心所主的神来决定的。《素问·灵兰秘典论》云:"肝者,将军之官,谋虑出焉。"肝的疏泄功能正常,则气机调畅,气血调和,寤寐得安。脾胃为"后天之本",脾的运化功能健全,则正气充足,不易受到邪气的侵袭,脏腑机能正常,胃和卧安。肾为水脏,有化气利水之功,若肾气不足,水道不利,肾虚水泛,则可阻碍气机运行,上凌心肺,故喘而不得卧。失眠的病位虽在心,但与肝、脾、胃、肾各个脏腑的正常功能活动相关。《景岳全书》曰:"劳倦思虑太过者,必致血液耗亡,神魂无主,所以不眠。"由此可见,情志活动太过可导致气机不利,升降失常,气血生化无源,也是导致失眠的原因。

(二)临床表现

主症:经常不易入睡,或寐而易醒,甚则彻夜不眠。

先生临床将本病辨证分为心脾两虚、阴虚火旺、肝郁化火、痰热内扰和脾胃不和五种证型。

(三)治疗

1. 基本治疗

治则:宁心安神,清心除烦。

主穴:百会、安眠、神门、内关、心俞、脾俞、足三里。

配穴:心脾两虚加三阴交;阴虚火旺加太溪、涌泉;肝郁化火加肝俞、太冲;痰热内扰加丰隆;胃气失和加胃俞。狂躁引起的失眠加定神(人中沟下 1/3 处)、素髎、合谷、涌泉;抑郁引起的失眠加定神、合谷、太冲。

操作:先嘱患者平卧,于百会处,将针尖向前方沿皮刺入 0.5～0.8 寸,运用调补手法,使针感扩散至额角眉心;于安眠处将针尖斜偏向上进针 0.8～1 寸,左安眠对右眼窝,右安眠对左眼窝,运用疏调平补平泻手法,使针感放散至前额角;于神门垂直进针 0.3～0.5 寸,运用疏导平补平泻手法,使针感放散至手小指;于内关垂直进针 0.5 寸,运用疏通平补平泻手法,使针感微微麻电样放散至手中指端;于足三里运用疏导平补平泻手法,使针感达足背或足大趾;于素髎穴针尖朝上,行针至眼泪流出;于涌泉垂直进针 0.5～0.8 寸,局部痛感强烈,运用输通泻法,使酸麻感放散足趾。以上均留针 30 分钟。仰卧治疗结束后,嘱患者俯卧,于心俞、脾俞、胃俞向中线斜刺 0.5～0.8 寸,采用调补手法,使针感微微往腰背放散,行针 5 秒出针。隔日一次,10 次为一疗程。

2. 耳穴治疗

取皮质下、神门、枕、心为主穴,心脾两虚证加脾;心胆气虚证加肝、胆;心肾不交证加肾;肝火扰心证加肝、耳尖;脾胃不和证加脾、胃。

操作:①毫针法:用毫针刺入穴位,留针 30 分钟;②药籽贴耳法:用王不留行籽贴压上述耳穴,每日自行按压 3 次,自觉耳郭发热为宜,4～7 日更换一次,双耳交替;③埋针法:常规消毒,将图钉型揿针埋入,每次选取 4～5 穴,每穴每日按压 1～2 分钟,3～5 日更换一次,两耳交替进行。

3. 中药治疗

先生多从脾胃论治,选方喜用归脾汤加减,与针灸配合治疗,多能收效。先生认为运用中药要注意调整脏腑、气血、阴阳平衡,强调在辨证论治的基础上佐以安神镇静。

拟方:酸枣仁 15 g、川芎 10 g、茯苓 10 g、知母 15 g、淮小麦 25 g、大枣 10 g、生甘草 10 g、生龙骨 30 g(先煎)、煅磁石 30 g(先煎)、远志 10 g、石菖蒲 10 g、黄连 5 g、法半夏 10 g。随证加减,每天 1 剂,水煎,早晚分服,14 天为一疗程。

按 语

先生在针灸治疗失眠时,常用背俞穴。一般是针刺四肢和头部穴位后,再针刺背部背俞穴,虽过程烦琐,但疗效甚佳。先生认为背俞穴是五脏六腑之气输注于背腰部的腧穴,全身经脉之气通过经别的离、合、出、入,均可注入足太阳膀胱经,使其与五脏六腑相通。背俞穴作为脏腑之气疏通出入之处,内应于脏腑、反注于背部,具有反映脏腑功能状态、调节脏腑气血、治疗脏腑疾病的作用。足太阳膀胱经的循行"其直者,从巅入络脑""上额,交巅",与大脑直接发生联系,因此可起到充盈脑髓、调养元神之效。先生在临床治疗中,常经过脏腑辨证之后,依据患者临床表现,多以心俞、脾俞、肝俞、肾俞为主要穴位。对于心脾两虚型的失眠,先生常选用心俞、脾俞;肝郁化火型,则选用心俞、肝俞;心肾不交型,则选用心俞、肾俞。经先生多年的临床实践,针灸治疗失眠配合选用背俞穴,往往能够达到事半功倍的疗效。

先生也常配用耳穴疗法治疗失眠,认为耳穴具有调整脏腑、平衡阴阳的作用。现代研究认为,耳穴刺激可调节迷走神经活性,从而对睡眠产生良好的调节作用。

据相关研究报道,耳穴疗法特别适用于机体免疫力低、脏腑功能减退的老年失眠患者。在耳穴疗法的基础上,配合其他中医疗法,如中药药枕、中药足浴等,能更好地发挥耳穴疗法的功效,从而改善患者睡眠质量,延长患者夜间睡眠时间,消除患者烦恼和白天倦怠等症状。

五、癫痫

癫痫是大脑神经元异常放电,导致短暂性突发性大脑功能失常而引起的疾病。根据放电神经元的部位及扩散范围不同,临床上可表现为运动、感觉、意识、行为及自主神经等单独或组合出现的功能障碍,出现突然昏倒、不知人事、口吐涎沫、两目上视、肢体抽搐、口中发出猪羊样的尖叫声等症状。

本病有原发性与继发性之分。原发性癫痫的原因尚未明确,可能与遗传因素及脑功能不稳定有关。继发性癫痫又称器质性癫痫、症状性癫痫,由脑部病变和某些全身性疾病继发产生。诱发因素可为疲劳、过饥或过饱、情绪激动、强烈声光刺激、妇女月经来潮等。

(一)病因病机

中医学也有癫痫病名,又称"痫证""癫疾",俗称"羊痫风"。认为发病之因多与先天因素有关,或有家族遗传史,或因孕母受惊、高热、服药不慎,或产程中胎儿头部受损,均可导致发病,也有七情失调、饮食不节等引起心肝脾肾脏气失调,骤然阳升风动,痰气上涌,阻络闭窍而发病。或脑部外伤,使气血瘀阻,络脉不和而发痫证。其病位主要在脑,与心、肝、脾、肾有关。其病性多本虚标实,以脏腑亏损为本,风、火、痰、瘀为标。

(二)临床表现

起病急骤,每因惊恐、劳累、情志过极等诱发。发作前常有眩晕、胸闷等先兆。大发作时突然昏倒,项背强直,四肢抽搐,口吐白沫,醒后如常人,常反复发作;小发作时仅两目瞪视,呼之不应,头部低垂,肢软无力;局限性发作时可见多种形式,如口、眼、手等局部抽搐;精神运动性发作多发于成人,主要表现为发作性意识障碍,可伴有错觉、幻觉及遗忘等。根据中医辨证原则可分虚实两类,一般而言,发作期以标实为主,休止期以本虚为主。

(三)治疗

先生治疗本病首先区别发作期和休止期。急性发作期的肝风痰壅、痰火闭窍皆属实证范畴;凡发作休止期的肝肾阴虚、脾肾气虚皆属虚证范围。故发作时以祛邪为主,休止期以补虚为主。

1. 基本治疗

主穴:发作期:百会、大椎、后溪、合谷、丰隆;休止期:印堂、巨阙、间使、足三里、太冲。

配穴:昏迷配人中、十宣、涌泉;牙关紧闭配下关、颊车;夜间发作配照海,白昼发作加申脉;小发作配内关、神门、神庭;局限性发作配阳陵泉、三阴交;精神运动性发作配神门、巨阙;标实者配丰隆、行间;本虚者配脾俞、肾俞、腰奇、气海、太溪。

操作:发作期用泻法,休止期根据证候虚实酌用补泻。针刺百会采用输通泻法,可将针向四周透刺;针刺大椎采用输通泻法,针尖微向下,使针感沿脊柱向下放射到腰部;针刺后溪、合谷和丰隆均采用输通泻法;针刺印堂采用疏导平补平泻手法;针刺巨阙应注意针尖偏向下,以免损伤膈肌,采用疏导疏通平补平泻手法,使针感向下和两侧放散;间使采用疏通手法;针刺足三里采用调补手法;针刺太冲采用疏导疏通手法。每日或隔日治疗 1 次,若每日数发者可 1 日针灸数次,控制发作后逐渐减少至每周 1~2 次,连续治疗 3~6 个月为一疗程。

2. 灸法治疗

取穴:大椎、肾俞、足三里、丰隆、间使、腰奇。

方法:每次选用 1~2 穴,采用化脓灸法,隔 30 日灸治 1 次,4 次为一疗程,适用于休止期。

3. 耳穴治疗

取心、肝、肾、脾、胃、神门、枕、脑干、皮质下等耳穴,毫针浅刺或王不留行贴压。

4. 埋线治疗

取穴:大椎、腰奇、鸠尾、神门、足三里。

方法:于休止期施治。每次选用 1~2 穴,在无菌操作下,局麻后埋入医用羊肠线,隔 20 日治疗 1 次。

5. 中药治疗

(1)脾虚痰盛

治宜健脾化痰。

拟方:石菖蒲 6 g、胆南星 6 g、蜜远志 6 g、天竺黄 6 g、姜半夏 6 g、钩藤 8 g、天麻 6 g(后下)、煅石决明 9 g(先煎)、煅珍珠母 15 g(先煎)、煅龙齿 8 g(先煎)、生山药 8 g、炒白扁豆 10 g。每天 1 剂,水煎,早晚分服,14 天为一疗程。

(2)痰热内盛,肝风上扰

治宜清热化痰,镇肝熄风。

拟方:黄芩 8 g、黄连 5 g、天竺黄 9 g、胆南星 6 g、制白附子 6 g(先煎)、石菖蒲 9 g、蜜远志 8 g、天麻 6 g、炒蒺藜 8 g、煅珍珠母 25 g(先煎)、煅石决明 15 g(先煎)、炒白芍 8 g。每天 1 剂,水煎,早晚分服,14 天为一疗程。

按 语

先生认为癫痫的发生有先天与后天的因素,其发病与积痰、郁火、瘀血、气乱有关,无论是发作期还是休止期,都可用针灸治疗,以达到减轻症状,减少发作次数的目的。尤其在发作期,针灸可条达气机,制止气血逆乱,促使患者苏醒。癫痫发作时,针刺用穴要少而精,便于医生操作,头部选用印堂、人中,四肢选用合谷、后溪等位于腕、踝关节以下的穴位,针身受肢体抽搐的影响较小,行针频率要快、幅度要大,以促使患者苏醒。癫痫的休止期应坚持一段时间的针灸治疗,尤其对于原发性癫痫,针灸与中西药物的综合治疗,可使多数患者的症状得到控制与缓解。针灸治疗过程中,患者不宜马上停止已服的抗癫痫药物,要在医生指导下逐渐减量。

发作时应立即使患者侧卧,尽量将痰涎吐出,以防被吸入肺内。同时将小毛巾折叠成条状或缠绕在压舌板上塞进口中,防止患者咬伤舌头。解开患者衣领,保持呼吸通畅。处于癫痫持续状态时要及时采取吸氧抢救措施等,有高热脱水症状时要降温补液,脑水肿要给予脱水处理。对于全身抽搐者,不可强行按压肢体,以免扭伤或骨折。休止期要防感冒发烧、防暴食积热、防突受惊恐、防突发意外。频繁发作者要有专人照顾,不要爬高、骑车、到水边玩耍。

六、中风后遗症

中风后遗症,是临床最为常见的脑病之一,它是由于脑梗死、脑出血经治疗后遗留不同程度运动、言语、认知等方面功能障碍的一种脑部疾病,常表现为半身不遂、言语不利、饮水呛咳、营养障碍、肌肉关节挛缩和疼痛、肢体肿胀、麻木、智力减退、睡眠障碍等症状。中风后遗症给患者带来极大痛苦,也给家庭和社会带来沉重的负担,因此应积极对待,缓解临床症状,提高患者生活质量。随着现代社会生活节奏的加快、生活方式的改变,高血压、糖尿病、高血脂、肥胖等中风危险因素大量存在,致使中风的发病率居高不下。据统计,卒中后存活的患者约75%残留有不同程度的功能障碍,其中以偏瘫最为常见。中风后遗症的出现严重影响患者的生活质量,给家庭和社会造成负担。

(一)病因病机

本病属于中医学"中风(中经络)""偏枯""瘖痱"等范畴。关于中风病的描述首见于《内经》,称为"偏枯""大厥""瘖痱"等。张仲景在《金匮要略》中首次提出"中风"病名。虽然中医对中风的病因认识有内风和外风两种说法,但中风的病因不外乎本虚标实。本虚即肝肾阴亏,《临证指南医案·中风》云:"精血衰耗,水不涵木,木少滋荣,故肝阳偏亢。"标实即风、火、痰、瘀阻滞,《丹溪心法·中风》载:"中风大率主血虚,有痰,治痰为先,次养血行血,或属虚,挟火与湿。"中风主要由平时饮食失宜,情志不调等原因引起,情志不遂则肝气郁滞或肝肾阴亏以致肝阳上亢、内风暗生,多食肥腻则滋生痰热,一旦情志过极或外邪引动则肝风挟痰、火、瘀痹阻心窍使人猝然昏倒,风痰流入经络使人半身不遂,痹阻络脉即口眼㖞斜、舌强难言。

(二)临床表现

临床以半身不遂,舌强语塞,口角歪斜等为主症。肢体瘫痪者,一般多为一侧肢体不能自主活动,并常伴有麻木疼痛或感觉迟钝等。患者身体软弱无力者为软瘫;拘急强硬、伸屈不利者为硬瘫。吞咽困难者,可见进食时不易咽下,饮水易引起呛咳,痰涎分泌物多而不易咯出,刺激咽壁时无恶心等反应,舌苔多浊腻。失语者,可见言语不清或只能发出单声,或完全不能说话,舌欠灵活或偏歪流涎。先生临床将本病辨证分为肝肾阴虚、风阳未清,脾胃虚弱、痰浊不化,气血两亏、心脾互虚三种证型。

（三）治疗

1. 基本治疗

先生针灸治疗本病一般采用对症治疗与辨证治疗相结合的方法。

（1）对症治疗

1）肢体瘫痪

处方:分为两组。第一组:百会、印堂、肩髃、曲池、手三里、支沟、内关、合谷、风市、足三里、三阴交、悬钟、太冲;第二组:风池、颈夹脊、天宗、肩贞、曲池、外关、合谷、腰夹脊、肾俞、大肠俞、环跳、殷门、风市、委中、阳陵泉、足三里、承山、悬钟、昆仑。

操作:两组穴位交替运用,每次选用8~10穴。用第一组腧穴,患者平卧,先针刺健侧,再针刺患侧。针刺内关采用疏通手法,针感传至中指有麻电感;针刺足三里运用调补手法,针感至足背或足大趾有麻电感,余穴采用疏调、疏导、疏通的平补平泻手法,得气为度。无继发性癫痫,软瘫患者曲池和合谷、足三里和太冲两组穴位,针刺得气后接通电针仪,用疏密波中度刺激,以上臂和小腿出现微颤为度。用第二组腧穴,患者侧卧,患侧在上,环跳亦采用疏通手法,针感传至足背外侧;针刺足三里手法同上;阳陵泉垂直稍偏向下方进入,针尖对足三里0.8~1.2寸,针感放散至足外踝;针刺委中采用疏通手法,针感电麻样感觉直达足底,余穴采用疏调、疏导、疏通平补平泻手法,得气为度。无继发性癫痫患者取用曲池和合谷,环跳和阳陵泉两组穴位,针刺得气后接通电针仪,软瘫用疏密波中度刺激,硬瘫用疏密波轻度刺激,上肢以上臂微颤为度,下肢以小腿轻微抽动为度。留针30分钟,隔日一次,10次为一疗程。

2）吞咽困难

处方:廉泉、金津、玉液、扶突、风池、合谷、丰隆。

操作:廉泉采用合谷刺,先向舌根方向直刺0.8~1寸,行提插捻转手法约30秒,然后将针提至皮下再分别向金津、玉液透刺,各行提插捻转手法约30秒,然后出针,针尖仍向舌根方向直刺0.5寸左右留针;针刺风池时针尖斜偏向上,左风池针尖对右眼窝,右风池针尖对左眼窝,进针0.8~1.2寸,行疏导手法,使针感放散至前额角及目内眦;扶突宜浅刺,行疏导手法;合谷、丰隆可行输通手法。留针30分钟。

3）失语

处方:廉泉、金津、玉液、哑门、通里、三阴交、太溪。

操作:廉泉刺法与吞咽困难同。哑门刺1寸左右,行调补手法,得气后即出针不留针。其他各穴行疏导手法,留针30分钟。

4）其他对症配穴

中枢性面瘫加患侧迎香、下关、地仓、颊车;抑郁加四神聪、大椎、神门;继发性癫痫加大椎、间使、照海;二便失禁加关元、气海、膀胱俞、秩边、次髎;认知障碍加四神聪、神庭、本神等。

（2）辨证治疗

在上述对症治疗的基础上,根据患者症状表现和全身情况,可进行辨证加减。

1）肝肾阴虚,风阳未清

治以滋补肝肾,潜阳熄风。配用肝俞、肾俞、阴郄、太溪、行间、神门。肾俞、阴郄、太溪等穴均用调补手法,刺激宜较轻;神门、行间可用输通泻法,但刺激亦不宜过重。

2）脾胃虚弱,痰浊不化

治以调补脾胃,宣化痰浊。配用中脘、脾俞、足三里、阴陵泉、三阴交。脾俞、足三里、三阴交用调补手法,阴陵泉用疏导手法,中脘可以采用温针灸。

3）气血两亏,心脾互虚

治以养血益气,调补心脾。配用心俞、膈俞、脾俞、气海、足三里、三阴交。均用调补手法,足三里可以采用温针灸。

2. 头针治疗

处方:运动区、足运感区、语言区

操作:沿皮刺入 0.5~1 寸,快速捻针,捻转的频率每分钟 200 次左右。适用于肢体瘫痪和失语者。

3. 梅花针治疗

处方:肝俞、肾俞、八髎、夹脊（3~12 椎）、曲池、太渊、阳陵泉、风市、悬钟;言语不清常用穴:郄门、哑门、阴郄、通里、内关、廉泉。

操作:用梅花针叩击至皮肤出现细小出血点,每周 1~2 次。

4. 中药治疗

（1）证属风痰阻络者,治宜熄风宣窍,涤痰通络

拟方:羚羊角粉（冲服）、橘络各 3 g,滁菊花 9 g,天麻 9 g,茯苓 9 g,钩藤 9 g（后下）,胆南星 6 g,半夏 6 g,冬桑叶 6 g,淡竹沥 30 g（分冲）,菖蒲 6 g。每天 1 剂,水煎,早晚分服,14 天为一疗程。

（2）证属痰热壅滞者,治宜清热涤痰

拟方:僵蚕 6 g,菊花 6 g,川贝母 6 g,天冬 9 g,白芍 9 g,玄参 9 g,瓜蒌仁 9 g,生龙骨 15 g（先煎）,生牡蛎 15 g（先煎）,代赭石 15 g（先煎）,生姜汁 10 滴（冲服）。每天 1 剂,水煎,早晚分服,14 天为一疗程。

（3）证属肝风上扰者,治宜镇肝熄风

拟方:代赭石 30 g（先煎）,牛膝 30 g,龙骨 15 g（先煎）,牡蛎 15 g（先煎）,龟板 15 g（先煎）,白芍 9 g,玄参 9 g,麦冬 9 g,川楝子 6 g,麦芽 6 g,青蒿 6 g,甘草 4.5 g。每天 1 剂,水煎,早晚分服,14 天为一疗程。

（4）证属气血不足者,治宜补气养血

拟方:黄芪 12 g,熟地 12 g,首乌 12 g,桑枝 12 g,党参 9 g,天冬 9 g,麦冬 9 g,当归 9 g,白芍 9 g,秦艽 9 g,牛膝 9 g,黑芝麻 9 g,茯苓 9 g,续断 9 g,甘菊 6 g,橘红 6 g。每天 1 剂,水煎,

早晚分服,14 天为一疗程。

（5）证属肝肾不足,筋骨失养者,治宜滋补肝肾,舒筋通络

拟方:生地、鸡血藤各 12 g,白芍 4.5 g,川芎 3 g,甘草 3 g,枸杞子 9 g,秦艽 9 g,豨莶草 9 g,牛膝 9 g,木瓜 6 g,当归 6 g,续断 6 g,桑枝 15 g。每天 1 剂,水煎,早晚分服,14 天为一疗程。

> ## 按 语
>
> 　　中风后遗症是临床常见病种,先生运用针灸治疗该病经验丰富,在针刺方法上也颇有讲究。一是健侧也要施针,这是"阴阳平衡配穴法"的具体运用。健侧针刺一般选穴精简,多为曲池、支沟、合谷、足三里、三阴交等要穴,支沟、内关、阳陵泉、三阴交、悬钟等穴位常与患侧交替针刺,以达气血阴阳平衡之效。二是讲究针刺顺序,即先针刺健侧,再针刺患侧。先生遵《针灸大成》之"先针无病手足,后针有病手足"的针刺顺序。这是由于中风偏瘫健侧、患侧肢体阴阳失调,气血不均,而偏瘫早期往往健侧属实,患侧属虚,先针刺健侧泻实,再针刺患侧补虚,从而疏导经气,调衡阴阳,使左右经脉得以畅通,废肢得以温煦而复荣。三是针刺背俞穴,以培本固元。一般针刺四肢穴位后,患者侧卧体位,针刺肝俞(或肝夹脊)、肾俞、大肠俞等穴位,提插捻转得气后稍稍留针。
>
> 　　先生认为,中风后遗症的治疗,针灸介入越早越好,但非一方一法所能毕其全功。古代先贤们就应用中药、针灸、导引、推拿等方法综合治疗中风偏枯。现代中医人承古纳今,研究了许多临床便于应用又有较好疗效的方法,所以在临床上应该博采众长,综合治疗,以增疗效。

七、肥胖症

肥胖症是一种由多种因素引起的慢性代谢性疾病,其特点主要表现为体内脂肪细胞的体积和细胞数增加致体脂占体重的比率异常增高,并在某些局部脂肪沉积过多。美国医学会已于 2013 年正式将肥胖归为疾病,并常用身体质量指数(BMI)来确定,即 BMI≥30 者即为肥胖。目前,肥胖已成为一种多发病、常见病,其与高血压、糖尿病、冠心病等许多疾病密切相关,已引起全社会的重视。肥胖症主要分为两个类别,一种是单纯性肥胖症,主要是营养物质摄取量过大,导致体内合成分解失衡,这一类没有比较明显的神经和内分泌系统的功能变化,部分肥胖症患者的体质可能还有家族遗传的倾向;另一种则是继发性肥胖症,是源于某种疾病,属于神经内分泌系统的疾病。

（一）病因病机

中医学中并无肥胖病名,《素问》有"肥贵人"的描述,《灵枢》根据人之皮肉气血的多少将肥胖分为"有肥、有膏、有肉"。本病病位在脾胃,可累及心、肝、肾等脏腑。基本病机为本虚标实,脏腑功能虚损为本,痰浊、瘀血为标。常因饮食不节,过食肥甘,脾胃虚弱,运化失司,酿生痰湿,胃肠蕴热,形成肥胖;或因七情内伤,肝气郁结,气机阻滞,痰湿瘀血内生,发为肥胖;或因先天禀赋不足,劳作过少,气血运行不畅,久之脏腑气血虚损,真元不足,发为肥胖。

(二)临床表现

肥胖可发生在任何年龄,但40岁以上者占多数,女性发病率较高,尤其绝经期后。轻度肥胖常无症状,中重度者常畏热多汗,易感疲乏,呼吸短促,及头晕头痛,心悸,腹胀,下肢浮肿等。极度肥胖时能导致肺泡换气不足,出现胸闷气促,嗜睡状态,严重时导致心肺功能衰竭,易伴发冠心病、高血压、糖尿病、痛风及胆石症等。因关节发生退行性病变,常有腰酸关节疼痛等症状。妇女月经常减少,且可引起闭经不孕。先生临床辨证将本病分为痰浊中阻、脾胃虚弱、气滞血瘀、真元不足四种证型。

(三)治疗

治则:祛湿化痰,通经活络。

1. 基本治疗

主穴:百会、印堂、曲池、支沟、合谷、中脘、水分、阴陵泉、足三里、三阴交、太冲。

配穴:腹部肥胖明显加局部排针;便秘者加天枢、大横;痰浊中阻加阳陵泉、丰隆;脾胃虚弱加脾俞、胃俞;气滞血瘀加肝俞;真元不足加肾俞、命门、太溪等。

操作:足三里、三阴交针刺运用调补手法,针感放散至下肢远端;针刺曲池、支沟、合谷运用输通手法,针感放散至上肢远端,其余穴位采用疏导疏通平补平泻手法。

2. 阴阳五行排针法治疗

取穴:①腹部:以神阙为中心,横膈以下,气海以上,腹部脂肪主要分布区域,男子横排针5~6行,竖排针4~5列;女性横排针4~5行,竖排针3~4列。②背部:大椎、肝俞、脾俞、胃俞、三焦俞、肾俞、大肠俞和相对应的夹脊穴(第七颈椎,第九、十一、十二胸椎及第一、二、四腰椎夹脊)。

操作:选用2寸毫针,腹部刺入皮下后,平刺入1~1.5寸,背部穴位除大椎外均平刺。根据患者体型肥瘦、脂肪分布部位排针,并根据患者体质、体形及需减肥的力度,决定刺激量。腹部留针30分钟,背部留针15分钟。针后拔罐(重拔)5~10分钟。隔日一次,10次为一疗程。(针刺结束2小时内不可以饮食)

3. 耳穴治疗

主穴:饥点、口、食道、胃、内分泌、胰胆。

配穴:胃肠腑热证加耳尖、大肠;脾胃虚弱证加脾、三焦;气滞血瘀证加肝、交感;真元不足证加肾、三焦、膀胱。

操作:①毫针法:用毫针刺入穴位,留针30分钟;②药籽贴耳法:用王不留行籽贴压上述耳穴,每日自行按压3次,自觉耳郭发热为宜,4~7日更换一次,双耳交替;③埋针法:常规消毒,将图钉型揿针埋入,每次选取4~5穴,每日按压3~5次,3~5日更换一次,两耳交替进行。

4. 穴位埋线治疗

取穴:天枢、滑肉门、大横、丰隆等。

操作:按埋线法常规操作,植入羊肠线,每月2次。

5. 中药治疗

拟方:葛根9 g、苍术9 g、白术9 g、泽兰12 g、五加皮9 g、白芥子12 g、姜黄9 g、地骨皮20 g、知母9 g、凌霄花9 g、醋制青皮9 g、虎杖20 g、土茯苓25 g、金银花20 g、徐长卿13 g、生薏苡仁25 g、田基黄15 g、百合15 g。随证加减。每天1剂,水煎,早晚分服,14天为一疗程。

> ## 按 语
>
> 针灸是治疗肥胖的绿色疗法,无药物的毒副作用,且临床疗效显著,越来越得到广大爱美人士的青睐。先生运用针灸治疗肥胖颇有经验,并独创了阴阳五行排针减肥法,和体针合用,在临床上取得了非常好的疗效。对于肥胖病,历代医家多从"痰湿""气虚"角度论述其病机,如朱丹溪在《丹溪治法心要》中指出"肥白人多湿""肥白人必多痰"。先生认为,肥胖导致气血失调,卫气失常是致病的重要因素,三焦元气不足也不容忽视,但皆归根于脾胃功能失常。脾胃一阴一阳、一升一降,为气机升降之枢纽、气血津液运行输布之动力,直接决定着脂膏的化生。因此,在针灸减肥过程中,先生常注重顾护脾胃,脾胃为后天之本,即护"本"。在临床实践中,重用脾胃经穴位,如常选用足三里、三阴交、阴陵泉、脾俞等穴;同时兼顾脾胃相关脏腑,并选择相应经穴,如常选用太冲、曲池、合谷等穴,这也体现先生"治病必求于本"的学术思想。
>
> 针灸治疗肥胖的方式多样,其中主要包括常规针灸、拔罐疗法、电针疗法、埋线疗法等,我们应该不拘一格,综合运用,根据患者具体情况选择最合适的方法。在治疗过程中,患者还要坚持"管住嘴、迈开腿",医生要辨病辨证结合,针灸对单纯性肥胖疗效较好,若是神经内分泌系统疾病引起的肥胖,当中西医结合治疗为宜。

八、胃痛

胃痛,又称"胃脘痛",是以患者上腹胃脘部近心窝处反复性发作性疼痛为主的一类病症。常见于现代西医学中的消化性溃疡、急慢性胃炎、胃痉挛、胃扭转、胃下垂、胃黏膜脱垂症、胃神经官能功能性消化不良等疾病。各种原因导致胃黏膜受刺激、受损或平滑肌痉挛者,均会发生胃痛症状。凡以上腹部胃脘疼痛为主要症状者,均可参考本节进行针灸治疗。

(一)病因病机

本病属中医学"胃脘痛"范畴,最早见于《内经》,古代文献中的"心痛""心下痛""心气痛",一般即指胃痛。本病的病位在胃,无论是胃腑本身的原因,还是脏腑的病变影响到胃腑,均可使胃的经络不通或胃失濡养而导致胃痛。本病多由寒邪客胃,饮食伤胃,肝气犯胃,脾胃虚弱等各种病因引发。其中实证多因于肝,虚证多涉及脾,但无论何种胃痛,胃气失和,胃络不通,胃失濡养是其基本病机。常因饮食不慎,情志不畅,劳累,受寒等因素而诱发或加重。

(二)临床表现

以上腹胃脘部疼痛为主症,常伴有胃脘部痞闷或胀满、恶心、呕吐、食欲不振、吞酸嘈杂等症状。若暴发疼痛,痛势较剧,痛处拒按,饥时痛减,纳后痛增者,为实证;痛势隐隐,痛处喜按,空腹痛甚,纳后痛减者,为虚证。先生临床辨证将本病分为寒邪犯胃、饮食伤胃、肝气犯胃、瘀血停胃、脾胃虚寒和胃阴不足六种证型。

(三)治疗

治则:和胃止痛。

1. 基本治疗

取任脉、足阳明胃经经穴、足太阴脾经经穴为主穴。

主穴:内关、足三里、三阴交、胃俞。

配穴:寒邪犯胃配梁丘、胃俞;饮食伤胃配下脘、梁门;肝气犯胃配太冲、期门;瘀血停胃配三阴交、膈俞;脾胃虚寒配脾俞、关元;胃阴不足配胃俞、内庭。

操作:毫针常规刺。针刺内关快速进针,采用疏通手法,针感传至中指有麻电感,留针5分钟左右轻微捻转一下,此后每10分钟双侧内关轻微捻转一下,使患者感到中指有轻度重滞感;足三里针刺手法缓和,针感至足背或足大趾有麻电感,每5~10分钟轻微捻针一下,使足背或足大趾有轻微麻电感;针刺三阴交快速进针后,使针感放散至足内踝或足大趾端。上述穴位留针30分钟结束后,再针刺背部双侧胃俞,采用疏导手法轻捻30秒,后留针20分钟。寒邪犯胃和脾胃虚寒者,可足三里加用灸法。

2. 耳穴治疗

取胃、脾、三焦、神门等穴位,毫针浅刺或王不留行籽贴压。

> ## 按 语
>
> 先生认为,治疗本病前必须查明原因,电子胃镜检查是诊断和鉴别各类型胃痛的主要方法。排除器质性病变后,针灸治疗本病有明显疗效,急性发作时可有效缓解症状,如坚持治疗,远期疗效确切。从临床研究看,不仅可控制患者临床症状,还可以逆转疾病病理改变,且无明显的副作用。
>
> 本病的影响因素较多,其中情志因素起着重要作用,这些精神症状会影响疗效,医生需向患者说明实际情况,在注意观察、积极治疗的同时,树立患者的信心。本病尤需注意饮食调养,应避免食用刺激性食物,清淡饮食,戒酒戒烟,尽量避免使用对胃有刺激的药物。

九、便秘

便秘是临床常见症状,主要以排便次数减少和/或排便困难为临床突出表现,严重影响患者的生活质量及心理情绪,同时增加心、脑血管疾病并发症的发生率和致残率。排便是受意识控制的反射活动,胃-结肠反射运动将粪便推入直肠和肛管,刺激直肠感受器,再通过传入神经通路到达大脑皮质产生便意。一系列生理机制使排便能够正常进行,其余时间则保持自制。这些作用机制或某一环节发生异常则可引发便秘。无明显的解剖或生理异常者,为功能性便秘,包括混合型、出口梗阻型和慢传输型三种主要的类型。本章节讨论的是功能性便秘。

（一）病因病机

功能性便秘属于中医"脾约""便秘""腹痛"等范畴。本病的病位在大肠,与脾、胃、肺、肝、肾均有关。本病的基本病机是大肠传导失司,腑气不通。便秘的病因是多方面的,主要包括外感寒热之邪、内伤饮食情志、病后体虚、阴阳气血不足等。饮食不节,胃肠积热,大便干结,或恣食生冷,阴寒凝滞,肠道失司,造成便秘;情志失调,气机不畅,通降失常,而致便秘;外邪犯胃,凝滞肠胃,糟粕不行而成便秘;禀赋不足或产后、年老体虚,气血两亏,肠道失荣,便下无力,发为便秘等。病机可总体概括为热结、气滞、寒凝、气血阴阳亏虚等引起肠道传导失司。现代医学认为引起便秘的原因很多,主要分为结肠便秘与直肠便秘二类。前者系指食物残渣在结肠中运进过于迟缓而引起的便秘,后者则指食物残渣在结肠运进正常,而在直肠滞留过久,所以又称为排便困难。

（二）临床表现

以大便秘结不通,排便艰涩难解为主症。先生认为治疗便秘首当分清虚实,实者包括热秘、气秘和冷秘,虚者当辨气虚、血虚、阴虚和阳虚的不同。

（三）治疗

治则:通调腑气,顺肠通便。

1. 基本治疗

主穴:支沟、天枢、上巨虚、大肠俞。

配穴:热秘者,加合谷、曲池;气秘者,加中脘;冷秘者,加灸神阙、关元;气虚者,加脾俞、气海;血虚者,加足三里、三阴交;阳虚者,加三阴交,阴虚者,加肾俞、关元。

操作:支沟直刺 0.5~1 寸,采用输通泻法,使针感放散至腕,至肘更佳;双侧天枢直刺 0.8~1.2 寸,采用疏导疏通手法,使针感向腹深处放散,轻捻缓缓放散效佳;上巨虚直刺 0.8~1.2 寸,采用疏通手法,使针感放散足跗;虚证可用温针灸、隔姜灸。

2. 耳穴治疗

取大肠、直肠、三焦、胃、皮质下等穴位,毫针浅刺或王不留行籽贴压。

3. 中药治疗

拟方:生地黄6 g、炒枳实6 g、姜厚朴6 g、玄参10 g、麦冬10 g、炒白术10 g、刘寄奴10 g、炒白芍10 g、盐益智仁10 g、熟地黄10 g、当归6 g、茯神15 g、炒酸枣仁15 g、太子参10 g。每天1剂,水煎,早晚分服,14天为一疗程。

> **按 语**
>
> 　先生认为,根据病史诊断便秘并不困难,但欲深入了解引起便秘的原因,则应详细分析病史。特别是40岁以上的患者,若排便习惯一向规律,近来逐渐发生顽固性便秘,应高度警惕结肠癌的可能,并予及时、彻底检查。嘱患者平时坚持运动锻炼,多食粗纤维及水果,多喝水,养成定时排便习惯,但应避免滥用泻药,否则虽能取快于一时,但往往反使患者便秘加重。

十、泄泻

　泄泻是以大便次数增多,便质稀薄或完谷不化,甚至如水样为特征的病症,也称"腹泻"。古人将大便溏薄者称为"泄",大便如水注者称为"泻"。泄泻分为急性和慢性两类。急性泄泻发病急剧,病程在2~3周内,慢性泄泻病程在2个月以上。泄泻可见于多种疾病,凡属消化器官发生功能或器质性病变导致的腹泻,如急性肠炎、炎症性肠病、肠易激综合征、吸收不良综合征、肠道肿瘤、肠结核等,或其他脏器病变影响消化吸收功能以泄泻为主症者,均可参照本节进行辨证论治。

(一)病因病机

　本病属中医学"泄泻"范畴,病位在脾、胃、大肠与小肠,基本病机为脾胃受损,肠道传导失司。多因感受寒湿或湿热之邪,湿困脾土,脾失健运,清浊不分,引起泄泻;或因饮食内伤,如暴饮暴食或过食肥甘厚腻,或贪食生冷、误食不洁之物,损伤脾胃,传导失职,升降失司,引起泄泻。慢性腹泻多为久病气虚,脾胃虚弱;或情志失调,肝气郁结,横逆犯脾,运化失常;或命门火衰,水谷停滞,发生泄泻。感受外邪,饮食所伤,情志不调,禀赋不足及久病脏腑虚弱等致脾虚湿盛,脾胃运化功能失调,肠道分清泌浊、传导功能失司而发生泄泻。泄泻病位主要在肠,主病之脏属脾,与肝、肾密切相关。

(二)临床表现

1. 急性泄泻者

　以发病势急,病程短,泄泻次数频多为主症,多属实证。其中辨证又有寒湿内盛、湿热伤中和食滞肠胃之别。

2. 慢性泄泻者

　以发病势缓,病程较长,泄泻呈间歇性发作为主症,多为虚证或虚实夹杂。辨证常见脾胃虚弱、肾阳虚衰和肝气乘脾三种证型。

（三）治疗

1. 基本治疗

治疗原则:健脾利湿,调肠止泻。针灸时选穴以大肠募穴、背俞穴及下合穴为主。

主穴:天枢、足三里、三阴交、神阙、大肠俞。

配穴:寒湿内盛加关元、水分;湿热伤中加内庭、曲池;食滞肠胃加中脘、建里;脾胃虚弱加脾俞、胃俞;肾阳虚衰加肾俞、命门;肝气乘脾加肝俞、太冲。慢性泄泻加脾俞;久泻虚陷者加百会。有明显精神心理症状加神门、内关;溃疡性结肠炎泻下脓血加曲池、合谷、内庭。

操作:患者先仰卧,运用单侧足三里、三阴交,针灸治疗时左右交替各选一穴。神阙穴可用隔盐灸或隔姜灸;针刺天枢穴用疏调手法,使针感向四周扩散;针刺足三里每过5分钟运用疏导手法一次,使针感传导至足背或足大趾有酸麻感;针刺三阴交采疏导手法,运针2次,使足底有轻度麻电感和滞重感。均留针30分钟。然后患者取俯卧位,背俞穴采用疏调手法,大肠俞可使针感放散至骶部。留针20分钟。急性泄泻针灸治疗每日2次,慢性泄泻可以隔日1次。

2. 耳穴治疗

取大肠、小肠、胃、脾、皮质下、交感等耳穴,毫针浅刺或王不留行籽贴压。

3. 穴位贴敷治疗

取神阙穴,用五倍子、五味子、煨肉蔻研细末各等量混合,食醋调成膏状敷脐,每日1次。适用于慢性腹泻。

按 语

先生认为针对该病应尽可能明确病因之后进行对因治疗,若病因不明者可先予对症止泻治疗。针灸治疗本病的疗效较显著,对于急性腹泻者可明显止泻,缩短疗程;对于慢性腹泻者,可通过调理其脏腑功能达到改善症状的目的。急性胃肠炎或慢性肠炎急性发作期,均应卧床休息。慢性肠炎如久病长期不愈,消化吸收不良,贫血消瘦明显,或病情严重,伴有低蛋白血症者,应给予静脉补充营养。从较多病例临床症状看来,一般多以脾胃虚弱为主证,故治法以补脾助运的方法为主。

十一、呃逆

呃逆是指胃气上逆动膈,以气逆上冲,喉间呃呃连声,声短而频,难以自制为主要表现的病症,可偶然单独发生,也可见于他病之兼症。呃逆相当于西医学中的单纯性膈肌痉挛,除此之外,如胃肠神经官能症、胃炎、胃扩张、胸腹腔肿瘤、肝硬化晚期、脑血管病、尿毒症以及胸腹手术后等所引起的膈肌痉挛之呃逆,临床都要根据病症进行辨证论治。

（一）病因病机

《内经》无呃逆之名，其记载的"哕"即指本病,呃逆发病与寒气及胃、肺有关。本病基本病机为胃气上逆动膈,胃失和降。病因常有饮食不节、情志不和、正气亏虚等。过食寒凉,寒气蕴蓄于胃,或过食辛热,阳明腑实,导致气机不畅则动膈而致呃;恼怒抑郁,气机不利,津液失布,肝气夹痰上逆亦可动膈;重病久病之后,用药误伤正气,损伤胃阴,可使胃失和降而呃;病深及肾,肾气失于摄纳,引动冲气上乘,亦可使膈间之气不畅而引起呃逆。

（二）临床表现

以气逆上冲、喉间呃呃连声、声音短促、频频发出不能自控为主症,常伴有胸膈痞闷、胃脘不适、情绪不安等。偶然发作可短时间内自愈,也有持续数日、数月甚至数年不愈者。临床辨证常见胃寒积滞、胃火上逆、气机郁滞、脾胃阳虚和胃阴不足五种证型。

（三）治疗

1. 基本治疗

治则:理气和胃,降逆止呃。取胃的募穴、下合穴为主。

主穴:内关、膻中、中脘、足三里、膈俞、肾俞。

配穴:胃火上逆配内庭;气机郁滞配期门;脾胃虚弱或胃阴不足配脾俞、胃俞;胃火上逆,气机郁滞只针不灸,泻法。脾胃虚弱针灸并用,补法。

操作:选取平卧位,常规消毒。针刺内关时快速进针,采用疏通手法,针感传至中指有麻电感,5分钟左右行针1次,留针30分钟。在足三里用调补手法,针刺手法缓和,针感至足背或足大趾有麻电感。留针结束后,再针背部胃俞、肾俞,采用疏导手法,针感以酸重为度。若年老体衰或胃寒较重者,可在肾俞穴采用温针灸治疗。中脘穴不可深刺,采用疏调手法。在膈俞穴采用疏调手法,使局部产生沉重或酸麻针感。

2. 耳穴治疗

取耳中、神门、膈、胃、脾等耳穴,毫针浅刺或王不留行籽贴压。

3. 穴位贴敷治疗

取双侧膈俞、涌泉穴,用吴茱萸10 g研细末,食醋调成膏状贴敷,每日1次。

4. 腕踝针治疗

取双侧上1区,进针后留针24小时。

5. 中药治疗

拟方:姜半夏8 g、黄芩9 g、黄连6 g、高良姜8 g、竹茹10 g、代赭石15 g(先煎)、丁香9 g、柿蒂10 g(后下)、广郁金15 g、莱菔子12 g、炒枳壳10 g、广藿香10 g。

> **按 语**
>
> 先生认为针灸治疗非器质性呃逆效果好,对器质性病变引起的呃逆也有一定的疗效,但针灸治疗器质性病变引起的呃逆应同时积极治疗原发病。患者自己也可

以用手指按压眼球或持续按压翳风、丝竹空、攒竹等穴位进行治疗。年老体弱及重病、久病者出现持续性呃逆,为胃气将绝的表现,预后较差。

　　呃逆每因寒冷刺激而发,故平素应避免寒冷刺激,尤其是食后不宜立即外出;不可过食生冷、寒凉食物及寒凉败胃之药。频繁发作者,以清淡易消化的食品为主,避免食用辛辣刺激性食物。饱食后呃逆不止,常与腑气不降、大便不通、浊气上逆有关,在止呃的同时必须保持大便通畅。

十二、强直性脊柱炎

　　强直性脊柱炎(AS)是常见的风湿免疫系统疾病,是以骶髂关节和脊柱为主要病变部位,以骶髂关节、脊柱韧带附着点炎症为特征性病理改变,以骶髂关节、脊柱僵痛甚至强直变形为主要症状,以青壮年男性为主要患病人群的慢性进展性疾病。强直性脊柱炎病因尚不明确,考虑可能与遗传、感染、环境、免疫、药物等因素有关,与 HLA-B27 呈强关联性,强直性脊柱炎具有起病隐匿、病程漫长、不可根治的特点。流行病学调查显示,我国 AS 发病率为 0.22%,45 岁以后发病患者占总数的 5% 左右,致残率为 15%~20%。

　　强直性脊柱炎早期诊断需借助 MRI、CT、X 线等检查,关节面侵蚀、骨质囊变 MRI 检出率相对较高。还需检查血常规、血沉和 HLA-B27,结合临床症状判断疾病是活动期还是稳定期,有利于分期治疗。

(一)病因病机

　　强直性脊柱炎类似中医"肾痹""骨痹""大偻""竹节风""龟背风""筋痹""历节""腰痛"等病症。历代医家对强直性脊柱炎病因病机的分析各有千秋,但总的来说都离不开"虚""邪""瘀"三种因素。"虚"指正气亏虚,《诸病源候论》曰:"若虚则受风……故令背偻。"机体正气亏虚,卫外不固,邪气易侵袭机体,无力抵御外邪,脊柱关节受之则发为背偻。"邪"指感受外邪,《素问·痹论》云:"风寒湿三气杂至,合而为痹也……不与风寒湿气合,故不为痹。"阐明了机体感受风寒湿之邪在本病发生中的重要性,即其可直接导致本病的发生。"瘀"指久病生瘀,古代医家早在《黄帝内经》时期就认识到无论何疾,久病必瘀。《素问·痹论》云:"病久入深,荣卫之行涩,经络时疏,故不通。"此不通,便为瘀血阻络而致不通。清代王清任在此基础上提出"痹症有瘀血"学说,因久痹化瘀,瘀血阻络,气血不通,不通则痛,发而为痹,周而复始,循环往复。

(二)临床表现

　　先生将本病分为三个阶段:一阶段(早期),症见腰脊部及骶髂关节疼痛,无运动障碍或略有仰俯不利;二阶段(中期),症见腰脊部及骶髂关节疼痛持久不解,脊柱轻度强直,体力减弱,并有胸闷等兼症;三阶段(晚期),症见腰脊部及骶髂关节疼痛持久不解,脊柱强直或驼背畸形,身体羸弱,兼有汗出烦心等症。

(三)治疗

先生在治疗强直性脊柱炎时强调分期论治,针、灸、药并用,根据其不同阶段,采用的针灸治则、处方及针刺手法略有不同,可综合运用吴门督脉灸、辨证分期针灸治疗、中药治疗,即"三合一阴阳平衡法"。

1. 督脉灸

每年大暑天、大寒天进行一次吴门督脉灸,大暑天乃一年之中最热的时节,天地阳气生发,人体阳气旺盛,行督脉灸可解体内凝寒之气;大寒天为一年中最寒的时节,行督脉灸可防寒邪入侵,抵挡阴邪之重。督脉灸作为一种极具特色的中医外治疗法,具有温督通阳、补肾壮骨、散寒祛湿的作用,可以对本病起到标本兼治的作用。

2. 辨证分期针灸治疗

(1)早期治则

温阳充督,祛邪通络,局部取穴为主。

主穴:华佗夹脊(压痛处)、委中。

配穴:足三里、阳陵泉、昆仑、曲池。

操作:主穴以泻法为主。华佗夹脊穴处温针灸,委中穴行刺络放血,配穴以平补平泻为主,先使患者俯卧针刺背部腧穴,后使患者仰卧针刺肢体腧穴分别留针30分钟,隔日1次,10次为一疗程。

(2)中期治则

温阳充督,祛邪通络,兼补肝肾,循经取穴为主。

主穴:华佗夹脊(压痛处)、曲池、环跳、足三里。

配穴:大椎、风池、太溪。

操作:补泻兼施。华佗夹脊穴、足三里处采用温针灸,针灸足三里、太溪用以通为补法;针灸环跳用疏通法;其他穴位采用疏调、疏导法,先俯卧针背部腧穴,后仰卧针肢体腧穴,分别留针30分钟,隔日1次,10次为一疗程。

(3)晚期治则

补益肝肾,温阳充督,疏经通络,培补为主。

主穴:华佗夹脊(病变部位)、足三里、三阴交、太溪。

配穴:大椎、肾俞。

操作:所有腧穴以疏调、调补为主,留针,轻捻以通为补,华佗夹脊、肾俞、足三里处均采用温针灸,先使患者俯卧针刺背部腧穴,后使患者仰卧针刺肢体腧穴,分别留针30分钟,隔日1次,10次为一疗程。

本病先生以华佗夹脊穴为主穴,足太阳膀胱经和督脉皆夹脊而行,夹脊穴具有解痉止痛、强脊壮阳的功效。夹脊温针灸具有祛寒止痛、益气活血、温经通络的作用,艾炷可加快局部血液循环,减少炎性物质的渗出,加快炎性物质的消散与吸收,促进患者的康复。此外,临床治疗时根据分期,辨证选穴,补泻兼顾,调节气血,平衡阴阳,以达到扶正祛邪的目的。

3. 中药

先生辨证结合中药治疗,在病程早期,常用小活络丹加减,以温阳散结,活血通络;对于病程中期患者,以人参养荣汤为基础方补益气血;对病程久远者,以独活寄生汤加味补肝肾之虚。先生在本病的治疗上强调"针药并用",认为针与药各有所长,不能偏废。针药同源,其理相通,均以调和阴阳气血、扶正祛邪为目的。

> **按语**
>
> 　　先生认为,强直性脊柱炎的病因不外乎内外两种:外因为六淫之邪侵袭机体,以寒邪侵犯肾与督脉为主;内因为先天禀赋不足或后天失养而致正虚。正虚与邪实相互作用,寒湿之邪趁机侵犯肾督,客于筋脉骨节之中,气血运行不畅,瘀阻于脊背,故不通则痛。先生认为,强直性脊柱炎以中轴关节为病,病位首先责之肾与督脉,主要病机为肾虚督寒。肾气亏虚,督脉受损,邪因虚侵,痰、瘀、寒痹阻经络,则中轴关节僵痛,邪气逐渐入里加重,导致脊柱畸形致残。督脉为"阳脉之海",督脉功能的发挥有赖于肾中阳气的温煦,督脉感邪受寒,阳气被遏,内不能充养腰腹,外不可温煦肌表,故见"项如拔""腰似折""髀不可以曲""腰不可以伸"等强直性脊柱炎特征性表现。先生强调本病总属本虚标实,以肾虚督寒为基本病机,临床治疗应注意审证度因、标本兼治。
>
> 　　先生在数十年的临床工作中,对于该病的治疗积累了丰富的经验。经他治疗后的大部分患者症状控制良好,亦有部分患者症状完全消失,复查 HLA-B27 为阴性,令人惊叹中医之神奇。先生认为治疗该病不排斥西医的治疗,认为西医检查及治疗要为中医所用,坚持衷中参西的原则。还强调生活调护在治疗本病中的重要作用,饮食上要避免海鲜、大闸蟹、冷饮等寒凉之物,注意房事有节,劳逸结合。此外在冬令时节予以膏方调补,以滋补肝肾、培补元气。

十三、类风湿性关节炎

类风湿性关节炎(简称 RA)是一种以累及周围关节为主的多系统性炎症性的自身免疫病。临床表现为受累关节疼痛、肿胀、功能减退,病变呈持续、反复发作的过程。本病以缓慢、隐匿的方式发病,初发病时可能1~2个小关节受累,后逐渐发展为对称性多关节炎。长期不愈可出现关节畸形、僵直和功能障碍,甚至生活不能自理。我国类风湿性关节炎的患病率为 0.32%~0.36%,病因学尚不明确,但主要与感染因子、遗传倾向有关。滑膜炎是类风湿性关节炎的基本病理改变,易侵及下层的软骨和骨质,造成关节破坏。

(一) 病因病机

本病属于中医学"痹证""历节"等范畴,对于其病因病机,历代医家有诸多认识。《素问·痹论》曰:"风、寒、湿三气杂至,合而为痹也。"张子和《儒门事亲》曰:"痹病以湿热为源,风寒为兼,三气合而为痹。"对于类风湿性关节炎来说,风寒湿热四邪均为本病发病的重要因素,而且风寒湿热之邪侵袭筋骨关节,病延日久,尚可为痰、为瘀。正如叶天士所云:"经以风寒湿三气合而为痹,然经年累月,外邪留着,气血皆伤,其化为败瘀凝痰,混处经络,盖有诸矣。"风寒湿热之邪侵入筋骨,气血不畅,经络痹阻,久之则血凝为瘀,津聚为痰,痰瘀交阻,涩滞不通,伏于筋骨关节,而痹痛乃作。这是本病邪实的一面,此外,本病尚有正虚的一面。《灵枢·百病始生》曰:"风雨寒热,不得虚,邪不能独伤人……此必因虚邪之风,与其身形,两虚相得,乃客其形。"正气不足是本病病发内在的根本因素。清·林佩琴《类证治裁》曰:"诸痹,良由阳气先虚,腠理不密,风寒湿乘虚侵袭,正气为邪所阻,不能宣行,因而留滞,气血凝滞,久而为痹。"阳气乃人体拒邪之藩篱,内能温煦五脏六腑,外能抵御虚邪贼风。阳气旺盛,则虽感受外邪,亦不易形成痹证。倘若阳气内虚,卫外不固,外邪乘虚而入,导致气血经络涩滞不通,从而引起关节筋骨疼痛、屈伸不利等一系列的临床表现。

(二)临床表现

先生将本病分为三个阶段:第一阶段,初病在经,症见晨起手指微僵不适,全身关节游走疼痛,且以小指关节为甚,无关节肿胀畸形。临床多伴形寒肢冷,微恶风寒,或酸楚,或一身尽疼,舌质淡润而苔多薄白,脉以浮紧弦常见;第二阶段,久病入络,症见手指关节肿胀畸形,晨僵转甚,功能活动受到一定限制为其特征,虽有肩、肘、腕、膝关节交替疼痛,但小指关节疼痛大多相对固定,且多畏寒喜温,舌质略红,苔多薄白或薄黄,脉以细数虚涩多见;第三阶段,末期损骨,多由入络后期渐进而至,累及肝肾,而有损骨伤筋之变,故症见大多形体尪羸,腰背酸痛,头昏目眩,小关节畸形,功能受限,生活难以自理,或形寒畏冷,溲频便溏,舌淡脉迟弱,或潮热面红,口干盗汗,舌淡红,脉细数。

(三)治疗

1. 分阶段针灸治疗

中医针灸治疗类风湿性关节炎也要分期论治,根据其不同阶段,调整针灸治则、处方及针刺手法,并综合运用吴门督脉灸、辨证分期针灸治疗、中药治疗。

(1)第一阶段

治则:解表散寒,祛风化湿,温阳和营。

取穴:曲池、支沟、合谷、足三里、悬钟、阳陵泉(交替)、阴陵泉(交替)、三阴交(交替)、解溪、大椎、风池、肝俞、肾俞。

操作:四肢以温针为主,手法以疏调、疏通手法为主。

(2)第二阶段

治则:养血滋阴,通络和血,祛风散寒湿。

取穴:曲池、外关、合谷、足三里、悬钟、阳陵泉、三阴交、解溪、阳池、大椎、肝俞、肾俞。

操作:四肢部位穴位及大椎穴以温针为主,手法以疏调、疏通、调补手法为主。

(3)第三阶段

治则:滋填温养,峻补肝肾,佐以清热利湿,散寒祛风。

取穴:曲池、支沟、合谷、足三里、阳陵泉、三阴交、大椎、肝俞、脾俞、肾俞(双)、大肠俞、气海、神阙(灸盒)。

操作:四肢部位穴位及大椎穴以温针为主,手法以通为补,如疏调、疏通、调补及疏导。

2. 督脉灸治疗

督脉灸具有温督通阳、补肾壮骨、散寒祛湿的功效,起到对本病标本兼治的作用。(治疗时间和方法同强直性脊柱炎)

3. 中药治疗

先生临床上针灸辨证结合中药治疗类风湿性关节炎,认为初病在经治气,习以局方五积散为首选之剂,风湿偏甚者,加羌活、独活、防风等;风寒偏甚者,加川草乌、细辛;兼夹热邪者,知母、石膏、秦艽也可酌量加入。在疾病中期,久病入络治血,必以大剂活血养营之品方克有济,如生熟地、枸杞、首乌、阿胶等;通络除风之剂,则应择具养血入血,性味辛平不烈之藤类为宜,如鸡血藤、豨莶草等。如血瘀阻络,一则以活血通络与养阴补血同步,再加虫蚁等搜风通络之品相佐,方药如四物加红花、丹参、蜈蚣、全蝎等。在疾病末期损骨治肾,治非填精补髓、峻补肝肾之大剂不为功。温养元阳以熟地黄、巴戟天、鹿角胶等,填补真阴以阿胶、生地、枸杞、龟板胶、鳖甲胶等;强筋壮骨之羊胫骨、狗胫骨之品也可选入。

> ## 按语
>
> 先生认为,本病要针、灸、药结合治疗,类风湿性关节炎往往病程较长,正气渐伤,筋骨关节失于濡养,治疗时不可一味祛邪攻疾,还应扶正培本,培本当以调补气血为要。气血为人体重要的组成部分,维持着脏腑、经络、关节、肌肉的正常功能活动。张景岳曰:"惟气血不充,故风寒得以入之。"故无论是针灸还是中药的方法,均可通过调补气血不但可以达到扶正固本的目的,而且可以起到扶正祛邪的作用。
>
> 在治疗类风湿性关节炎时还应重视顾护脾胃。朱丹溪曰:"夫胃气者,清纯冲和之气也。惟与谷肉菜果相宜。盖药石皆偏胜之气,虽参芪辈为性亦偏,况攻击之药乎。"人以胃气为本,祛风胜湿、辛热之品以及激素、止痛药等易损伤胃气,久服多有胃脘不适,不思饮食之见症,故先生临证选穴中足三里为必取,以扶胃气助运化。《素问·痿论》曰:"阳明者,五藏六腑之海,主润宗筋,宗筋主束骨而利机关也。"脾胃为后天之本,气血生化之源。脾胃健则饮食水谷能化生精微,内而五脏六腑,外而四肢百骸,皆得其养。先生认为,痹证日久,每有气血不足之虚象,健脾胃以生化之源,甚为关键。
>
> 嘱患者平时加强运动和锻炼,以做广播体操、打太极拳和行走为主,保持良好的心态和愉悦的情绪也是至关重要的。

十四、哮喘

哮喘是指以呼吸急促,喉中哮鸣,甚者喘息不得平卧为主症的一种反复发作性疾病。本病一年四季均可发病,尤以寒冷季节和气候急剧变化,与体质的特异反应性(或称遗传过敏体质)有关,哮喘患者中约50%有过敏性疾病的家族史。饮食不当,情志失调及劳累等可诱发,常在夜间及清晨发作或加重,伴干咳或咯大量白色泡沫痰,甚至出现发绀等,多有家族史或过敏史。哮喘常见于西医学的支气管哮喘、喘息性支气管炎、左心衰竭引起的喘息样呼吸困难(心源性哮喘)和阻塞性肺气肿等疾病。

(一)病因病机

本病属于痰饮病的"伏饮证",元代朱丹溪首创哮喘病名。哮喘的发生,可以由外感、内伤等原因引起。凡感受风寒、风热,闻及花粉、烟尘、漆异味,均可影响肺气宣肃,使津液凝聚,酿为痰饮,阻塞气道,而成哮喘。亦可因饮食不当,贪食鱼虾、肥甘等物,以致脾失健运,聚湿生痰,内伏于肺,壅遏肺气,发为哮喘。正如《证治汇补》说:"哮即痰喘之久而常发者,因内有壅塞之气,外有非时之感,膈有胶固之痰,三者相合,闭拒气道,抟击有声,发为哮病"。可见痰饮内伏为本病的基本原因,诚如《景岳全书》所说的"喘有夙根,遇寒即发或遇劳即发者,亦名哮喘"。所谓"宿根"是指哮喘的内在病因,一旦感受外邪,则新感触动伏痰,痰随气升,气因痰阻,痰气相结,阻塞气道,影响肺气升降而致哮喘发作。

由于肺为气之主,肾为气之根,肺主呼气,肾主纳气;另一方面,肺主气,心主血,气为血之帅,气行则血行。哮喘初病在肺,多属实证,若屡发不愈,可导致肺、肾、心三脏俱虚。肺虚则气无所主,短气喘促;肾虚则摄纳无权,动则喘甚;心虚则鼓运无力,气虚血瘀,出现唇甲发绀,汗出肢冷,甚至神昏烦躁等危象。

(二)临床表现

哮喘典型发作前,常有咳嗽、胸闷、喷嚏等先兆症状,亦有在夜间突然发作,顿时胸闷气急,喉间哮鸣,咳嗽多痰。患者多被迫采取坐位,两手前撑,两肩耸起,严重者可有唇指紫绀,颈静脉怒张,冷汗淋漓。发作时间不一,短则数分钟,长则数小时,甚至持续数日才逐渐缓解,发作停止前,先咳出大量黏液性痰,随即呼吸畅通,行动自如。总之,本病临床表现以哮鸣气急,呼吸困难为主症,有冷哮、热哮之分,虚喘、实喘之别,原因不同,表现各异,宜注意辨别。

(三)治疗

先生在治疗哮喘中强调分期论治,通过针、药、灸相结合治疗,不同时期针刺取穴手法不同,结合冬病夏治隔姜灸,穴位敷贴,辨证分期针灸治疗、中药治疗。

1. 基本治疗

(1)发作期

治则:降气定喘。以背俞穴、任脉穴及手太阴经穴为主。急性发作时,不管何种证型均以降气定喘为法,急则治标,迅速缓解哮喘持续状态。

主穴:肺俞、定喘、鱼际。

配穴:膻中、足三里。

操作:主穴肺俞、鱼际以泻法为主,手法以输通为主;定喘用针点刺出血,拔火罐,出血

3～5 ml;配穴以平补平泻为主,手法以疏调为主,先嘱患者仰卧针刺肢体腧穴,后嘱患者俯卧针刺背部腧穴,分别留针 30 分钟,隔日 1 次。

（2）缓解期

治则:肃肺降气,固肾纳气。以背俞穴、奇穴及手太阴经穴为主。缓解期辨证施治以治本。

主穴:肺俞、定喘、膻中。

配穴:风池、大椎、足三里、太溪、内关、曲池。

操作:补泻兼施。肺俞、风池取双穴,曲池、足三里、太溪、内关左右交替取穴,取穴阴阳平衡。曲池、内关均用以通为疏法,足三里、太溪以通为补。定喘、大椎可点刺出血。风池、膻中平补平泻为主。先嘱患者仰卧针刺肢体腧穴,后嘱患者俯卧针刺背部腧穴,分别留针 30 分钟,隔日 1 次,5 次为 1 疗程。

2. 隔姜灸治疗

每年大暑天进行一次隔姜灸,这是先生早年所用之法。大暑天乃一年之中最热的时节,天地阳气生发,人体阳气旺盛,行隔姜灸运用艾草及生姜的温热之性可相互叠加解体内凝寒之气,并以灸至发疱为佳,先生在后期常用隔姜灸治疗久咳不愈者。隔姜灸作为一种极具特色的中医外治疗法,具有温经散寒之功效,对本病起到标本兼治的作用。

3. 三伏贴治疗

三伏贴是中医冬病夏治的一种特色疗法,在一年之中利用全年气温最高、阳气最旺的夏至后三伏期间,选用具有辛温、祛寒、通经等功效的药物制作成贴敷膏,以人体背部的脏腑腧穴为主要穴位进行贴敷,从而达到防病、治病的目的。三伏贴主要是利用夏季大自然的旺盛阳气和人体经络中气血旺盛的有利时机,透过外敷方法,生发人体阳气、培本固元、祛除人体体内的寒邪,从而增强抗病能力的一种治疗方法。

4. 中药治疗

先生辨证结合中药治疗,发作期先生喜用三子养亲汤,温肺化痰。缓解期根据辨证喜用六君子汤健脾益气、培土生金,肾气丸加减补益肝肾。先生治病一贯强调"针药并用",认为针与药各有所长,不能偏废。针药同源,其理相通,均是以调和阴阳气血、扶正祛邪为目的。

按语

先生认为哮喘病因病机主要是痰饮伏肺,遇感诱发。其内因主要一是因为脾胃运化不佳,水谷精微不能上输于肺,积湿生痰,故在针刺过程中强调足三里的使用,以调和脾胃、升降气机。二是因为肝肾不足,摄纳失常,则阳虚水泛为痰,或阴虚虚火灼津成痰,上干于肺,加重肺气之失常。故此病在缓解期要肺脾肾三脏同治。治疗过程中对于发物及寒凉辛辣之物均要求患者忌口,以免诱发哮喘。

针刺对缓解哮喘发作有一定疗效,但患病时间长者,部分可伴有肺气肿,也可合并气胸,所以必须定期拍摄 X 线片,以免延误病情。对于发作严重或哮喘持续状态,经针灸治疗不能及时缓解者,应立即配合药物迅速缓解症状。建议患者平时积极锻炼身体,增强体质,提高抗病能力。气候变化时应注意保暖。过敏体质者,注意避免接触变应原及进食易致过敏的食物。应每年定期去医院进行冬病夏治,调节机体免疫力。

同时临床要注意辨别左心衰引起的喘息样呼吸困难,本病为左心衰时,由于左心室舒张末压增高,肺静脉回流不畅,使肺静脉压、肺毛细血管压也随之升高,导致肺淤血、肺水肿而引起,属于危重急症,要综合治疗。忌用肾上腺素或吗啡,以免抑制呼吸,造成生命危险。

十五、阳痿

阳痿是男科常见的性功能障碍之一,是指男性虽有正常的性冲动,受到有效性刺激,但阴茎不能勃起,或硬度不足以插入阴道,或勃起不能持续足够时间以维持正常性交,病程在3个月以上。本病以痿而不举,举而不坚,坚而不久为特征,好发于中年。本病除去器质性病变因素外,多与焦虑、压力、心理障碍、负面情感、不健康的生活方式、内分泌紊乱及药物等因素相关。

(一)病因病机

中医认为,本病多因房劳纵欲过度,或久犯手淫,以致精气虚损,命门火衰;或思虑忧郁,伤及心脾;或惊恐伤肾,使气血不足,宗筋失养,痿软不举,或举而不坚,或坚而不久,发为此病。基本病机为肝、肾、心、脾受损,经脉空虚,或经络阻滞,导致宗筋失养而发为阳痿。

(二)临床表现

青壮年阴茎不能勃起,或勃起不坚,或临房早泄,随之痿软无力,或虽能性交,但不经泄精而自行痿软,久则全身疲乏,夜来不宁,不思纳谷,头昏耳鸣目花,记忆力减退,思考力不强,腰膝酸软,面色萎黄等。临床辨证常见命门火衰、心脾两虚、惊恐伤肾和湿热下注四种证型。

(三)治疗

1. 基本治疗
命门火衰和心脾两虚属于虚证,以益命门之火和补心脾气血为法则;湿热下注为实证,实则泻之,采用清利湿热法;惊恐伤肾,引起气机逆乱,肾气失司者,属本虚标实,采用补肾调气之法。

主穴:气海、关元、三阴交、肾俞、次髎。

配穴:命门火衰配足三里、命门;心脾两虚配心俞、脾俞;惊恐伤肾配内关、神门、心俞;湿热下注配曲骨、太冲、膀胱俞。

操作:命门火衰和心脾两虚之证,气海、关元针尖略向下斜刺,针刺后用艾条悬灸15~20分钟,或隔姜灸5~7壮,次髎朝前阴方向针刺入骶后孔,深刺2~3寸,使针感向前阴放散,所有穴位都用调补手法;惊恐伤肾者,在神门用输通手法,在心俞用平补平泻法,其他都用调补手法;湿热下注者,在膀胱俞、次髎用输通手法,肾俞用先泻后补法,针刺曲骨前先嘱患者排空小便,进针后针尖略偏向下,行提插法使针感下达外生殖器,三阴交、太冲均用输通手法。

2. 耳穴治疗

取肾、内生殖器、外生殖器、睾丸、内分泌、缘中等耳穴,毫针浅刺或王不留行籽贴压。

按语

先生认为阳痿不能举,多属肾阳之虚,能举而早泄,多属肾阴之虚。然而阴阳互根,阳痿之阳虚大多由肾阴之虚所引起,早泄虽为阴虚,阳气亦常不足,两者仅有主次之分而已。故治阳痿温补肾阳时应兼顾肾阴,治早泄滋养肾阴时,亦宜兼顾肾阳。青壮年体质强壮而见阳痿不举者,多属精神因素。除治疗外,重视心理干预,减轻生活及工作压力,改善焦虑状态,戒除手淫等不良习惯。性伴侣的理解和支持有助于男性的性心理和生理健康,女性伴侣应充分理解、主动参与、积极配合,才会取得较好的治疗效果。对于中年以后体质衰弱,病起缓慢,由性欲逐渐减退,以致阳痿不举者,说明肝肾互亏,元气虚弱,积久成疾,治疗效果欠佳。

十六、遗精

遗精是指不因性生活而精液频繁遗泄的病症。有梦而遗精者,名为"梦遗";无梦而遗精,甚至清醒时精液流出者,名为"滑精"。西医学认为,遗精是无性交活动时的射精,是青少年常见的生理现象,约80%的未婚青年都有过遗精。如每周甚至一夜数次,或仅有性欲观念即出现遗精或滑精,则多属病态。心理因素是引起遗精的主要原因,如经常处于性刺激环境中;或有长期手淫的不良习惯。上述因素长期刺激性活动中枢,引起皮质、脊髓中枢的功能紊乱,性中枢持久异常兴奋,导致频繁遗精。另外,生殖器官局部病变刺激、物理因素(被褥沉重压迫等)刺激生殖器也可导致遗精。

(一)病因病机

中医学认为,劳心太过则心肾不交,水亏火旺,或欲念不遂,心动神摇,君相火旺,或饮食不节,湿热内生,均可引起热邪扰动精室;早婚、房劳过度,或频繁手淫,或纵欲无度,日久肾虚精脱,或相火扰动精宫,或肾不固精等均可导致遗精。无梦而遗精多由肾不藏精,精关不固所成;有梦而遗精多系思虑欲念,心火亢盛,心肾不交或湿热下注,扰动精室引起,一般认为滑精比遗精严重。综上所述,遗精的病位在心肾,遗精的病因有君火、相火和湿热,遗精的病机有火扰精室,肾气不固和湿热扰动。

（二）临床表现

成年未婚或已婚男子，每周数次或一夜数次，或仅因性兴奋观念的影响，在清醒时发生遗精，并伴有头昏耳鸣，精神萎靡，腰膝酸软，失眠多梦，记忆力减退，思考力不强等症。临床辨证常见君相火旺、肾失封藏和湿热下注三种证型。

（三）治疗

1. 基本治疗

治则：君相火旺证治宜清心平肝；肾失封藏证治宜补肾益气；湿热下注证治宜清热利湿。

主穴：中极、三阴交、肾俞、志室。

配穴：君相火旺配神门、心俞；肾失封藏配足三里、太溪；湿热下注配曲泉、行间、膀胱俞、次髎。

操作：君相火旺者，志室、肾俞、三阴交行调补手法，中极行平补平泻法，针尖略偏向下，使针感放射至阴茎部，心俞、神门行输通手法；肾失封藏者，中极所用手法同上，起针后用艾条悬灸 15~20 分钟，或隔姜灸 5~7 壮，其他穴位都行调补手法；湿热下注者，中极、肾俞先用输通手法，再行调补手法，其他穴位均用输通手法。

2. 耳穴治疗

取内生殖器、肾、内分泌、神门、肝等耳穴，毫针浅刺或王不留行籽贴压。

> ## 按 语
>
> 　　先生根据长期临床经验认为针灸治疗功能性遗精疗效较为满意，对器质性疾病引起的遗精，应积极治疗原发病，在药物治疗原发病的基础上进行针灸综合治疗。耳穴的选择除上述穴位外，还可加用神经衰弱区、神经衰弱点、睡眠深沉点等。在治疗初期即可配合耳穴疗法，可长时间刺激穴位，增加及延长治疗效果。对于耳针及疼痛畏惧者，可改用耳穴激光法治疗。
>
> 　　在生活习惯上，应节制性欲，避免处于性刺激环境。睡眠养成侧卧习惯，被褥不宜过厚，衬裤不宜过紧。心理因素对本病的影响很大，故医者在治疗的同时应积极消除患者的思想顾虑。

第二节　妇科病症

一、月经不调

月经不调是指月经的周期、经色、经量、经质等发生异常的病症。本病包括月经先期、月经后期、月经先后无定期。月经是受垂体前叶及卵巢内分泌激素的调节而形成的规律性、周期性子宫内膜脱落及出血,若垂体前叶及卵巢功能异常,就会形成月经不调。功能失调性子宫出血、生殖系统炎症及肿瘤等导致月经周期不规律属本病范畴。

(一)病因病机

中医学认为本病病因主要有感受寒邪、饮食伤脾、情志不畅等。病位主要在胞宫,与冲任二脉及肝、脾、肾关系密切。月经不调的基本病机是脏腑失常,气血失和,冲任损伤。月经先期多由气虚或血热所致;月经后期多由血虚、血寒和气滞所致;月经先后无定期多由肝郁或肾虚所致。西医学的功能失调性子宫出血常可出现经早、经迟、经乱,盆腔炎也可出现经早。

(二)临床表现

1. 经期

月经周期提前 7 天以上,甚至 10 日行经一次,连续 2 个月经周期以上者为月经先期;月经周期推迟 7 天以上,甚至 40~50 日行经一次,连续 2 个月经周期以上者为月经后期;月经周期提前或延后 7 天以上,连续 3 个月经周期以上者为月经先后无定期。

2. 色质

经色深红或色暗,质稠或有血块者为实证;月经量少,色淡质稀者为虚证。

(三)治疗

月经先期治宜调理冲任,清热调经;月经后期治宜温经散寒,行血通经;月经先后无定期治宜调补肝肾,理血调经。虚证当益气养血,调补肝肾;实证当行气活血,通络化瘀。

1. 基本治疗

主穴:气海、关元、足三里、三阴交。

配穴:月经先期实热证配太冲或行间;虚热证配太溪;气虚证配脾俞。月经后期寒实证配归来、血海;虚寒证配命门、归来。月经先后无定期属肝郁证加肝俞、期门、太冲;属肾虚者加肾俞、太溪。月经过多配隐白;胸胁胀痛加支沟、阳陵泉;腰骶疼痛加肾俞、次髎。

操作:选取平卧位,常规消毒。气海和关元垂直进针 0.8~1.2 寸,采用疏调手法,使针感下达阴器,宜缓缓放散;足三里用调补手法,针刺手法缓和,针感至足背或足大趾有麻电感;三阴交采用疏导手法,使足底有轻度麻电感和滞重感。每次留针 20~30 分钟,留针结束后,再针刺背部诸穴,针感以酸重为度。其他均根据证候虚实施行相应的补泻手法,阳气不足或寒凝者可配用灸法,如关元和气海可轮流配用艾条灸,肾俞可配用温针灸。经前 5~7 日开始治疗,至下次月经来潮前再治疗,连续治疗 3~5 个月,直到病愈。若经行时间不能掌握,可于月经净止之日起针灸,隔日 1 次,直到月经来潮时为止,连续治疗 3~5 个月。

2. 耳穴治疗

取内生殖器、皮质下、内分泌等耳穴。月经先期加脾、耳尖;月经后期加肝、交感;月经先后无定期加心、肝、肾。毫针浅刺或王不留行籽贴压。

3. 中药治疗

拟方：全当归 12 g，白芍 12 g，熟地 15 g，川芎 6 g，云茯苓 10 g，怀山药 10 g，益母草 9 g，柴胡 9 g，香附 6 g。月经提前量多，色红，于本方去川芎、淮山药、香附，加生地、玄参、丹皮、栀仁；若月经提前而量少色红，本方加玉竹、玄参、阿胶、生地；血虚者经血量少色淡，加黄芪、党参；血寒者经血量少色黑肢冷，加桂枝、附子；痰阻者经色淡质黏，带下连绵，加海螵蛸、陈皮；气郁者小腹胀痛，行经不畅，加柴胡、元胡、乌药、广郁金；血瘀者经色紫暗，有血块，加丹参、苏木。

按 语

先生认为，月经不调的病因病机错综复杂，辨证多见虚实夹杂，脾胃为后天之本，调养脾胃贯穿月经不调辨证论治的始终。李东垣在《脾胃论》中提出"人以胃气为本""脾胃为气血生化之源""内伤脾胃，百病由生"，其在理论与组方上皆重视升发脾胃之气。先生结合临床病案，总结妇科疾病在辨证治疗过程中从脾胃论治的立论依据，从而得出结论，健运脾胃是治疗妇科疾病必不可少的一个环节。

针灸对功能性月经不调有较好的疗效。如由生殖系统器质性病变引起者应以治疗原发病为主，采取综合治疗措施。把握治疗时机有助于提高疗效。一般多在月经来潮前 5~7 天开始治疗，行经期间不停针，从开始治疗至月经结束为 1 个疗程，连续治疗 3~5 个疗程，同时，嘱患者平时注意生活调养和经期卫生，如畅达情志、调节寒温、适当休息、忌食生冷和辛辣食物等。

二、痛经

在行经前后或月经期出现下腹疼痛、坠胀，伴腰骶椎酸痛或其他不适，程度较重以致影响生活质量者称痛经，又称"经行腹痛"。中医学认为，痛经多由情志不调，肝气郁结，血行受阻；或经期受寒饮冷，坐卧湿地，冒雨涉水，导致寒湿之邪客于胞宫，气血运行不畅所致；或由脾胃素虚，或大病久病，气血虚弱，或禀赋素虚，肝肾不足，精血亏虚，加之行经之后精血更虚，胞脉失养而发病。上述病因导致寒湿留滞或肝郁血瘀。冲任二脉气血不畅，胞宫血瘀，"不通则痛"；肾虚或气血不足，冲任二脉气血失和，胞宫失养，"不荣则痛"。其病位在胞宫，与冲、任二脉及肝、肾二脏关系密切。

西医学将痛经分为原发性和继发性两类，原发性痛经是指生殖器官无器质性病变的痛经，占痛经的 90% 以上，主要与月经时子宫内膜前列腺素含量增高，引起子宫平滑肌过强收缩、血管挛缩，造成子宫缺血乏氧状态有关，增高的前列腺素进入血液还可引起心血管和消化道的一系列症状。无排卵的增生期子宫内膜因无黄体酮刺激，所含前列腺素浓度很低，因此，通常不发生痛经。继发性痛经系指由盆腔器质性疾病所引起的痛经。本节以讨论原发性痛经为主，继发性痛经可参照本节针灸治疗。

（一）病因病机

痛经是妇女常见病之一,其形成的原因,分为原发性和继发性。中医认为痛经的形成,主要是由于气血运行不畅所致。无论外感内伤,虚实寒热,均可致冲任气血运行受阻,可因之于气血虚弱,冲任气虚,血行迟滞;或因气滞、血瘀、寒凝之故,瘀阻冲任,胞脉血行不畅,不通则痛。究其病因虽有虚实之分,盖其病机实质多属于气血失于调和,气机阻滞,血运不畅,而发痛经。

西医认为原发性痛经的主要发病机制有子宫收缩异常、子宫缺血、缺氧,性激素变化、子宫峡部神经丛的刺激等方面原因。继发性痛经多由盆腔炎、子宫内膜异位症、宫腔粘连等盆腔器质性病变导致。

（二）临床表现

原发性痛经常发生于月经初潮不久的未婚或未孕的年轻妇女,一般于月经来潮前数小时即已感到疼痛,成为月经来潮之先兆。月经开始时疼痛逐渐或迅速加剧,疼痛历时数小时,有的甚至2~3天,疼痛常呈现阵发性下腹部和腰骶部绞痛,疼痛剧烈时患者脸色发白,冷汗阵阵,全身无力,四肢厥冷,并有恶心、呕吐、腹泻、尿频、头痛等症状。

（三）治疗

1. 基本治疗

治法:调和气血,调经止痛。

主穴:合谷、支沟、三阴交。

配穴:气血不足加足三里、气海;气滞血瘀加太冲、血海;肝气郁结加阳陵泉;肾气亏虚加肾俞、太溪。

操作:先针刺远端穴合谷、三阴交,用较强刺激;后取小腹及背腰部穴位。腹部穴位,虚寒证可用灸法或温针灸。发作期每日可治疗1~2次,间歇期可隔日1次,月经来潮前5~7天开始治疗。

2. 耳穴治疗

取内分泌、内生殖器、神门、腹等耳穴,气滞血瘀证加肝、脾、三焦;寒湿凝滞证加肝、皮质下;气血虚弱证加脾、胃;肝肾亏损证加肝、肾。毫针浅刺或王不留行籽贴压。

3. 腕踝针治疗

取双侧下1区,沿皮向上平刺,每次留针30~40分钟,也可固定久留针达24小时。

4. 中药治疗

（1）寒凝血瘀者,治宜散寒通经,活血化瘀

拟方:制川乌、炒当归、焦白芍、川芎、肉桂、吴茱萸、姜半夏、炒党参、独活、威灵仙。随症加减:血块多加炙没药、丹参、益母草、失笑散等;腹胀痛加制香附、小茴香;夹湿加苍术、茯苓;肾阳虚或妇科检查子宫发育不良者,加鹿角片、淫羊藿、巴戟肉等。

（2）肝郁气滞者,治宜疏肝理气解郁

方用逍遥散加减。若胀甚加青皮、枳壳、八月札等;经行量多者,去茯苓、加焦栀子、炒丹皮、大小蓟炭等;伤阴加生地、麦冬等。现代医学中盆腔炎、子宫内膜炎引起的痛经,多因肝热夹湿,湿热壅阻胞络所致,可予清经导滞汤:炒当归、焦白芍、柴胡、广郁金、八月札、延胡索、红藤随症加减;合并子宫肌瘤者加土贝母、生牡蛎、玄参、海藻、昆布等。

(3)脾弱血虚者,治宜健脾补血

治以八珍益母丸加减。

(4)肝肾亏损者,治宜补益肝肾

偏虚寒者用景岳右归丸加减,偏阴虚者以一贯煎加二至丸、山药、山萸肉、白芍等,若为子宫内膜结核者,可加黄柏、夏枯草、黄芩、鱼腥草、黄连、百部等抗结核之品。

按 语

应仔细了解痛经病史,原发性痛经,一般始于初潮后1~2年内,没有生殖器官炎症病史,多见于青春期女性,继发性痛经应有原发性疾病病史及体征,多发生于已婚妇女。痛经发生的时间每与月经来潮时间有关,辨证之前应详询疼痛时间、性质、部位,月经色、质、期、量及全身其他兼症。医生要通过妇科检查了解患者生殖道及宫颈是否通畅,检查患者子宫发育是否正常,附件有无肿块、粘连,盆腔器官有无触痛,从而判断是否有生殖器官器质性病变。

先生认为痛经与经血来潮有密切关系,不同证型的痛经,其在"痛"与"经血"等方面的临床表现不同,实证痛经属于气滞者,多于经前小腹胀痛,时痛时止;属于瘀血者,多在经期疼痛,呈抽掣性痛或阵发性剧痛,月经有较多血块;属于寒湿者,其疼痛时小腹及腰部有酸冷感,月经后期、量少、色紫黑有血块;属于瘀热者,则多表现为跳痛、灼热感、月经先期、量多、色红有血块。实证痛经多剧烈、拒按,虚证痛经常发生于月经将净之时,痛势较轻,呈隐痛或疼痛绵绵,喜按、喜热。因气血两虚或肝肾不足者,患者又分别有其他全身性症状。

先生治疗痛经发作时,如疼痛剧烈,根据急则治标的原则,针灸治法当理气活血、以通为主。对反复发作的患者,或对于非发作阶段的患者,应按脏腑八纲辨证,确定治法,对证处方配穴,于经期前一周开始治疗,防止下一周期疼痛发作,连续数月,直至治愈。

针灸对原发性痛经有良好的治疗效果,对继发性痛经也能起到镇痛、改善症状的作用。当疼痛发作时,针刺操作宜用泻法,并适当久留针,可留针30~60分钟,一旦获效,还可在主要穴位上按压皮内针固定或在耳穴埋丸以延长刺激,增强疗效。治疗本病多配合艾灸,可以在患者腹部、腰骶部穴针刺后加用艾条温和灸,或用温针灸,使患者感到舒适松缓为度。针灸治疗本病应注意选择治疗时机,若能在月经来潮前一周即开始治疗,常可提高疗效,防患于未然。同时对兼有月经不调的患者,在止痛后应做有计划的继续治疗,使气血旺盛通畅,内分泌功能协调,有利于彻底治愈本病或减轻疼痛程度。

三、盆腔炎

盆腔炎作为育龄期妇女常见疾病,是指女性内生殖器及其周围的结缔组织、盆腔腹膜的炎症,可一处或几处同时发病,由于输卵管、卵巢统称附件,且输卵管发炎时常波及卵巢,因此,又有附件炎之称。盆腔炎分急性和慢性。急性盆腔炎的主要病因是产后或流产感染、宫腔内手术操作术后感染、经期卫生不良、邻近器官的炎症直接蔓延等导致。如急性盆腔炎未能彻底治疗,或患者体质较差,病程迁延,或因性生活、流产、盆腔镜手术等所伤,或感染外邪等则可致慢性盆腔炎。主要表现为下腹部坠胀、疼痛及腰骶部酸痛,有时还可伴有肛门坠胀不适,常在劳累、性交后及月经前后加剧,白带增多,或阴道出血,或伴有发热,严重的可并发不孕症。盆腔炎发病率与年龄、性生活后的卫生习惯有关,在育龄期妇女中占 30%~40%。

(一)病因病机

本病属于中医学"带下""癥瘕"等范畴。古代对本病急性期病因病机的记载散见于妇人热入血室、产后发热等病中。仲景认为妇女月经期若为外邪侵犯,则可导致往来寒热、神志不清等邪热侵犯"血室"之证。明代李梴认为妇女月经期或产后感邪致病,容易形成或痰或瘀的病理特点。他在《医学入门》中写道:"经行与产后一般,若其时余血一点未净,或外被风寒及湿冷、暑热邪气,或内伤生冷,七情郁结,为痰为瘀,凝积于中。"慢性盆腔炎的病因病机散见于带下、癥瘕、月经不调、不孕等门类中。如宋代陈言在《三因极一病证方论》中指出:"多因经脉失于将理,产褥不善调护,内作七情,外感六淫,阴阳劳逸,饮食生冷,遂致营卫不输,新陈干忤,随经败浊,淋露凝滞,为癥为瘕。"《景岳全书·妇人规》也载:"瘀血留滞作癥,惟妇人有之,其证则或由经期,或由产后,凡内伤生冷,或外受风寒,或恚怒伤肝,气逆而血留,或忧思伤脾,气虚而血滞,或积劳积弱,气弱而不行,总由血动之时,余血未净,而一有所逆,则留滞日积而渐以成矣。"综上,湿热之邪蕴积少腹是形成本病的主要原因。本病多因素体虚弱,感受外邪,或由于肝肾不足,外邪乘虚而入,客于胞络,使肝经和冲、任之脉失调,气机阻滞不畅所致。

(二)临床表现

急性盆腔炎可由炎症的轻重及范围大小而有所不同。全身症状较明显,常有恶寒、高热、头痛、下腹疼痛,可伴尿频、排尿困难、大便坠胀感,阴道分泌物增多,常呈脓性、有臭味。检查见体温达 39 ℃以上,呈急性病容,下腹有压痛、反跳痛、拒按、腹肌痉挛等。慢性盆腔炎由于疤痕粘连及盆腔充血,可引起下腹部坠胀、疼痛,腰骶部酸痛,有时伴有肛门坠胀不适,部分患者可有全身症状,如低热、易于疲劳、周身不适、失眠等。先生临床辨证将本病分为湿热证、瘀血证和虚寒证三种证型。

(三)治疗

1. 基本治疗

治则:健脾利湿,补益肾气,固摄带脉。

主穴:取穴以阳明经为主,手法采用虚实补泻,针灸并用。

处方:天枢、带脉、中极、合谷、足三里、三阴交、次髎。

配穴:湿热证加水道、水分、阴陵泉;瘀血证加气冲、血海、地机;虚寒证加气海、关元、肾俞。发热者取曲池、合谷;食欲不振者加中脘;如已形成脓肿,可采用脓肿四周围刺法。急性盆腔炎可每日治疗1~2次,慢性盆腔炎隔日1次。

操作:遵循吴门医派的针刺补泻特点,先生在盆腔炎的治疗中常用疏通、疏导、调补三种手法。其中,天枢、带脉、中极用疏通类手法,合谷、足三里用调补类手法,三阴交、次髎用疏导类手法。在针感方面,先生强调针刺足三里时,针感需沿足阳明胃经下行放射至足趾部;针刺三阴交需有电麻感,使小腿抽一抽,并放散至足内踝即止;针刺合谷时,针刺感需向大指、食指端放射为度;次髎下针后针感要直达尾骶部;针刺带脉、中极时,针感最好能向前阴扩散。双侧合谷、足三里加用电针中等刺激量,留针30分钟。

2. 耳穴治疗

取盆腔、内生殖器、神门、腹、肾上腺、皮质下、内分泌等耳穴,毫针浅刺或王不留行籽贴压。

3. 中药治疗

(1)急性盆腔炎

以清热解毒为主、活血化瘀为辅。

拟方:连翘10 g、金银花40 g、红藤12 g、丹皮9 g、柴胡9 g、枳实10 g、赤芍9 g、生甘草9 g、川芎8 g、桃仁8 g、败酱草10 g。如腹胀甚加川楝子8 g、木香8 g;痛甚加乳香9 g、没药8 g。

(2)慢性盆腔炎

以活血化瘀为主,辅以清热解毒之品。

拟方:当归12 g、乌药9 g、荔枝核10 g、木香9 g、柴胡8 g、枳实9 g、赤芍8 g、桃仁8 g、生蒲黄(包煎)9 g、没药8 g、土茯苓9 g、生薏苡仁10 g。

(3)寒湿阻滞、血瘀凝结者

多数兼有包块形成,治用温经散寒、燥湿化瘀消癥,促使包块软化。

拟方:桂枝8 g、制川乌8 g(先煎)、葫芦巴9 g、鹿角霜9 g、苍术8 g、茯苓9 g、乌药9 g、木香8 g、当归12 g、桃仁9 g。如腹冷痛甚者,方中桂枝改为肉桂8 g;胀甚者加荔枝核10 g;腹部有包块者,加三棱8 g、莪术8 g。

按 语

先生治疗本病,首辨急性与慢性,针灸对急性盆腔炎虽有一定的效果,但由于病情急重,很少单独用针灸治疗,可针药并治,以提高疗效,缩短病程,防止转为慢性。而慢性盆腔炎针灸的疗效比较显著,慢性盆腔炎由于炎症的粘连,造成输卵管不通而引起不孕者,更应针灸治疗。不过针刺腹部穴位时,针感宜向前阴扩散者效佳。且八髎穴在治疗妇科疾病方面疗效显著,《针灸甲乙经》云:"女子下苍汁,不禁赤沥,阴中痒痛,引少腹控眇,不可俯仰,下髎主之。"次髎结合三阴交强刺激治疗盆腔炎,可起到事半功倍的效果。

次重辨证,认为本病虽有多种证型,但其病变所属脏腑不外肝、脾、肾三脏。若遇肝气郁结所致气滞血瘀,治以行气活血,取膈俞、肝俞、曲泉、太冲等穴;若遇脾虚不运所致湿阻下焦,治以补脾化湿,取脾俞、足三里、阴陵泉、三阴交等穴;若遇肾气虚弱所致月事不调,治以益肾补虚,取肾俞、命门、阴谷、太溪等穴;若遇冲任失调所致月事不调、赤白带下,则治以调理冲任,取气海、关元、归来、大赫等穴。如此辨证施治,方能收获较好疗效。

慢性盆腔炎除针灸治疗外,还可配合其他物理疗法,如超短波、红外线、药物离子透入等,或用盐炒热后装入布袋,局部热熨,或温水坐浴等,以促进血液循环,改善组织营养,以利炎症吸收和消散。慢性盆腔炎病情顽固,故应鼓励患者建立信心,加强锻炼,提高抗病能力。

四、子宫肌瘤

子宫肌瘤又称纤维肌瘤、子宫纤维瘤,主要是由子宫平滑肌细胞增生而成。是女性生殖系统中最常见的一种良性肿瘤。多发生于35~50岁女性,20岁以下少见,生育年龄女性发病率20%~30%,因多数无自觉症状,未就诊,所以人群中发病率更高。随着社会环境和生活环境的变化,发病率更高。子宫肌瘤目前发病机制不明,多认为其发生与雌、孕激素水平有密切关系,是性激素依赖性肿瘤,有家族史,还有报道高血压、糖尿病治疗过程中可增加子宫肌瘤发病率,此外,生长因子和胶原在肌瘤的发生发展中也起到一定的作用。

（一）病因病机

本病属于中医学"癥瘕积聚""崩漏""月经不调"等范畴。古人认为本病多因产后受风寒,经行时中寒,或寒湿下注,或产后及经期中饮食寒温失调,脏腑失和,血气失调,气机阻滞,瘀血内停,以寒、湿、痰、瘀为常见。如《灵枢·水胀》云:"石瘕生于胞中,寒气客于子门,子门闭塞,气不得通,恶血当泻不泻,衃以留止,日以益大,状如怀子,月事不以时下,皆生于女子,可导而下。"《金匮要略》也有记载:"妇人之病,因虚积冷结气……血寒积结,胞门寒伤,经络凝坚。"明代王肯堂在《证治准绳》中言:"妇人癥瘕,并属血病……宿血停凝,结为症块。"

（二）临床表现

至少有50%以上的子宫肌瘤患者没有临床症状,其症状与肌瘤的数目、大小无关,而与肌瘤生长的位置有关,常表现为小腹坠胀,腰酸背痛,膀胱或直肠压迫症状,月经量多,贫血等。

（三）治疗

1. 基本治疗
治则:活血化瘀,温经散寒,软坚散结。

主穴：子宫、曲骨、横骨。

配穴：归来、关元、天枢、合谷、足三里、三阴交、次髎。

加减：寒湿证加水道、阴陵泉；瘀血证加血海、地机；虚寒证加气海、肾俞，神阙（艾灸）。

操作：遵循吴门医派的针刺补泻特点，先生在子宫肌瘤的治疗中常用疏通、疏导、调补三种手法。其中，子宫、曲骨、横骨、天枢用疏通类手法，合谷、足三里、关元用调补类手法，归来、三阴交、次髎用疏导类手法。在针感方面，先生强调针刺足三里时，针感需沿足阳明胃经下行放射至足趾部；针刺三阴交需有电麻感，使小腿有抽搐感，放电感并放散至足内踝即止；针刺合谷时，针刺感需向大指、食指端放射为度；子宫穴下针后针感向子宫扩散，次髎下针后针感要直达尾骶部。双侧合谷、足三里加用电针中等刺激量，留针30分钟。

2. 中药治疗

先生在用中药治疗子宫肌瘤方面注重按经期分段治疗，经行之前在吴门医派用药的基础上多加用丹皮、山栀、黄芩等清肝之品，如患者伴有经前头晕、血压偏高者，可加白蒺藜、珍珠母、钩藤等平肝潜阳之品。行经期中，经行第1~2天，常用党参、黄芪、当归、川芎、白术、白芍、制香附、失笑散等；经行第3~4天，多用党参、黄芪、白术、白芍、炮姜、阿胶、艾叶炭、当归、熟地、紫石英、花蕊石、牛角腮等。经净以后至下次月经来前的治疗多针对子宫肌瘤以治本，多用白花蛇舌草、石见穿、鬼箭羽、三棱、莪术、夏枯草、生牡蛎等，稍加党参、白术等以扶正，如体质虚弱者去三棱、莪术，加失笑散，肝肾阴虚的加枸杞子、菟丝子、女贞子等。如年龄已至绝经期，则加用知柏地黄丸以清下焦相火，可促使患者早日绝经。

按语

先生指出子宫肌瘤在早期多无自觉症状，因此有必要定期妇科体检，做到早发现、早诊断、早治疗。在治疗开始前，可行妇科超声检查肌瘤的大小，如瘤体较小，今后有生育要求，不愿行手术治疗的患者可行中药、针灸等保守治疗。如短时间内瘤体变大，或肌瘤本身较大，或经保守治疗效果不明显，可行宫腔镜或进一步手术治疗。其中，开腹手术对于生育的影响较大，3%~4%的患者因手术困难而在术中改为全子宫切除，还经常会发生盆腹腔粘连。

子宫肌瘤是性激素依赖性肿瘤，因此患者的日常饮食调摄也很重要，除需注意日常的经期保暖、个人卫生外，还需注意饮食防控，尽量少吃豆制品、海鲜及寒凉的食物，不用含激素类的化妆品。

五、不孕症

不孕症现又称不育症，是妇科常见的疑难病症，指凡女子婚后未避孕，有正常性生活，配偶生殖功能正常，同居2年以上而未受孕者，或有过孕育史，而后未避孕，又连续2年未再受孕者。不孕症分原发性不育和继发性不育，又有器质性和功能性之别。不育的定义及调查方式的不确定性，影响着不育的流行病学资料的结果及质量。世界范围内不育的最新资料来自世界卫生组织(2012年发表),该资料以试孕1年不育为标准,区域范围内的统计资料包括,美国发生率为15.5%,法国发生率为24%,国内尚缺乏大规模流行病学调查,现有统计资料从6.66%~13.6%不等。

(一)病因病机

本病属于中医学"全不产""断续""无子""无嗣"等范畴。不孕症病因复杂,中医学认为虚、痰、瘀、郁皆可致病,其证型有肾虚、肝气郁结、瘀滞胞宫、痰湿内阻之分。先生认为,虽然不孕症成因复杂,证型多样,但总的病机皆可归结为气血失调,胞宫失养而致经水失调,恰如《女科要旨》所述:"妇人无子皆由经水不调,经水所以不调者,皆由内有七情之伤,外有六淫之感,或气血偏盛,阴阳相乘所致。"吴门医派历代医家治疗不孕症也都强调脾胃和,气血调,胞宫得养,则妇人有子。

不孕的危险因素涉及感染、环境、基因等多个方面,据世界卫生组织统计分析,目前导致不孕的主要原因是感染性疾病,即感染性疾病导致输卵管堵塞;其次是高龄;同时无保护的性生活后人工流产,尤其是行不安全人工流产术后,女性不孕的发生率会更大。此外,下丘脑性无排卵、雄激素过高、早发性卵泡破裂等排卵异常;子宫内膜异位症、先天性子宫构造异常、子宫肌瘤等子宫本身的病变以及输卵管异常等均可引起不孕。

(二)临床表现

以育龄妇女,未避孕,配偶生殖功能正常,婚后有正常性生活,同居2年以上而未怀孕为主症。先生临床辨证将本病分为肾虚、肝气郁结、痰湿阻滞、瘀滞胞宫四种证型。

(三)治疗

1. 基本治疗

治则:健脾胃,养气血,调冲任。

主穴:足三里、三阴交、合谷、太冲、次髎。

配穴:肝郁加肝俞;肾虚加太溪、肾俞,偏阳虚加命门;痰湿重加阴陵泉、脾俞;瘀重加血海。

操作:遵循吴门医派的针刺补泻特点,先生在不孕症的治疗中常用疏通、疏导、调补三种手法。其中,足三里和三阴交采用调补手法以健脾和胃,合谷和太冲先用疏通手法,后用疏导手法来调和气血,次髎用疏导手法。在针感方面,先生强调针刺足三里时,针感需沿足阳明胃经下行放射至足趾部;针刺三阴交需有电麻感,使小腿有抽搐感,并使电流感放散至足内踝即止;针刺合谷时,针刺感需向大指、食指端放射为度;针刺太冲穴使针感达趾端。随证加减诸穴虽不强调感传,但亦必须有气至之感;次髎向前阴方向深刺,使针感向前阴放射。此外,先生遥承培卿公之遗法,常在针刺补泻得气后,对足三里、合谷等穴再行温针灸法,谓取艾之性温,温妇人胞宫血脉,温养填精以助孕。

2. 中药治疗

与吴门医派学术主张一脉相承,李尤两家皆重视后天脾胃,倡导针刺同时要顾护脾胃。

先生兼承两家之长,治疗不孕症时习用归脾汤,以益气健脾,养血安神。根据患者病情辨证加减,肝郁则适当加重理气药、活血药,肾阴虚则加重补肾阴和补血之品,肾阳虚则重温补,痰湿则健脾化痰。每与针刺同时应用,补脾胃,充气血,促进自身整体的调节。

> ### 按 语
>
> 　　先生认为引起不孕不育的原因很多,男女双方皆应查明原因,针灸主要对因神经内分泌功能失调导致的不孕有较好的疗效,对其他方面引起者,还需对因治疗,且针灸疗程较长,需坚持治疗。在治疗期间应根据月经的不同周期有所侧重地进行针灸,特别是在排卵期,即月经周期的第 12 天开始,针灸可促进排卵。同时,对不孕症患者一定要注意情志调节,尤其是对于功能性不孕患者,适当的精神放松和体育运动有时比治疗更加有效。对不孕症患者还需注意经期卫生,掌握排卵期同房促进受孕的一些技巧。

第三节　儿科病症

一、小儿脑性瘫痪

　　小儿脑性瘫痪简称脑瘫(cerebra palsy,CP),是一组持续存在的中枢性运动和姿势发育障碍、活动受限症候群,常伴有感觉、知觉、认知、交流和行为障碍,以及癫痫和继发性肌肉骨骼问题,是儿童肢体致残的主要疾病之一。据有关资料统计,我国脑瘫的发病率为 2.48‰,患病率为 2.45‰。中医并无脑瘫病名的记载,根据其临床表现,多归属于"五迟(立、行、发、齿、语五迟)""五软(头项、口、手、脚、肌肉五软)""五硬""胎怯"等范畴。

(一)病因病机

　　脑瘫的病因一般可归于先天禀赋不足与后天调养不当。一方面,父母精血不足、早产等因素可导致患儿先天禀赋不足,以致精血不足,脑髓不充,四肢百骸、筋骨肌肉皆失所养。正如清代《医宗金鉴·幼科心法要诀》曰:"小儿五迟之证,多因父母气血虚弱,先天有亏。"另一方面,后天感受邪毒、难产、产伤、脐绕颈等因素可损伤患儿脑络,致使脑髓不充,四肢百骸、筋骨肌肉失其所养,发为本病。清代《诚书·论行迟》曰:"……至若生下周岁内,重帏深闭,不见风日,与终日怀抱,筋骨未曾展舒,此后天珍惜太过,十有二三。又有离胎多病,与饮病乳,或过食肥甘,则疳症所侵,血气日惫,十有六七。"脑为元神之府,脑髓不充,神失其聪,导致智力低下,反应迟钝,语言不清;五脏不足则四肢无力,手软不能握持,足软不能站立等,遂成本病。总之,本病病位在脑,其基本病机是髓海不充、五脏不足。

在病因方面,现代医学认为脑瘫分先天因素和后天因素两大类。先天因素包括出生前期和出生时期两方面因素。出生前期主要指母亲怀孕期间胎儿发生感染、出血、缺氧、生长障碍、发育畸形;或妊娠期孕妇患高血压、糖尿病、不慎跌仆、接触放射线等。出生时期主要指由羊水堵塞、脐带绕颈、胎粪吸入等造成的窒息;或难产、产钳所伤导致婴儿脑缺氧或颅内出血等。早产婴儿因其血管脆弱,如遇上述情况更易发生窒息而导致本病。后天因素主要指在出生后时期内新生儿黄疸、脑部感染、外伤或护理不当,如盖被闷窒婴儿造成脑缺氧等,也可发生本病。

(二)临床表现

有持续存在的中枢性运动障碍,并伴有运动和姿势发育异常和反射发育异常,有的患儿表现为肌张力及肌力异常,可伴有不同程度的智力低下、语言障碍等。临床辨证常见肝肾不足、心脾两虚和痰瘀阻络三种证型。

(三)治疗

先生在治疗脑瘫中注重综合治疗,针灸、中药及康复训练等联合运用,针灸方面强调头针与体针并用,身体前后左右阴阳平衡,补肾通督健脑;中药方面注重顾护脾胃,后天温养先天。

1. 基本治疗

(1)针灸选穴

1)头针

四神针(位于百会穴前后左右旁开1.5寸各一针,共四针);智三针(前发际与头部正中线交界为第一针,左右旁开3寸各一针,共三针);脑三针(脑户穴为第一针,脑户穴左右旁开1.5寸各一针,共三针);颞三针(耳尖直上入发际2寸为第一针,左右旁开1寸各1针,左右共6针)。

2)体针

主穴:大椎、身柱、命门、肾俞、曲池、内关、合谷、足三里、阴陵泉、三阴交、悬钟、太溪、太冲。

配穴:肝肾亏虚证加肝俞、筋缩;心脾两虚证加内关、心俞、脾俞;痰瘀阻络证加血海、丰隆、膈俞;脾虚肝亢证加脾俞、太冲;脾肾虚弱证加中脘、气海、关元、脾俞。其他配穴按瘫痪部位及伴有症状随症加减。

(2)操作方法

常规皮肤消毒,体针与头针均选用苏州医疗用品厂生产的"华佗"牌30号1寸一次性不锈钢毫针作为治疗针具。患儿呈俯卧位,点刺背部诸穴,进针后采用小角度捻转调补手法,每穴行针6秒后出针;而后患儿呈坐位,消毒后依次针刺头部、双侧上肢、双侧下肢穴位,头针四神针使针尖均向外方平刺0.8~1寸,智三针同时向后平刺0.5~0.8寸,颞三针和脑三针均向下平刺1寸左右。进针时,针与头皮呈20°~30°夹角,用夹持进针法快速刺入帽状腱膜下,进针一定深度后固定不提插,捻转针身左右旋转,每分钟捻转200次左右,捻转2~3分钟后留针,其他体针一般根据患儿具体情况,针刺深度0.5~0.8寸,采用调补手法,头针体针均留针 30 分钟;除了合并癫痫的患儿,其余患儿颞三针中间一针与同侧四神针接电针,足三里与同侧太冲接电针,共四组电针,选用连续波,以患儿可耐受为度。

2. 耳穴治疗

取皮质下、交感、神门、脑干、肾上腺、肝、肾、脾、胃等耳穴,毫针浅刺或王不留行籽贴压。

3. 穴位注射治疗

处方:大椎、肾俞、足三里。

方法:用神经节苷脂、鼠神经生长因子、脑活素、乙酰谷酰胺等神经营养剂或维生素 B_1、维生素 B_{12} 注射液等维生素制剂进行穴位注射,每次每穴注入 0.5~1 毫升,隔日 1 次,10 次为 1 疗程。

4. 中药治疗

先生在针灸治疗脑瘫的同时特别注重中药的使用,且用药遣方多遵从吴门医派顾护脾胃的原则,以党参、黄芪扶正补气,生、熟地黄调补肾气,白术、白芍柔肝健脾,茯苓、山药、佛手、陈皮等祛湿疏肝,健脾和胃,辅以六味地黄汤等补脾益肾,以后天温养先天,先、后天同补。且遣方用药多顾护脑瘫患儿的体质调理,如肝肾亏虚证患儿多加用枸杞子、女贞子、益智仁等;心脾两虚者多加用太子参、当归等;痰瘀阻络者多加用远志、石菖蒲、当归、川芎等;脾虚肝亢者多加用天麻、钩藤等;脾肾虚弱者多加用怀牛膝、山萸肉、黄精等。

拟方:党参 12 g、炙黄芪 6 g、炒白术 10 g、茯苓 10 g、天冬 10 g、麦冬 10 g、玄参 10 g、红花 5 g、生山药 16 g、枸杞子 12 g、酒女贞子 10 g、煅珍珠母 20 g(先煎)、熟地黄 12 g、烫狗脊 16 g、红枣 6 g。每天 1 剂,水煎,早晚分服,14 天为 1 疗程。

按 语

小儿脑性瘫痪,就是由于脑络受损,先天肾气不足,导致元神失主,四肢不用。表现为中枢运动功能障碍与姿势异常,并可伴有精神发育迟滞、语言障碍、视听觉障碍、癫痫、情绪行为障碍等症状。因为该病是一组综合征,个体表现差异很大,治疗相当困难,所以单一的治疗方法很难奏效。先生认为必须综合治疗才能提高疗效。

脑瘫虽是非进行性的,但运动功能障碍却长久存在,且每年都有新的脑瘫患儿产生,给本人、家庭和社会带来沉重负担。先生常说,脑瘫患儿必须早期预防,重视围产期及胎儿期保健,早期发现,早期诊断,特别是在生长发育较快的 3 岁之前,采取针刺为主,联合中药、肢体功能康复、语言和智力训练、心理疏导等治疗方式尽早介入脑瘫患儿的治疗,更有利于患儿的恢复。且对本病的治疗需要耐心,通常以 3 个月为 1 个疗程。先生认为,针灸在治疗脑瘫方面还是较为安全的,但在治疗时一定注意让家长积极配合,以防晕针、吞针等情况的发生。对口服中药不配合的患儿,可尝试添加矫味剂,或是制成贴敷外用,或是改为泡脚吸收。同时,脑瘫的康复是一个长期复杂的系统过程,因此在治疗脑瘫的同时,要重视家庭参与,家庭是孩子成长的最好环境,家长与孩子相处时间最长,家长及亲人积极配合医生参与康复,把治疗融于患儿的日常生活和游戏中,持之以恒,提高患儿的自信心和自理能力,才会收到最佳疗效。

　　先生对本病的针灸治疗采用头针体针相结合,头为诸阳之会,脑为元神之府,四神针、智三针、颞三针与脑三针并用可以调理大脑气血,使脑络得通,髓海得健,同时亦是一个调神的过程。体针中大椎、身柱、命门均为督脉腧穴,能通调全身阳气及十二经;肾俞位于腰背部,足太阳膀胱经上,是肾脏经气输注的部位,针刺补之,可使肾气充足,脑髓得养;合谷、太冲为"四关穴",开四关以调五脏;曲池、足三里为手足阳明经之合穴,多气多血,取之调整机体气血。三阴交为肝、脾、肾三条阴经的交会穴,取之补后天以养先天;悬钟为八会穴之"髓会",取之补髓健脑。以上诸穴同用,不仅可以调动全身气血,使气血畅达,同时也使肾气充足,脑髓得养,以收补肾健脑之效。

　　4. 先生在针灸治疗本病时还非常注重阴阳平衡,对每位患儿在针灸正面的同时注重背俞穴的运用,讲究阴阳调补得宜,阳生阴长,动态平衡;且对针灸的手法、针感等要求很高,如对头针、背俞穴、合谷、足三里多强调运用调补类的手法,对太冲、曲池、大椎等多要求疏调或疏导类的手法,对外关、悬钟等要求用平补平泻类的手法;在针感上,针刺内关多要求针感达指尖,三阴交、足三里则多要求针感到足端。同时先生在针灸结束的同时每多辅以相关的按摩、捏脊手法,配合中药,可健脾补肾,通督壮阳,以期收到事半功倍的效果。

二、抽动障碍

　　抽动障碍(tic disorders,TD)是起病于儿童或青少年时期的一种神经精神障碍性疾病,临床上表现为以一个或多个部位不自主的、反复的、突然的、快速的、重复的、有节律的运动抽动和(或)发声抽动为主要特征。现代医学根据临床症状和病程长短的不同分为短暂性抽动障碍(TTD)、慢性抽动障碍(CTD)和多发性抽动障碍(TS)三种类型。本病症状复杂,治疗困难。抽动障碍的总发病率为0.5%~1%,根据国内研究表明,我国抽动障碍的儿童高达6.1%,男女比例为3~4∶1,并呈逐年上升的趋势,逐渐成为严重影响儿童身心健康的常见疾病之一。

　　抽动障碍可表现为双眼眨动、抽鼻、撇嘴、摇头、扭脖、耸肩、挺胸、肢体抽动、腹部抽动、喉中发声难以自控,其发作频率、强度存在明显的个体差异。本病及相关并发症会对患儿的身心健康、生活质量、工作择业、婚育交友等造成负面影响。

(一)病因病机

　　本病属于中医学"慢惊风""肝风""瘛疭""抽搐""搐搦""风痫""筋惕肉瞤"等范畴。中医学认为本病发病与先天禀赋不足、产伤、窒息,以及感受外邪、情志失调等因素有关,多由五志过极,风痰内蕴引起,病位主要在肝,与心、脾、肾、脑密切相关,主要病机为肝风内动。小儿心、肝多有余,脾、肾常不足,个体禀赋不足是发病的重要内因,加之后天调护失宜,感受外邪、教养失当,遇惊吓、紧张、学习压力等致情志失调,五志过极,阴虚阳浮,肝风扰动而发病,引起本病的风阳,实证以气郁化火,引动肝风;虚证则以水不涵木,虚风内动,脾虚者亦可肝风夹痰为患。

抽动障碍现代医学的病因及病理生理机制尚无定论,其发病可能是多种因素交互作用的结果,与遗传因素、神经生物学因素、免疫因素、环境心理因素、围产期因素及其他因素相关。

(二)临床表现

以反复性、不自主、重复、快速、无目的动作为主症,并影响到多组肌群,常始于头面肌肉,如点头、皱眉、眨眼、噘嘴、嗅鼻等,以后发展到耸肩、抬臀、扭腰、踢腿等肩、臂、躯干及下肢肌肉。发作频繁,可达每日数百次之多。甚至发展到喉肌抽搐,出现轻咳、干咳、喊叫、犬吠、吼叫等声音,并时伴谩骂、粗言秽语、刻板的模仿语言和动作。先生临床将本病辨证分为肝风内动、痰火扰心、脾虚痰聚和阴虚风动四种证型。

(三)治疗

先生在治疗本病时以调肝熄风为治疗大法,把握患儿全身的气血阴阳,注重平阴阳,调气血,并强调调养体质,健脾养胃,顾护后天。根据本病的分型,采用多种方法相结合,阶梯式治疗。对于短暂性抽动障碍,单采取针刺治疗;对于慢性抽动障碍,采用针刺、耳压与穴位贴敷结合;对于多发性抽动障碍,采用腧穴按揉、点刺、拔罐、针刺、电针(电针接太冲和合谷四关穴)、耳压、腕踝针和穴位贴敷相结合。如针灸综合治疗效果欠佳,可适当配合口服中药。

1. 基本治疗

主穴:百会、印堂、大椎、肝俞、风池、合谷、足三里、三阴交、太冲。

配穴:肝风内动证加侠溪、行间;痰火扰心证加内关、丰隆;脾虚痰聚证加脾俞、丰隆;阴虚风动证加肾俞、太溪。局部配穴:挤眉弄眼加太阳、阳白;张口歪嘴加颊车、地仓;喉中声响加廉泉、照海;摇头耸肩加肩井、天柱。

操作:常规皮肤消毒,针具均选用苏州医疗用品厂生产的"华佗"牌30号1寸一次性不锈钢毫针。患儿先取俯卧位,针刺大椎采用疏调手法,针刺风池向鼻尖方向斜刺约0.5寸,得气后行疏调手法;针刺肝俞采用输通手法,均行针6秒后出针。而后患儿呈仰卧位,百会、印堂平刺约0.5寸,得气后行疏调手法;足三里和三阴交直刺0.5~0.8寸,得气后行调补手法;合谷、太冲直刺约0.5寸,得气后行疏调手法,接电针治疗仪,同侧四关穴为一组,频率采用连续波,以患儿能够接受的输出电压为度,留针30分钟。

2. 耳穴治疗

取神门、缘中、心、肝、脾、内分泌、肾上腺、皮质下、耳尖等耳穴,肝风内扰证加结节、耳中、艇中;痰热互结证加肺、交感;脾虚肝亢证加三焦、脑干;肝肾阴虚证加肾。并根据伴随症状加用眼、屏间前、咽喉、口、内鼻、外鼻等。毫针浅刺或王不留行籽贴压。

3. 穴位贴敷治疗

详见第五章第二节中药贴敷章节。

4. 腕踝针治疗

根据患儿抽动部位选取进针点,取双侧上1区和上2区,沿皮向上平刺,每次留针30~40分钟,也可固定久留针达24小时。

5. 中药治疗

(1)肝风内动,痰浊上扰者

治宜平肝熄风,化痰安神。

拟方:天麻6 g、钩藤6 g(后下)、僵蚕6 g、丹参6~9 g、石菖蒲3~6 g、炙远志6~10 g、淮小麦6~10 g、知母6 g、益智仁5~9 g、胆南星3~5 g。每天1剂,水煎,早晚分服,14天为1疗程。

(2)肝阳上亢,阴虚风动者

治宜滋阴潜阳,息风止痉。

拟方:桂枝10~15 g、鳖甲9~15 g(先煎)、黄精8 g、生龙齿6~9 g(先煎)、代赭石8~15 g(先煎)、天麻6~10 g、钩藤6~10 g(后下)、玄参6~12 g、麦冬8~12 g、远志8~10 g、白芍6~10 g、益智仁6~10 g、生地黄8~12 g。每天1剂,水煎,早晚分服,14天为1疗程。

按 语

先生多年的临床经验认为短暂性抽动障碍预后良好,症状在短期内逐渐减轻或消失;慢性运动或发声抽动的症状迁延,但对生活、学习和社会适应能力影响不大;而多发性抽动症预后较差,需较长时间治疗才能控制症状,但病情易反复,多数患者在少年后期逐渐好转,少数持续到成年甚至终身。针灸治疗本病起效较快,多在短期内症状即有不同程度的改善,但有起伏波动现象,因此治疗要持之以恒。随着病程的延长,伴发的行为问题变得更多,宜早期介入针灸,有助于及时控制症状,缩短病程,改善预后。

先生治疗本病时特别重视针刺手法,第一,进针必须轻巧,动如太极,聚精调神。因为抽动障碍患儿神经过于敏感活跃,即"神"不稳定,故调神尤为重要,具体运用时,除了调患者的神,医者也需平心静气,呼吸吐纳,聚精会神,意灌于针直至于患处,达到"共振"。第二,手法缓和,不伤阳气。因为患儿正处于生长发育迅速的年龄段,五脏六腑、四肢九窍都处于欣欣向荣的阶段,手法以导气为主,徐进徐出,意在平和,忌急忌猛,避免过强刺激。除了个别调肝效穴,如肝俞、太冲等用泻法的输通手法外,其余均采用平补平泻的疏调手法。

先生认为本病三分在治疗,七分在调适。一要重视饮食,对本病来说,甜食发物是大忌;二要重视家庭环境,家庭和谐是根本;三要重视心理护理,减压关爱是关键;四要重视培养好习惯,一定要早睡早起,不能多看电子产品。儿童抽动障碍一般来说,越早治疗效果越好。大多数患儿在长大成人后病情向好的方向发展,有约50%的患儿在青春发育期后抽动症状自然缓解,约25%明显减轻,约25%在成人后仍有抽动症状,将影响就业等社会活动。

家长要主动配合医生的治疗,对孩子的抽动症状不要给予特别的注意或提醒,努力造就孩子良好的性格,保持一个稳定的情绪。语言和蔼,多使用表扬和鼓励的语言。耐心地了解孩子的心理活动,绝不可表现出不耐烦和焦虑。当孩子犯错误时,不能辱骂、殴打,要细心开导、耐心说服,以保证孩子的情绪稳定性。家长要与学校老师取得联系,让老师多给予正确引导,让同学们多给予帮助,其目的在于不要让同学或周围人对患儿有歧视,让孩子觉得到处都是温馨和安全的环境,让孩子感到生活中有快乐感,从而消除自卑心理,有利于缓解患儿的抽动症状。

三、小儿遗尿

小儿遗尿是 3 岁以上幼儿睡眠中仍小便自遗,醒后方知,又称"尿床""夜尿症"。多见于 10 岁以下儿童,遗尿古称"遗溺"。中医学认为,遗尿的病位在膀胱,多因肾气不足、下元虚寒,或脾肺气虚,或肝经湿热等导致膀胱约束无权而发生。西医学认为本病少数由于蛲虫病、先天性脊柱裂或大脑发育不全所致,大部分是由于大脑皮质或皮质下中枢功能失调引起功能性遗尿,且与多种因素如突然受惊,过度疲劳,调换新环境等有密切关系。临床按照病因可分为原发性和继发性两类,其中原发性遗尿症较多见,占 70%~80%,无明显尿路或神经系统器质性病变,男多于女(2~3:1),部分患者有家族史,多因控制排尿的能力发育迟滞所致。继发性遗尿症大多与神经系统疾病或泌尿系疾病有关。

(一)病因病机

中医学认为,本病多因肾气不足,下元虚寒,或脾肺气虚,或肝经湿热等导致膀胱约束无权而发生。病变部位主要在肾和膀胱,病变性质以虚证为主。先生认为,本病主要责之于肺、脾、肾三脏,气虚为本。《素问·经脉别论》载:"饮入于胃……上归于肺,通调水道,下输膀胱,水精四布,五经并行。"肺主行水,依靠肃降功能将无用的水液下归于肾而输于膀胱,排出体外,而肺气虚则肃降功能失调,通调水道功能失利,则遗尿;《素问·经脉别论》载:"饮入于胃,游溢精气,上输于脾,脾气散精……"脾主升清,全身水液依赖于脾的升清功能,输布于全身脏腑,而脾气虚则水液无力升清固摄,下归于膀胱,发为遗尿;《素问·上古天真论》载:"肾者主水,受五脏六腑之精而藏之。"肾在调节体内水液平衡方面起极为重要的作用,肾对体内水液的潴留,分布与排泄,主要靠肾气的"开"和"阖",肾气亏虚则开阖失司,发为遗尿。

(二)临床表现

3 岁以上幼童,在睡眠中不自主排尿,甚者一夜多次等为临床主症。先生临床将本病辨证分为肺脾气虚、肾气不足、心肾不交和肝经湿热四种证型。

（三）治疗

先生在治疗小儿遗尿中强调以补为主,针、灸、药并用,三者结合,同时运用吴门温灸治疗,加之尤氏针刺疗法,结合中药治疗,肺脾肾三脏同调,三管齐下,是谓之"三合一平衡治疗"。肺脾气虚治宜补肺益脾,固涩膀胱;肾气不足治宜温补肾阳,固涩膀胱;心肾不交治宜清心滋肾,安神固脬;肝经湿热治宜清热利湿,泻肝止遗。

1. 基本治疗

主穴:百会、内关、气海、关元、足三里、阴陵泉、三阴交、肾俞、次髎。

配穴:肾气不足加命门、太溪;肺脾气虚加肺俞、脾俞。

操作:患儿先取俯卧位,肾俞采用调补手法,次髎采用疏调手法,均行针6秒后出针。而后患儿呈仰卧位,直刺或向下斜刺气海和关元穴,使针感放射到前阴部;直刺足三里和三阴交0.5~0.8寸,得气后行调补手法;阴陵泉直刺约0.5寸,得气后行疏调手法。阴陵泉、三阴交接电针治疗仪,同侧穴为一组,采用连续波,以患儿能够接受的输出电压为度,留针30分钟。一周3次,3个月为1个疗程。

2. 灸法

将100克艾绒放置灸盒中,将灸盒置于下腹,以脐为中心,覆盖神阙及周围穴位,涉及任脉、脾经、胃经,持续温灸30分钟,以收到健脾和胃、升清降浊、调理冲任、温补下元、通调三焦,对本病起到标本兼治、阴阳调和之功效。

3. 耳穴治疗

取膀胱、肾、腰骶椎、皮质下、缘中、三焦、神门,肺脾气虚加肺、脾,肾气不足加脾、胃,心肾不交加肝,肝经湿热加肝、胆、脾、胃。毫针浅刺或王不留行籽贴压。

4. 穴位敷贴治疗

详见第五章第二节中药贴敷章节。

5. 中药治疗

拟方:黄芪4~8 g、党参5~8 g、北沙参4~8 g、丹皮3~6 g、丹参4~8 g、白术4~8 g、白芍4~8 g、豆蔻3~6 g、五味子4~6 g、炙远志4~8 g、菖蒲3~6 g、功劳叶4~9 g、台乌药3~6 g、覆盆子4~9 g、何首乌4~8 g、金樱子4~8 g。辨证加减:脾虚气不升者,以补益脾胃为主,重用黄芪;食纳欠佳,脾气虚弱运化无权者,应重视运脾益气,重用党参、豆蔻、焦白术,兼顾宁心益神;与情绪精神因素有关者,注意交通心肾,重用炙远志、菖蒲、五味子。每天1剂,水煎,早晚分服,14天为1疗程。

> ## 按 语
>
> 先生认为治疗小儿遗尿症以补益肺气、健脾益气、固肾止遗为法,多取用任脉、足太阴经穴为主。百会可升提中气、醒脑开窍促醒;气海、关元益气固肾,补养先天,以增强膀胱之气化、固摄功能;足三里、三阴交健脾益气,补益后天以助膀胱之约束能力。先生强调,治疗小儿遗尿同时要重视心理治疗,过多的苛责和压力可能会加患

儿的心理负担,治疗小儿遗尿应注意患儿心理活动。

小儿遗尿症根据病因可分为原发性与继发性遗尿两类。原发性遗尿是患儿出现遗尿,但无明显尿路或神经系统等器质性病变。继发性遗尿则病因复杂,患儿遗尿是由明显的泌尿系统或神经系统病变等所引起,如癫痫、脑病、脊膜膨出、腰骶椎隐裂等,以及泌尿道畸形、感染,尤其是膀胱炎、尿道炎等可引起继发性遗尿现象,实验室检查(尿常规、尿培养)以及X线平片观察有无脊柱裂,膀胱尿道造影观察有无下尿路梗阻等有助于诊断病因。针灸治疗原发性遗尿效果颇佳,一般治疗1~2个疗程即可见效,有效率可达90%以上。但继发性遗尿效果欠佳,且容易复发,必须针对原发病进行综合治疗。

先生善用灸法,他认为针和灸在临床上是不可分割的两个重要方法,善治病就要学会针灸并重,灸法可以温通督阳,扶正固脱,温经散寒,消瘀散结,防病保健。在临床中,许多疾病靠单纯的针刺手法,疗效不确切,反而增加患者的痛苦,耽误疾病治疗的最佳时机。所以临诊中先生常在采用单纯针刺手法基础上,重用灸法,使很多疑难杂症都获得了很好的效果。比如在治疗小儿遗尿症中常在针刺的同时,于下腹部加用温灸盒灸,《铜人针灸图经》云:"凡大病宜灸脐下五百壮,补接真气。"下腹部除了气海、关元穴,还有肾、胃、脾经所在,温灸并非在一个点上,而在一个面上,既安全、又增加了灸治的范围,在临床上取得了很好的治疗效果。

四、疳证

疳证是由多种疾患引起的一种慢性疾病,又称为小儿营养不良。临床以面黄肌瘦、毛发稀疏枯黄、精神萎靡或烦躁、饮食异常为特征。多见于5岁以下的婴幼儿。按发病先后和病情轻重程度不同,分疳气、疳积、干疳三个阶段。因其起病缓慢,病程迁延,病情复杂,严重影响小儿生长发育,甚则危及生命,故曾被古代医家视为"恶候",位列儿科四大要证之一。随着我国居民生活水平的提高和医疗保健事业的发展,疳证发病率较前明显下降,重症患儿的病死率也较前明显减少。

(一)病因病机

本病属于中医学"疳证""积滞"范畴。疳证的发生多因喂养不当、病后失调、禀赋不足、感染虫疾等所致。如《幼幼集成·诸疳症治》云:"夫疳之为病,亦小儿恶候……有因幼少乳食,肠胃未坚,食物太早,耗伤真气而成者……疳之为病,皆虚所致虚……为积之本,积反为虚之标也。"患儿由于乳食无度,饮食不节,壅滞中焦,损伤脾胃,不能消磨水谷而形成积滞,导致乳食精微无从运化,脏腑肢体失养,身体日渐羸瘦,气阴耗损而成疳证。亦可由饮食不洁,感染虫疾而耗夺乳食精微,气血受戕,不能濡养脏腑筋肉,日久成疳。初见脾胃失和,纳化失健,发为疳气;继之脾胃虚损,积滞内停,而为疳积;后期脾胃虚衰,津液消亡,气血两败,终致干疳。本病的病位在脾胃,可涉及心、肝、肺、肾,病性有虚有实,以虚为主。基本病机为脾胃受损,气血津液亏耗。

现代医学认为本病主要因喂养不当及小儿本身疾病所致。如母乳不足、人工喂养方法不当使供给的蛋白质或/和热量不能满足小儿生长发育的需要。或急慢性疾病或消化道畸形,也可造成摄入量少,代谢、消耗增加,以及营养物质的消化、吸收、利用障碍而造成营养不良。其主要发病机理为新陈代谢包括蛋白质、脂肪、糖、水、盐、各种维生素及微量元素等代谢异常,以及组织器官功能低下。

(二)临床表现

本病以面黄肌瘦,毛发稀疏,精神不振或烦躁,饮食异常为主症。根据病情的轻重分为疳气、疳积和干疳。

(三)治疗

1. 基本治疗

主穴:百会、合谷、中脘、足三里、脾俞、四缝。

配穴:疳气加太冲、胃俞;疳积加天枢、下脘、三阴交;干疳加神阙、气海、膏肓俞;若见大便下虫加百虫窝。

操作:患儿先取俯卧位,脾俞、胃俞、膏肓俞采用调补手法,均行针 6 秒后出针。而后患儿呈仰卧位,合谷、足三里、气海用调补类手法;中脘、下脘、三阴交用疏调手法;太冲、百虫窝用泻法。神阙可用隔姜灸或者隔附子饼灸,不能配合的患儿在神阙用艾条悬灸。针灸结束后,在四缝处用三棱针点刺,出针后挤出黄白色黏液或少量血液,碘伏消毒后用干棉球按压针孔。一周治疗 2~3 次。

2. 耳穴治疗

取脾、胃、肝、腹、小肠、内分泌等耳穴,毫针浅刺或王不留行籽贴压。

3. 捏脊治疗

处方:脊柱及其两侧。

操作:使患儿裸露背部,俯卧。医者从长强穴向上,用手指捏起皮肤,一捏一放,交替向上,一般至大椎穴为 1 遍。3 遍后再从白环俞沿脊柱两侧 1.5 寸处捏起,自下向上,随捏随放,至大杼穴,反复 3 遍。每日 1 次,10 次为 1 疗程。

4. 药物脐疗

方法:用黄芪、白术、厚朴、槟榔、使君子、青皮、木香、砂仁各等份,研末,醋调,敷脐神阙穴上 24 小时去除,一周 2 次。

5. 中药治疗

疳气,拟方多以四君子汤为主加减;疳积,拟方多以四君子汤、四物汤合保和丸加减;干疳,拟方多以十全大补汤合六味地黄汤或肾气丸等加减。

吴医鲍氏针灸临证精粹

按 语

　　本病表现为体重下降,皮下脂肪减少,发育不良,智力低下,其精神状态抑制或烦躁,食欲不振,呕吐,腹泻或便秘,容易患有各种感染性疾病。其中,皮下脂肪消失从腹部开始,依次从躯干、臀部、四肢、面部消失。测量皮下脂肪消失方法是在腹部脐旁乳头线上,以拇指、食指相距 3 cm 处,与皮肤表面垂直将皮脂层捏起,然后量其上缘厚度,Ⅰ度营养不良为 0.4~0.8 cm;Ⅱ度营养不良为 0.4 cm 以下;Ⅲ度营养不良则皮下脂肪几乎完全消失。Ⅰ度营养不良体重减轻 15%~25%,面部脂肪与皮肤颜色正常,内脏功能无改变;Ⅱ度营养不良体重减轻 25%~40%,消瘦明显,面颊脂肪变薄,皮肤苍白,肌肉松弛,内脏功能降低;Ⅲ度营养不良体重下降 40% 以上,全身脂肪层均消失,额部起皱纹,颧骨突起,呈老人貌,皮肤苍白无弹性,内脏功能降低症状明显,如精神不正常,腹泻或便秘,心音低钝,节律不齐,血压下降等,容易感染,感染后反应差,可不发热。营养不良可导致各种兼症,如贫血、水肿、维生素缺乏症等。

　　先生认为本病的发生多与喂养、饮食习惯不当有关,故多提倡母乳喂养,合理选食,纠正偏食习惯,少食零食,偏重主食,饮食结构可多样化,营养均衡,注意饮食卫生。疳证的治疗方式多样,疗效确切,且随着现代生活水平的提高,疾病谱也较以前更为复杂。先生认为在运用多种方式联合治疗疳证的同时,也应注意疏肝,抑木扶土,疏肝健脾和胃。同时,用三棱针或粗毫针点刺四缝穴疗效独特,临床上还可通过刺四缝所出黏液的量及颜色辅助判断疳证的轻重。若刺出黏液清亮,随挤压而出,间或有血丝,一般为轻症;若刺出黏液清亮,不挤自出,一般属中等程度;若刺出黏液色黄而稠,不挤自出,牵丝不断,一般为重症。因部分患儿是由于其他慢性疾病所致,如肠寄生虫、结核病等,故在临床治疗疳证时应审证求因,根治原发病,及时防治各种急慢性感染或寄生虫病,方能更好地治愈疳证,恢复身体健康。

　　先生在治疗疳证时注重针灸、中药、贴敷、推拿等联合应用。针灸方面,先生在治疗疳证时注重针感,针刺合谷、足三里、背俞穴等多用调补类手法,针刺太冲、天枢多用疏调、疏导类手法,针刺中脘、百会等多用平补平泻类手法。且先生在针灸时注重"开四关"的运用,《灵枢·九针十二原》第一篇云:"五脏有六腑,六腑有十二原,十二原出于四关,四关主治五脏。"阴为太冲,阳为合谷,合谷主气,太冲主血,一脏一腑,一升一降,配合使用可使阴阳经相配、上下相合、气血同调、脏腑同治。同时,在针灸治疗疳证时,多将合谷与足三里穴配合使用,先生在形容两穴的关系时,多比拟为"党参"和"黄芪",可气血双补,气得血而安,血得气以养。先生在治疗疳证时,也注重用百会、内关等穴调神,神清则百病安,且针灸百会可升阳益气,提神醒脑,同时作为百脉之会,可通达阴阳脉络,连贯周身经穴,调节机体的阴阳平衡,在治疗疳证的过程中,发挥着必不可少的作用。中药方面,先生遵从吴门医派顾护脾胃的原则,以四君子汤为主,辅以疏肝健脾,消食导滞,以党参、黄芪、地黄、白术、白芍、茯苓、山药、佛手、焦三仙、鸡内金、鸡矢藤等为主加减变化,如患儿口服中药不方便时,可将中药打粉,加少量大黄、枳实、厚朴等外敷神阙等穴位,或中药煎煮后泡脚。推拿方面,先生多以四肢、头部推拿,摩腹与捏脊相结合。且推拿的介质选择多以姜汁为主,取温胃散寒之意。如合并有外寒时,多加一定量的葱汁。

第四节　伤科病症

一、颈椎病

颈椎病又称"颈椎综合征",是指颈椎骨质增生、颈项韧带钙化、颈椎间盘萎缩退化等改变,刺激或压迫颈部神经、脊髓、血管而产生的一系列症状和体征的综合征,简称颈椎病。本病发病缓慢,以头枕、颈项、肩背、上肢等部位疼痛以及进行性肢体感觉和运动功能障碍为主症。轻者头晕,头痛,恶心,颈肩疼痛,上肢疼痛、麻木无力;重者可导致瘫痪,甚至危及生命。现代医学常将颈椎病分为五型,即神经根型、椎动脉型、交感型、脊髓型和混合型。

调查显示,全国有 7%~10% 的人患有颈椎病,50 岁以上人群 25% 有过颈椎病史或患颈椎病,而 60 岁以上人群发病率高达 50%。近年来,由于对该病病因、病理机制的不断深入研究及影像学的深度介入,使该病的诊断率不断提高,且发病年龄也逐渐年轻化,已不单属老年性疾病。

(一) 病因病机

本病属于中医学"痹症"的"筋痹""骨痹"范畴。《证治准绳》中记载:"颈项强急之证,多由邪客三阳经也,寒搏则筋急,风搏则筋弛……颈痛头晕非是风邪,即是气挫,亦有落枕而成痛者……故机关不利。"认为颈椎病发病机制在于"机关不利"。年老肝肾不足、正气亏虚、筋骨失养或久坐耗气为本病发生的内因。外感风、寒、湿、热、扭挫损伤均为引起本病的外因。由于内因、外因相互作用,导致督脉、手足太阳经脉阻滞,气血运行不畅而为病。中医学认为,感受外邪、跌仆损伤、动作失度,可使颈项部经络气血运行不畅,故颈部疼痛、僵硬、酸胀;肝肾不足,气血亏损,督脉空虚,筋骨失养,气血不能养益脑窍,而出现头痛、头晕、耳鸣、耳聋;经络受阻,气血运行不畅,导致上肢疼痛麻木等症状。本病病位在颈部筋骨,与督脉、手足太阳、少阳经脉关系密切。基本病机是肝肾亏虚,筋骨受损,经络气血阻滞不通。

现代医学颈椎病又称颈椎综合征,是指因颈椎骨质增生、颈椎间盘慢性退变(髓核脱水、弹性降低、纤维环破裂等)、韧带及关节的退行性改变或肥厚等病变,刺激或压迫颈神经、神经根、脊髓、血管、交感神经和其周围组织而引起的综合症候群,是一种常见的中老年疾病,多见于长期伏案工作的人。

（二）临床表现

不同证型临床表现各不相同。神经根型颈椎病,常见颈部僵硬,板滞,活动受限,疼痛部位都在受累神经根分布区内,疼痛常向肩臂、前臂、手指及前胸等处放射,伴肢冷无力,手指麻木,颈后伸或向病侧弯曲时,上肢和手部麻木疼痛加重,有时出现受压神经根所支配的皮肤感觉减弱,肌力下降,肌肉萎缩,腱反射降低;椎动脉型颈椎病,常以椎动脉受累为主要表现,可表现为头晕、恶心、呕吐、四肢麻木、力弱,甚则猝倒,但意识无障碍,症状常与头颈转动有关;交感神经型颈椎病,常见枕部疼痛,头晕,胸闷,视觉视物模糊,双侧瞳孔或睑裂大小不等,一侧面部无汗或多汗,手麻肿,发凉,或有心律不齐,心动过速或过缓等交感神经功能紊乱的表现;脊髓型颈椎病,常见上下肢麻木,酸软无力,脚下有踩棉花感,日渐加重,甚至出现不同程度的痉挛性瘫痪,有痛觉、触觉减退等感觉障碍,少数患者伴有大小便失禁;混合型颈椎病则诸症混现。

（三）治疗

1. 基本治疗

总治则:风寒痹阻,祛风散寒,通经活络。

主穴:大椎、肩井、后溪、病变颈椎压痛点或夹脊穴。

配穴:风寒内侵配风门、风府、合谷、列缺;气滞血瘀配阴郄、膈俞;肝肾不足配肝俞、肾俞、气海;上肢疼痛配曲池、合谷;上肢或手指麻木配少海、手三里;头晕、头痛配百会、风池;恶心呕吐配中脘、内关。

操作:先生根据不同分型选穴不同,操作各不相同,分述如下:

（1）神经根型

取大椎,进针后用疏通疏导手法,使局部酸胀,颈五夹脊穴,进针运用疏通疏导手法,使针感放散至颈部僵硬部位,留针或用电针20分钟。肩井穴进针后运用疏导手法留针。外关穴进针后运用疏通手法,使针感放射至手背,留针20分钟,阳陵泉进针后,运用疏通疏调手法,使针感放射至足外踝,留针20分钟。

（2）椎动脉型颈椎病

取颈五夹脊或颈六夹脊,进针后用疏通疏导手法留针;风池穴用疏调手法,进针后留针20分钟,然后半卧取穴合谷双穴运用疏导手法,留针20分钟。足三里穴,运用疏通手法,留针20分钟,针刺时使针感放射至足背和大足趾。悬钟穴运用疏通手法,留针20分钟,如眩晕较甚,可用印堂穴或阙上穴(即前发际至印堂穴上三分之一处),进针后运用疏调手法,留针20分钟。每穴留针5~10分钟后,即运用疏调手法运针1次。

（3）交感神经型颈椎病

取大椎穴,进针后用疏导疏调手法,使局部出现酸胀感,留针15分钟。取穴曲池、外关穴,运用疏导疏调手法,使针感达到手背或手食指,留针15分钟,再运用原手法运针一次。取印堂穴运用疏调手法,留针20分钟;取颈六夹脊穴,运用疏导疏调法。取足三里、三阴交、太冲,单穴左右交替取穴,留针20分钟,运用疏调手法,使针感达到足背,足底。取肾俞双穴,运用疏调手法,使针感达到尾骶部,留针 20 分钟。取肝俞双穴,运用调补手法,使局部酸胀,缓和而不宜强烈,留针 20 分钟。隔日一次或 2 天一次,10 次为 1 疗程。

（4）脊髓型颈椎病

取颈五夹脊,进针后,用疏通疏调手法,取得针感后留针 5 分钟,再用同样手法取得针感后,留针 10 至 15 分钟。取风池双穴,用疏导疏调手法留针 15 分钟,后取合谷双穴,用疏导疏调手法,使针感达到食指,留针 20 分钟。取足三里穴和悬钟穴或阳陵泉穴交替取穴,运用疏通手法,使针感缓慢到达足外踝和足背,留针 10 分钟后再反复运用疏通手法一次,留针 20 分钟出针。取印堂穴或百会穴,用疏调手法,留针 15~30 分钟取出针。隔日针灸一次,8~10 次为 1 疗程。

2. 电针治疗

取颈部夹脊穴、大椎、风池、肩中俞、大杼、天宗。

操作:每次选用 4~6 穴,针刺得气后,接通电针仪,以连续波或疏密波刺激 30 分钟,以能耐受为度,每日或隔日 1 次。

3. 梅花针治疗

取病变部位压痛点及大椎、大杼、肩中俞、肩外俞,叩刺使皮肤发红并有少量出血,然后加拔火罐,使出少量瘀血。每周 1~2 次。

4. 耳穴治疗

取颈椎、肩、颈、神门、交感、肾上腺、皮质下、肝、肾等耳穴,以毫针浅刺,每次选 3~4 穴,以毫针强刺激,留针 20~30 分钟,每日或隔日 1 次;王不留行籽或磁珠穴位贴压,每 3~4 日一换。

5. 中药治疗

拟方:羌活 10 g、独活 10 g、茯苓 10 g、葛根 18 g、桑枝 10 g、当归 15 g、伸筋草 12 g、川芎 9 g、桑寄生 10 g、白芷 8 g、补骨脂 15 g、鸡血藤 25 g、陈皮 10 g、龟甲 15 g(先煎)。每天 1 剂,水煎,早晚分服,14 天为 1 疗程。

加减:神经根型颈椎病加桂枝 8 g、地龙 10 g、红花 10 g、木瓜 10 g、续断 9 g;椎动脉型颈椎病加天麻 6 g、白术 10 g、钩藤 9 g(后下)、怀牛膝 10 g、虎杖 8 g;交感神经型颈椎病加天麻 6 g、白术 10 g、钩藤 9 g(后下)、黄芪 15 g、桂枝 8 g、白芍 8 g,女性黄芪改炙黄芪 15 g;脊髓型颈椎病加巴戟天 10 g、熟地 10 g、丹参 10 g、鬼箭羽 10 g。

按语

对颈椎病患者进行 X 线片检查时,可以发现大多数患者在正位片上有椎间隙变窄、钩椎关节增生等病变;侧位片上可见颈椎生理前凸消失、变直或轻度成角弓反张、椎体排列异常、椎体和关节突向前滑脱、受累椎间隙变窄、相邻两椎体的前缘和后缘有唇样增生、颈韧带钙化等。斜位片上可见到唇形骨刺伸入椎间孔、椎间孔前后径变窄等。部分病例可见小关节半脱位,此外约有90%的50岁以上的正常人都有不同程度的颈椎椎体增生,这是正常的退变现象,如无典型的临床症状,一般不属颈椎病,因此 X 线片反映的阳性改变必须结合临床检查才有诊断价值。

在临床诊断时,颈椎病必须与脊髓神经根肿瘤、脊髓空洞症、颈椎结核、类风湿性脊柱炎、原发或转移性肿瘤、颈肋前斜角肌综合征、锁骨上窝肿瘤等相鉴别,只有排除上述病症后方能施行针灸治疗。

在明确诊断的基础上,用针灸疗法治疗颈椎病多可收到良好的效果。尤其是对神经根型颈椎病的治疗效果更佳。用针灸治疗本病的作用在于扩大椎间隙及椎间孔,使椎体滑脱复位,颈椎恢复正常的生理弧度,缓解对神经根的压迫,消除肿胀,分解粘连,解除肌肉与血管的痉挛,改善血液循环,增强局部的血液供应,促进病变组织的修复。临床以疏通经脉为主,疏导经气为辅,是治疗本病的指导思想。临床常配合颈椎牵引来治疗颈椎病,但对椎动脉型和脊髓型要慎用。平时注意预防颈部过劳与受寒,亦可做颈项功法及摇头转颈动作,睡眠时应注意枕头高度。保守疗法无效者,症状发展,病情加剧或脊髓压迫症状严重者可考虑手术治疗。

本病的发生多和先天不足、局部解剖缺陷、或长期姿势不当、劳伤筋骨等因素有关。病程较久,症状较多,患者多为中年以上,故临床证候常为肾精不足与气滞血瘀并见,治疗时也当标本兼顾,既选用颈部腧穴,改善局部气血运行,又针对患者全身症状、体质,循经选穴,进行整体调整,针刺可缓解症状,同时宜配合艾灸、拔火罐、牵引、功能锻炼等方法,可进一步提高疗效。本病容易复发,故在针灸治疗的同时,应嘱患者避免长期低头工作,睡眠时枕头的高低要适当,平时应进行适当的功能锻炼,避免风寒、寒湿之邪直中。

二、坐骨神经痛

坐骨神经痛是指在坐骨神经通路及其分布区内的疼痛,其主要症状表现为腰部、臀部、大腿后侧、小腿后外侧及足背外侧疼痛,为多种疾病引起的一种症状。本病多发生于成年男性,起病多为急性或亚急性。《灵枢·经脉》指出,足太阳膀胱经的病候有"项、背、腰、尻、腘、踹、脚皆痛,小趾不用",足少阳胆经病变则"髀、膝外至胫、绝骨、外踝前及诸节皆痛,小趾次趾不用。"这些部位牵连作痛及活动受限的症状与本病极为相似。坐骨神经痛有时可单纯表现为腰痛,发病初期常为一侧腰痛,也可腰痛与腿痛并见。

现代医学将本病分为原发性与继发性两类。原发性坐骨神经痛由感染、受寒、中毒等原因直接损害坐骨神经所引起。继发性坐骨神经痛由神经通路的邻近组织病变对坐骨神经产生刺激、压迫、粘连或破坏所引起,造成这些病理因素形成的疾病多为腰椎间盘突出症、脊椎肿瘤、结核及椎间关节、骶髂关节、骨盆内病变、腰骶软组织劳损等病症。继发性坐骨神经痛根据神经受损害的部位也可分为干性和根性两种类型,其中以根性为常见,即多由脊椎病变所引起。原因虽然各异,都造成了神经炎症或炎症变性的病理变化,但临床上仍有较多的共同表现。

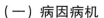

（一）病因病机

本病属于中医学"痹证""腰腿痛""伤筋"等范畴,古文献中还有"腰脚痛""坐臀风""腿股风"等名称。导致本病的因素不外乎内因和外因。其内因主要为禀赋不足、素体虚弱,加之劳累过度,或久病体虚、肝肾不足、气血耗伤、腠理空虚,致使外邪容易乘虚入侵。比如腰椎退变所造成的坐骨神经根性损害和腰骶椎先天性畸形所造成的解剖上的各种弱点,与中医学认为本病的内在因素主要是肝肾亏虚或气血不足吻合。坐骨神经痛的外因有两大类。其一是感受寒湿之邪,凡露卧受凉、涉水冒雨、久居寒湿之地,都可感受寒湿之邪;其二为外伤,凡闪挫撞击、负荷过重、持重努伤等均可造成气滞血瘀、血行不畅,不通则痛。综上所述,本病主要由禀赋不足、正气虚弱、外感寒湿、闪挫等原因引起。各种原因相互错杂,各种病理也可相互转化。一般病初以邪实为主,病位多在足太阳经及足少阳经,久病则正虚邪恋,虚实夹杂,除气血不足外,也可损及肝肾,经络阻滞为基本病理变化。

（二）临床表现

本病主要表现为坐骨神经通路及其分布区内的疼痛。疼痛呈钝痛、刺痛或烧灼感,持续性并阵发性加剧。疼痛从臀部沿大腿后面、小腿后外侧向远端放射,弯腰或活动下肢时加重。直腿抬高征阳性是本病的特征性体征。患者常有特殊的减痛姿势,如睡向健侧,病痛侧在上方,其髋关节、膝关节微屈,从仰卧位起坐时弯曲膝关节,站立时身体向健侧倾斜,坐时健侧臀部着力。小腿外侧、足背等处可有刺痛或发麻。病变腰椎旁、股后、腘窝、腓骨小头、腓肠肌、外踝后有压痛。

其中坐骨神经炎引起的干性坐骨神经痛发病较急。其他如盆腔内疾病、髋关节炎症、肿瘤压迫引起的坐骨神经痛起病较缓,且有原发病症的体征。根性坐骨神经痛发病多为急性、亚急性。部分可有长期下背部及腰部的酸痛,或有腰部的外伤史。坐骨神经根部压迫的好发部位为腰4~腰5及腰5~骶1之间。疼痛可因咳嗽、喷嚏、弯腰等而加重。小腿外侧或足部皮肤感觉减弱,根性比干性坐骨神经痛明显,但坐骨神经通路的压痛不如后者明显。

腰椎X线、腰椎CT、MRI、肌电图等检查有助于本病的诊断。

（三）治疗

先生治疗本病必明确诊断,首辨干性和根性,次辨疼痛放射范围所涉及的经络,再辨疾病虚实寒热,最后辨病程长短,分而治之,疗效显著。

1. 基本治疗

治则:通经活络、疏筋止痛。

（1）干性坐骨神经痛

主穴:环跳、阳陵泉、外委中。

配穴:足太阳经分布部位疼痛,加承扶、殷门、委中、承山、昆仑;足少阳经分布部位疼痛,加风市、膝阳关、悬钟、足临泣。病程长者加肾俞、大肠俞。

操作:嘱患者侧卧位,伸直健侧下肢在下,屈曲患侧下肢在上,在环跳针刺时,针尖斜向腹股沟正中,采用输通手法,使针感放散至足背外侧,患侧下肢有抽动为佳;针刺阳陵泉时针尖垂直稍偏向下方进入至足三里方向,采用输通手法,使针感放散足外踝;外委中在腓骨小头直下 1 寸,直刺 0.8～1.2 寸,采用疏导疏通手法使针感放散至足外踝。其他腧穴均采用疏导疏通手法,以有循经感传最佳。在环跳和阳陵泉接通电针仪,用密波或疏密波,刺激量以患者能耐受上限为度。留针 30 分钟,急性期每日 1 次,缓解期隔日 1 次。

（2）根性坐骨神经痛

主穴:肾俞、大肠俞、环跳、阳陵泉、外委中、足三里。

配穴:根据病变部位取相应腰 2～5 夹脊和阿是穴;足太阳经分布部位疼痛,加秩边、承扶、殷门、委中、承山、昆仑;足少阳经分布部位疼痛,加风市、悬钟、丘墟、足临泣。

操作:针刺夹脊穴时,在棘突间隙向患侧旁开 0.3～0.5 寸处取穴,针尖略斜向脊柱,深刺 1.5 寸左右,进针后轻轻提插,以有强烈触电感或烧灼感等效果为佳。亦可同时针刺健侧夹脊穴,针尖注意对着患侧。肾俞和大肠俞采用疏调手法;环跳、阳陵泉和外委中采用疏导疏通手法;足三里采用调补手法。其他腧穴均采用疏调疏导手法,以有微微循经感传最佳。病变侧相应夹脊和环跳、阳陵泉分别接通电针仪,用密波或疏密波,刺激量以患者能耐受为度。留针 30 分钟,急性期每日 1 次,缓解期隔日 1 次。

2. 辨证治疗

在基本治疗基础上,再行辨证施治。

（1）寒湿痹阻者

治宜散寒祛湿,温经通络。

处方:上方加命门、腰阳关。

操作:针刺时行疏导疏通手法,加用温针灸或艾条温和灸。灸后再行拔罐,留罐 5～10分钟。

（2）气滞血瘀者

治宜活血祛瘀,通络止痛。

处方:上方加膈俞、委中。

操作:针刺时行输通手法,对急性期患者可在委中所在部位寻找瘀血络脉,刺络出血数毫升。

（3）肝肾不足者

治宜补益肝肾,通经活络。与天气变化有关者,加灸大椎、阿是穴温经止痛;加膈俞、合谷、太冲化瘀止痛。

处方:上方加足三里、肾俞。

操作:针刺时行调补手法,加用温针灸,可灸至 2～3 壮。

3. 耳穴治疗

取臀、坐骨神经、神门、腰骶椎、膝等耳穴,气滞血瘀证加皮质下、耳尖放血;肝肾不足证加肝、肾。用毫针浅刺,每次选 3～4 穴,施以毫针强刺激,留针 20～30 分钟,每日或隔日 1次;王不留行籽或磁珠穴位贴压,每 3～4 日一换。

4. 穴位注射

用 10% 葡萄糖注射液 10~20 ml,加维生素 B_1 100 mg 或维生素 B_{12} 100 μg 混合,注射腰 2~5 夹脊及秩边等穴,在出现强烈向下放射的针感时稍向上提,将药液迅速推入,每穴 2~3 ml。疼痛剧烈时亦可用 1% 普鲁卡因注射液 5~10 ml,注射于阿是穴或环跳穴。

5. 中药治疗

拟方:积雪草 12 g、伸筋草 15 g、桑寄生 12 g、当归 15 g、独活 10 g、丹参 10 g、葛根 15 g、醋延胡索 12 g、盐杜仲 25 g、牛膝 12 g、续断 9 g、盐补骨脂 15 g、骨碎补 12 g、土鳖虫 8 g、化橘红 15 g、炒陈皮 10 g。适用于腰椎间盘突出症。每天 1 剂,水煎,早晚分服,14 天为 1 疗程。

按 语

先生治疗本病必详查,辨干性和根性、辨清所犯经络、辨明证型等,制定相应治疗对策,针刺手法按病情、体质、所犯经络、病程和证型灵活施行,取得了较好的疗效。先生在临床上发现原发性坐骨神经痛(干性坐骨神经痛)多属实证,治当重泻祛邪,手法上泻必一次用足,可立竿见影,"针到病除";继发性坐骨神经痛往往病程长,反复发作,麻胀较疼痛症状明显,多属虚证,手法不宜过重,以缓泻或调气为主,得气即止,可加温针灸。先生认为治疗类似坐骨神经痛这类经筋病,一定要强调针感,针刺环跳、秩边、腰夹脊穴应使针感向患肢远端下传,若针感不明显,则会影响疗效。但一定要注意,一旦患者出现放射性感应时,应立即停止行针,并将针向上稍稍提起,以免损伤神经,施用电针、穴位注射时更应注意。对体质较弱的患者,针刺手法不宜过强。

坐骨神经痛是由多种原因引起的症候群,并非独立疾病,临床应查明原因,以针对原发病治疗。对肿瘤压迫引起者,注意局部不要施行针刺。由脓肿、结核等所致的坐骨神经痛,要积极治疗原发病。本病急性期,当卧硬板床,并以卧床休息为主,有助于缓解症状。继发性坐骨神经痛是在退行性变的基础上受到积累性损伤所致,而积累性损伤又是加速退行性变的重要因素,故平时保持正确的体位和活动方法、减少积累性损伤非常重要。长期坐位工作者需注意桌椅高度适宜,定时改变姿势。工作中常弯腰的劳动者应使用宽腰带,并定时做伸腰、挺胸活动,以减少腰腿部的压力。注意避寒保暖和彻底治愈腰部的急性和慢性软组织损伤对预防本病的发生相当重要。

三、网球肘

肱骨外上髁炎又称"网球肘"或"肱骨外上髁骨膜炎",是肘部最常见的慢性损伤性疾患之一,为肱骨外上髁部伸肌总腱处的慢性损伤性肌筋膜炎。本病是由于急、慢性损伤造成肱骨外上髁周围软组织疼痛、乏力的一组综合征。临床表现为起病缓慢,肘关节外侧逐渐出现疼痛,握物无力,肱骨外侧髁局部可找到一个局限而敏感的压痛点等。本病好发于中年人、工匠及网球、羽毛球运动员及前臂劳力强度大的工人。发病男女比例为3∶1,右侧多见。

(一)病因病机

本病在中医学称之为"肘劳",可归于"痹证""伤筋"范畴。中医学认为,该病病因主要为慢性劳损。前臂在反复地做拧、拉、旋转等动作时,可使肘部的筋脉慢性损伤,迁延日久,气血阻滞,脉络不通,不通则痛。该病常反复发作,无明显外伤史。多发于一侧,亦有双侧发病者,主要表现为肱骨外上髁和肱桡关节附近局限性疼痛,肘关节活动时疼痛加重,有时可放射至前臂、腕部和上臂。局部肿胀不明显,肱骨外上髁处增厚变形,压痛明显,关节活动正常。肘外侧髁部主要归手阳明经所主,故手阳明经筋受损是本病的主要病机。

现代医学认为,肘关节长期劳累,伸肌总腱起点反复受到牵拉刺激,引起部分撕裂和慢性无菌性炎症,局部滑膜增厚,于是刺激压迫神经末梢、血管,最终导致局部代谢障碍而出现疼痛及压痛等一系列症状。

(二)临床表现

以肘部疼痛为主症。本病起病缓慢,肘关节外侧逐渐出现疼痛,握物无力,用力握拳及做前臂旋转动作如拧毛巾时疼痛加剧,严重时疼痛可向前臂或肩臂部放射。肘关节活动正常,局部红肿不明显,在肘关节外侧、肱骨外上髁、肱桡关节或桡骨头前缘等处可找到一个局限而敏感的压痛点,在腕关节背伸时于手背加压可引起疼痛。

(三)治疗

1. 基本治疗

治则:舒筋活血、通络止痛。

主穴:曲池、肘髎、手三里、手五里、阿是穴。

配穴:前臂旋前受限者加下廉;前臂旋后受限者加尺泽;肘内侧疼痛加少海;肘尖疼痛加天井。

操作:阿是穴可做多向透刺或多针齐刺,并可同时施灸,也可在痛点拔罐(气罐或小火罐)。早期不留针,病程久可留针20~30分钟,加用温针或电针。

2. 毫火针治疗

取穴:阿是穴(可取1~2个痛点)。

操作:常规消毒后,将毫火针置酒精灯上烧至针身发白透亮,对准痛点迅速以15度角平刺,入皮1~1.5 cm,然后迅速出针,轻轻拍打针孔边缘皮肤,以助热力扩散、缓解疼痛,进而增加"内灸"之疗效。如仍有疼痛,则3~5日后再治疗1次,2次为1疗程。注意操作时要避开血管及神经,动作要轻快,用力要均匀,针后24小时内针孔勿着水,局部发痒者,可轻轻拍打针孔周边,不能用手搔抓,以防感染。

3. 刺络拔罐

先用梅花针在痛点局部叩刺至皮肤渗血,再用抽气罐拔5分钟左右,使之出血少许。隔日1次。

4. 艾灸疗法

取压痛点,艾条直接灸,或艾绒隔姜灸,10～20分钟/次,每日一次,或用附子饼灸1～3壮,每日1～2次。

5. 小针刀疗法

用针刀松解肱骨外上髁部位肌腱附着点的粘连,每周1次。

按语

　　先生认为本病是由于积累性损伤导致肱骨外上髁附着的伸肌肌腱筋膜损伤,日久引起局部粘连、瘢痕和挛缩,造成局部的动态平衡失调,从而产生一系列的临床症状。急性发作者,由炎症浸润、水肿渗透刺激神经末梢,而致局部疼痛,且可牵涉前臂和上臂。故急性期西医多以封闭疗法直接抗炎、抗渗出、止痛,效果快捷;慢性期多以非甾体消炎药和物理治疗为主。此疗法后病情恢复多较理想,但有明确的副作用。并且相当比例患者因自身原因,未加休息,不注意防护,导致病情反复发作,迁延难愈,最终形成顽固性网球肘。这时除了要加强对患者的健康教育,还要选用2个经验"穴",即锁骨内侧1/3高点和肱骨外上髁前外侧面的髁上嵴高点,给予良性刺激,多可收良效。以上除封闭疗法外均以刺激、松解局部粘连组织,松解、炭化或刮除瘢痕,切断神经血管束,使局部的动态平衡得到恢复,而达到根治目的。针灸治疗本病效果满意,一般2～3次即可见效。治疗期间应避免肘部过度用力,急性发作者应绝对避免肘关节运动;病程较长、局部肌腱或组织发生粘连者,可配合推拿康复治疗。注意局部保暖,免受风寒。

四、膝关节骨性关节炎

　　膝关节骨性关节炎(Knee osteoarthritis,KOA)是以关节软骨退行性改变为核心,累及骨质、滑膜、关节囊及关节其他结构的一种慢性无菌性炎症。临床主要表现为膝关节疼痛反复发作,行走困难,活动时关节内有响声,好发于中老年人。流行病学研究表明,在骨关节炎的总患病率中,膝关节骨性关节炎排在第一位;我国70岁以上的老年人该病的发病率可达80%,严重危害中老年人的健康与生活质量,并给社会医疗带来了巨大的经济负担。

(一)病因病机

　　本病属中医学"痹证""骨痹""膝痹"范畴。由风、寒、湿之邪侵袭人体,或因劳损、外伤等因素,痹阻膝部经络,气血运行不畅,脉络不通,不通则痛,故出现膝关节肿痛、重着、屈伸不利、肿大、僵硬等症状。病位在膝,关乎肝、肾、脾、胃等。

(二)临床表现

　　膝关节疼痛,行走不便,屈伸不利,下蹲困难;或因突然活动而出现关节局部刺痛,常伴腿软现象。摄膝关节 X 线示关节间隙变窄,关节面硬化,关节边缘增厚,或有骨刺生成。先生临床将本病辨证分为风寒湿痹和肝肾亏虚两种证型。

(三)治疗

治则:以通络止痛为主。风寒湿痹治宜温经通络,祛风散寒;肝肾亏虚治宜补益肝肾,强壮筋骨。

1. 基本治疗

主穴:血海、梁丘、内膝眼、犊鼻、阳陵泉、足三里。

配穴:体虚者配肝俞、肾俞;骨强不得屈伸配大杼;膝酸痿软无力配绝骨;膝痛牵引股部,不能外展配环跳、外委中、居髎。

操作:患者平卧,在患膝下垫小圆枕,使膝部屈曲成 90°~135°。针尖稍向正中斜刺血海和梁丘 0.8~1.2 寸,向内斜刺内膝眼和犊鼻 0.5~1 寸,采用输通手法,均使针感扩散至膝;垂直稍偏向下方进入阳陵泉,针尖对足三里 0.8~1.2 寸,采用疏导疏通手法,使针感放散足外踝;直刺足三里,采用调补疏调手法,使针感放散足跗。局部无红肿热痛患者,针刺血海、梁丘、内膝眼、犊鼻 4 穴得气后均用温针灸 2~3 壮;局部红肿热痛明显患者,上述四穴接上电针仪,用密波或疏密波,刺激量以患者能耐受为度。留针 30 分钟,急性期每日 1 次,缓解期隔日 1 次。

2. 中药熏洗治疗

处方:制川乌 4 g、制草乌 4 g、川芎 10 g、鸡血藤 10 g、海风藤 10 g、络石藤 10 g、路路通 10 g、醋乳香 10 g、醋没药 10 g、炒桑枝 10 g、桂枝 10 g、细辛 3 g,煎煮至产生药物蒸汽时再加入 100 ml 左右陈醋,以熏洗膝关节。每次 20 分钟,每日一次,10 次为 1 疗程。

3. 中药贴敷

处方:桃仁、当归、红花、松香、毛姜各 18 g,生大黄、生南星、生半夏各 36 g,白芥子、冰片各 9 g,细辛 15 g,生川乌、生草乌、羌活、独活、牛膝、木瓜各 27 g,将药物制成膏剂,直接敷贴于患处。

> **按 语**
>
> 先生对本病的治疗有其独特的原则,认为本病必须在阴治阴,在阳治阳,除此以外尚须注意以下几点:一要分清虚实,实则局部取穴为主;虚则辨证取穴、循经取穴为主。二要分清筋骨,《灵枢·终始》有云:"手屈而不伸者,其病在筋,伸而不屈者,其病在骨,在骨守骨,在筋守筋。"故具体治疗时,根据《灵枢·官针》中所述,在筋之病,可用恢刺和关刺,"恢刺者,直刺傍之,举之前后,恢筋急,以治筋痹也""关刺者,直刺左右,尽筋上,以取筋痹,慎无出血"。而在骨之病,可用短刺和输刺,"短刺者,刺骨痹,稍摇而深之,致针骨所,以上下摩骨也""输刺者,直入直出,深内之至骨,以取骨痹"。三要分清寒热,"热则疾之,寒则留之"。

先生认为本病正确使用重泻手法可获较好疗效。重泻者,攻也,攻通,病邪去,疼痛可显著减轻。攻不通,针力与邪相搏,则也可能产生剧烈之疼痛,故应用时宜慎重,但亦不可过于小心,该用不用,延误时机。其中必须注意以下几点:①不能确定是否需要重泻时,当逐步加重为宜,即一次比一次加重泻法;②重泻手法,应用于关节酸痛厉害,但不肿胀或不十分肿胀者,效果上佳,盖肿胀甚者,则阻滞甚,但肿者湿滞也,不可能速,重泻亦不一定有奇效;③如肿痛患者,需要重泻亦宜远道循经取穴,不宜局部攻达,借远道经气,可减少局部之反应;④使用重泻手法,一般都有反应,即见效,亦有几小时或半天的酸痛反应,应与患者解释清楚;⑤重泻手法,见效后不宜连续使用,宜随病邪之衰退而递减,否则正气不易恢复,足力反能萎弱不行;⑥关节红肿局部发热,假使治疗后热退红消,则肿虽不去亦能渐渐消退,久则关节自能活动,不必着急,以原法治之。相反,如关节仍感灼热痛,痛势虽减亦有可能反复,盖病邪未退也。

本病治愈的标准,其一是膝关节可以完全曲弯(即可以完全蹲下)和膝眼二侧的骨隙无压痛;其二阴雨变天没有酸痛感。关节的摩擦音,是作为观察疾病疗效的标准之一,而不是主要标准,有些健康人亦有些柔和的摩擦音,如没有酸楚,又有摩擦音,亦是有炎症存在,如膝关节活动时出现一个尖细的声音,并且有规律,表示关节内有移动的软骨或活动体(破碎的骨),针灸无效。同样的酸痛或肿胀,偏重于外侧的易愈(属阳),偏重于内侧的难愈(属阴)。因风寒而患病,效果尚佳;因风温而患病,效果比较缓慢;外伤而未有骨质破坏,针灸配合较长时间之休养,可获效;有骨质损坏者,无效;骨结核,针灸仅可做配合治疗来减少疼痛,促进局部循环。本病极易反复,故治疗必须坚持一个较长时期,否则疗效不易巩固。

本病预防很重要,注意保暖,居处向阳,得病后可将患处包裹。发作期应尽量减少关节活动,但在后期或老年患者出现关节强直倾向的,应该适当活动,以防关节僵硬(如体操、太极拳或滚动),但以不劳累为宜。由于职业性所致,应在调整工作上着手,或从体质的锻炼上着手。慢性疼痛者应进行适量的(轻负重)关节运动,如坐、卧位伸展、屈曲运动及水平运动。肥胖者应积极减肥,以减轻膝关节的负荷。必要时行全膝关节置换、膝关节镜冲洗等手术治疗。

五、肩关节周围炎

肩关节周围炎,简称"肩周炎",又称"冻结肩""肩凝症""漏肩风"等,是指肩关节的关节囊及关节周围软组织发生的一种范围较广泛的慢性无菌性炎症,以长期肩痛,肩关节活动障碍为特征。好发于50岁左右人群,女性多于男性,故又称"五十肩"。本病起病缓慢,病势冗长,是一种具有自愈倾向的自限性疾病,常经历数月甚至数年,炎症逐渐消退,症状得以解除,预后多良好。《素问·痹论》云:"风、寒、湿三气杂至,合而为痹也。……寒气胜者为痛痹。"

（一）病因病机

本病又称"漏肩风"，归属于中医学"痹证""肩痹"范畴，中医学认为：外伤劳损导致肩部经筋受损，气血涩滞不通，不通则痛。《素问·阴阳应象大论》载"寒伤形，热伤气，气伤痛，形伤肿"。经脉损伤日久，血气瘀滞，筋脉失养则拘挛，萎废不用，则肌肉萎缩而发本病；肝肾亏虚，气血不足，人到 50 岁以后，肝肾精气开始衰退，气血不足，血脉周流运行不畅，筋失所养，血虚生痛，营卫失调，筋脉拘急而不用；外感风寒湿邪，血脉凝涩，筋脉失养，收引拘急而痛。其中肝肾不足，气血亏虚，血不荣筋是为内因，而外伤劳损、风寒湿邪侵袭则为外因，二者常相互为病。

现代医学认为，本病为肩关节的关节囊及周围软组织发生的一种范围较广的慢性无菌性炎症反应，引起软组织广泛的粘连，限制了肩关节的活动。冈上肌肌腱炎症、肱二头肌肌腱炎、肩峰下滑囊炎、创伤及疾病造成肩关节长期不动、内分泌紊乱、慢性劳损、感受风寒湿邪等因素均可引发肩关节周围炎。由于肩部肌腱、肌肉、关节囊、滑囊、韧带充血水肿，炎症细胞浸润，组织液渗出形成瘢痕，造成肩部组织挛缩，肩关节滑膜、软骨间黏连。肩周软组织的广泛黏连，造成肩关节活动的严重受限。本病分为急性期、粘连期、缓解期。

（二）临床表现

早期以疼痛为主，症见肩部酸痛，可向颈部或上肢放散，静止痛，日轻夜重，夜间甚至可因疼痛而醒，早上较轻，稍事活动，疼痛可减轻，肩部可有广泛性压痛，肩关节功能活动外展、内旋受限。后期功能障碍，不能抬肩、梳头、摸后枕部及对侧肩胛区，而肩关节疼痛程度反而减轻。长年日久，可出现患肢（尤以肩部、上臂）肌萎缩。

本病若以肩前中府区疼痛为主，三角肌压痛，外展疼痛加剧者属阳明、少阳经证，以肩后侧肩贞、臑俞穴处疼痛为主，肩内收时疼痛加剧者属太阳证。临床还可细分为以下几种疾病：①冈上肌腱炎：肱骨大结节附近压痛，上肢外展上举活动在 60°～120° 时，肩关节疼痛；②肩峰下滑囊炎：肩部外侧疼痛，当上肢外展或旋转时产生疼痛，活动受限。急性期患者因滑囊膨胀，出现三角肌前缘球形鼓出，导致患者轮廓扩大；③肱二头肌长头肌腱炎：肱二头肌长头处肿胀疼痛，用力做屈肘活动，肘疼痛加剧，局部可触及细碎的摩擦感觉。

（三）治疗

1. 基本治疗

治则：祛风散寒、活血通络，舒筋利节。

主穴：肩髃、肩髎、肩贞、臑俞、臂臑、压痛点、肩内陵、天宗、巨骨。

配穴：肩不能上举，取后溪、养老；肩不能后伸内旋，取太渊、经渠、手三里；肩不能平举，取会宗、支沟、中渚、阳池。

操作：肩部穴位应深刺或透刺，或行合谷刺，其中针刺肩髃穴时令患者抬肩，向极泉方向直刺进针,深约 2 寸,使局部产生酸胀感;亦可斜刺,向肩内陵、肩贞、三角肌等方向分别透刺,进针约 2 寸,使患者产生的酸胀感向肩关节方向扩散,或产生的麻木感向肩臂扩散。配穴行平补平泻法,留针 20~30 分钟,留针时加温针灸或艾条灸,或针后拔罐,也可接上电针,每次选取 2~4 个穴位,通电 20~30 分钟,隔日 1 次。还可在肩关节局部压痛点刺络放血,拔罐,每周 1 次。

2. 芒针

肩髃、极泉透肩贞,条口透承山,曲池透手三里。让患者坐位肩平举,深刺肩髃穴,肩不能抬举者可局部多向透刺,使肩能平举,然后刺极泉透肩贞及其他穴。条口透承山又称"条山穴",让患者坐位,两腿屈成直角,从条口进针,进针后频频捻转,边捻针边令患者抬起肩部,并嘱其活动患肢,动作由慢到快,用力不宜过猛,以防引起疼痛,然后留针 20 分钟。

3. 穴位注射

取阿是穴常规消毒,然后将确炎舒松注射液 1 ml,加 2% 利多卡因注射液 2 ml,注入阿是穴内,每穴注入 1 ml。隔 1 周注射 1 次,3 次为 1 疗程。本法对初期肩周炎患者具有明显的止痛、消炎和改善肩关节功能障碍的作用。

4. 毫火针

条口、膏肓俞、阿是穴。

选用适宜尺寸的毫火针,医生左手持酒精灯,右手将针身前 2/3 烧至发白透亮,迅速刺入穴位内并立即将针拔出,前后操作时间在 1 秒内,越快越好,快速则少痛。针刺深浅根据穴位局部肌肉的厚薄决定,一般在 0.5~1 寸。出针后用手轻轻拍打捏揉针孔周围,以助热力扩散,亦可减轻不适感。肩部疼痛剧烈可每日治疗 1 次,慢性疼痛治疗间隔时间可延长至 3~5 天治疗 1 次,6 次为 1 个疗程。

5. 中药治疗:

疼痛较甚者治宜祛风散寒,活血通络,以独活寄生汤为主。

拟方:苍术 9 g、防风 9 g、羌活 9 g、独活 9 g、秦艽 9 g、当归 15 g、伸筋草 15 g、桑枝 10 g、威灵仙 9 g、片姜黄 9 g、桂枝 8 g、延胡索 10 g。每天 1 剂,水煎,早晚分服,14 天为 1 疗程。

> ## 按 语
>
> 针灸是治疗肩关节周围炎的最有效的方法之一,可明显地缓解甚至消除肩部疼痛。先生认为本病当分期治疗,因为不同分期病理机制不同,选择适宜方法才更有针对性。急性水肿期,毫针刺以远端取穴为主,局部取穴,亦以轻、中度刺激为宜。过重刺激,可造成炎症、渗出、水肿加重,疼痛更为明显;粘连期,则可"以痛为腧",以助缓解功能障碍为主要目的;缓解期,以针灸和康复锻炼为主,亦可中药内服调理体质,有助于促进功能恢复。
>
> 先生强调治疗本病要掌握时机,病久属虚,针刺不宜过密,手法不宜过强,应以调养为主要法则,调者调气,养者养正也。《灵枢·寿夭刚柔》云:"病九日者,三刺而已;病一月者,十刺而已;多少远近,以此衰之。"故病久者治疗疗程比较长,医者有信

心，嘱病者有耐心。本病的缓解与天气有密切关系，要提前告知患者，自秋至冬深入，自春至夏，病可缓解，故治疗中结合气候变化特点，不可错过时机。当疼痛完全停止，其肘关节还不能恢复活动时，可延长针治的间隔时间，可1周1次，以养其正，或干脆停针，让其自行缓缓恢复，有时如针之过密，反而伤正而延长恢复期，就如《素问·五常政大论》云"大毒治病，十去其六；常毒治病，十去其七……谷肉果菜，食养尽之。无使过之，伤其正也"。当药物治疗到一定程度，还应结合食疗，随五脏所宜而进食谷肉果菜等食品，以扶助正气，尽其余病。这样，就能最大限度地保存正气，消除病邪，收到良好的疗效，针灸治病也要应用这个原理。

此外，肩周炎患者在针灸治疗的同时，先生常嘱患者进行积极的功能锻炼，常见的方法有：①爬墙锻炼：面对墙壁，用双手或单手缓缓向上爬动，使上肢尽量高举，然后再缓缓向下回到原处，反复进行；②体后拉手：双手向后反背，由健手拉住患肢腕部，渐渐向上抬拉，反复进行；③外旋锻炼：背部靠墙而立，双手握拳屈肘，做上臂外旋动作，尽量使拳背靠近墙壁反复进行。

六、急性腰扭伤

急性腰扭伤是指腰部软组织的急性损伤，俗称闪腰、扭腰。主要表现为腰部剧烈疼痛，活动受限，咳嗽、喷嚏时疼痛加重。本病好发于青壮年，尤以男性多见。主要由于弯腰搬提重物时姿势不当或动作过猛引起，亦可因腰骶部各种先天性畸形及手术后影响了脊柱的稳定性所致。如腰部突然受力，或剧烈转动躯体，腰部肌肉用力失调，肌肉强烈收缩而引起腰部肌肉或筋膜损伤、撕裂。损伤多见于竖脊肌及腰背筋膜附着处，也可引起腰椎小关节错位或滑膜嵌顿。

（一）病因病机

本病属中医学"伤筋"范畴。多因腰部突然受力，或强烈扭转、牵拉而使腰部筋脉受损，局部经脉气血瘀阻，不通则痛；或劳动姿势不当，用力时使关节、筋膜发生错位嵌顿；或咳嗽、喷嚏、打哈欠时，使腰部经气逆乱所致。病位在腰，腰为肾之府，肾脉循行"贯脊属肾"，故与肾之关系密切。

（二）临床表现

多有腰部扭伤史。腰部一侧或两侧疼痛剧烈，腰部活动、咳嗽、打喷嚏，甚至深呼吸时疼痛加剧。轻者伤时疼痛不明显，数小时后或次日症状加重。严重者腰部当即呈撕裂样疼痛，不能坐立、行走，疼痛有时可牵涉至一侧或两侧臀部及大腿后侧。腰肌呈紧张状态，常见一侧肌肉高于另一侧。有时可见脊柱腰段生理性前屈消失，甚至出现侧屈。

吴医鲍氏针灸临证精粹

（三）治疗

本病以活血化瘀，通络止痛为主要治疗原则。督脉型以通利督脉为主，足太阳经型以通利膀胱经为主。

1. 基本治疗

主穴：人中、攒竹、后溪或腰痛穴。

配穴：根据腰部疼痛部位，选取1~2穴。如腰部正中疼痛，病在督脉者，取人中；如腰部一侧或两侧疼痛，病在太阳者，取患侧或双侧攒竹；如督脉、太阳同病者，取后溪或腰痛穴；再配局部和邻近穴位，常取阿是穴、肾俞、腰阳关、腰夹脊等。

操作：针刺人中穴时，令患者采用坐位，押手提捏人中沟，刺手快速进针，针尖向上斜刺0.2~0.3寸，当局部出现胀痛或麻胀感时，行输通手法；针攒竹穴时，取患侧，局部产生酸胀得气感后，行输通手法使眼流泪为度；针后溪穴时，取患侧，令患者手握空拳，用30号1.5~2寸毫针向合谷穴透刺1.5寸左右，得气后行输通手法；针刺腰痛穴时，取患侧双穴同刺，用30号1.5寸毫针，快速进针得气后，将针上提，再向上斜刺，行输通手法，使经气向上感传为佳。针刺以上穴位时，均嘱患者同时前后左右活动腰部，留针10~15分钟，间歇行针2~3次，待疼痛明显减轻时，再直立活动腰部，然后取俯卧位，再行针刺腰部穴位，以疏导疏通手法为主，刺激不宜过于强烈，留针30分钟，每日1次，可连续治疗2~3次。

2. 刺络拔罐

寻找阿是穴，先用三棱针点刺，或用梅花针重叩出血，然后再加拔火罐。适用于局部血肿明显、寒邪袭络等症。

3. 耳穴治疗

取腰骶椎、神门、皮质下。督脉型加肾、肾上腺、耳背沟找敏感点；足太阳经型加膀胱。毫针浅刺或王不留行籽贴压。

4. 腕踝针

处方：下5区、6区。

方法：腰部两侧扭伤取5区，正中扭伤取6区。单侧痛针一侧穴，双侧痛针两侧穴。以1.5寸30号毫针，速刺进皮后将针放平，紧贴皮肤表面向上进针，以患者不感到酸、麻、胀、痛感为度，否则为进针过深，应退出重针。留针30分钟至1小时，留针期间嘱患者活动腰部。疼痛甚者可留针24小时。

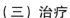
按 语

针灸被认为是急性腰扭伤最理想的治疗方法之一。针灸治疗本病效果良好，即刻镇痛、改善活动功能之效均较明显。针灸治疗本病时，应辨明病位，根据症情选用穴位及针灸方法。本病治疗主要以循经远取结合腰部活动，达到疏通经脉、松解肌肉、解除疼痛的目的。操作时，得气后行捻转泻法，其手法刺激量较强，故一般采用卧位或坐位，针刺时注意患者的反应，避免晕针的发生。腰部活动量由小到大，如配合呼吸吐纳则效果更好。针刺法可与拔罐法结合使用,可提高临床疗效。对瘀阻经脉,可用祛瘀通络刺络拔罐法治之。在扭伤急性期不宜采用热敷和过多局部刺激,以防加重组织损伤。

患者平时要加强核心肌群的训练,腰部运动适度,搬运重物时采用正确的姿势。注意腰部保暖,避免风寒等外邪的侵袭。卧硬板床有利于脊柱的保健与治疗。如经常反复出现腰部扭伤,需摄腰椎 X 线以排除腰椎病变。

第五节　皮肤科病症

一、带状疱疹

带状疱疹是由水痘-带状疱疹病毒引起的神经和皮肤同时受累的急性疱疹性皮肤病,主要特点是皮肤上出现簇集状丘疱疹伴烧灼、针刺样剧痛。初次感染表现为水痘,以后病毒可长期潜伏于脊髓后根神经节的神经元中,当人体的细胞免疫功能下降时病毒又被激发而发病,沿一侧周围神经作群集带状分布,好发于肋间神经、颈神经、三叉神经及腰神经分布区域。多见于春秋季节,不受年龄限制,病程 2~4 周,一般经及时治疗可治愈,部分会留有后遗症神经痛,本病愈后可获得对该病毒的持久免疫。

(一)病因病机

中医学称之为"蛇丹""缠腰火丹""蛇串疮"等名称。本病多因感受风火或湿毒之邪引起,与情志、饮食、起居失调等因素有关。情志不调,肝气郁结,气郁化火;或饮食不节,损伤脾胃,脾运失健,湿邪内停郁而化热;复因起居不慎,外感时邪,卫外功能失调,以致湿热火毒蕴积肌肤而生。年老体弱者,常因血虚肝旺,湿毒热盛,气血凝滞而疼痛剧烈。

(二)临床表现

发疹前一般有发热、乏力、食欲不振、局部皮肤有灼热、刺痛、感觉过敏等先驱症状,疱疹多呈带状排列,多发于身体一侧,以腰、胁部最为常见,其次是颈项、面部、头额侧部,皮损部神经痛为本病的主症之一。先生辨证将本病分为肝经郁热、脾虚湿热和气滞血瘀三种证型。

(三)治疗

1. 基本治疗

先生临床治以清热利湿,泻火解毒,活血通络,化瘀止痛。初期以清热利湿为主,后期以活血通络止痛为主,体虚者,以扶正祛邪与通络止痛并用。

主穴:局部皮损围刺、相对应夹脊穴。

配穴:随证加减:肝经郁热加大椎、曲池、合谷、外关、阳陵泉、太冲;脾虚湿热加足三里、阴陵泉、三阴交、脾俞;气滞血瘀围刺阿是穴,再根据病灶部位随症加减;病在头面部加风池、阳白、合谷、外关;病在胁肋加支沟、期门、阳陵泉、外关、足临泣;病在背部加委中、昆仑;病在胸部加内关。

操作:诸穴均用毫针输通手法。疱疹局部围刺法,根据疱疹分布情况分部位围刺,从外围围向中部,范围较大的部位可围刺 2~3 圈,外围是五行刺,内围是合谷刺;严重的采用双重围刺;或用梅花针叩刺疱疹及周围(由外向内围叩刺),使叩刺部位皮肤微出血,再拔火罐,令每罐出血 3~5 毫升。

2. 中药治疗

肝经郁热型,治以清肝泻火,解毒止痛,当选龙胆泻肝汤加紫草、板蓝根、延胡索;脾虚湿热型,治以健脾利湿,解毒消肿,当选除湿胃苓汤;气滞血瘀型,治以理气活血,通络止痛,方选柴胡疏肝散合桃红四物汤。

拟方:金钱草 10 g、连翘 10 g、板蓝根 16 g、蒲公英 16 g、炒苍术 10 g、黄芩 10 g、黄柏 10 g、丹参 16 g、鱼腥草 20 g、生薏苡仁 30 g、野生防风 10 g。每天 1 剂,水煎,早晚分服,14 天为 1 疗程。

> **按 语**
>
> 带状疱疹的一般疗程为 2~4 周,患者因神经痛而痛苦难忍,若遇免疫力低下体质差者,病程会更长,并可后遗神经痛症状。目前西医无特殊治疗方法,先生认为带状疱疹由肝经郁火和脾经湿热内蕴,复感火毒时邪,湿热蕴蒸侵袭肌肤经络而发病,早期用毫针围刺再用梅花刺叩刺出血拔罐治疗,具有泻湿热火毒,活血化瘀,对带状疱疹有止痛快、疗程短、不留后遗症等很好的疗效。一般带状疱疹不要用艾灸,因其病性属湿热,艾灸会加重热象。此外先生认为带状疱疹的病毒出处在脊髓神经节后根,可以选取相应节段的夹脊穴电针刺激,有效阻滞神经节。带状疱疹若出现在眼睛及胁肋附近时,病情较重。如疱疹出现在眼睛附近有致盲危险,出现在胁肋附近则易遗留后遗神经痛。

二、痤疮

痤疮是青春期男女最常见的一种发生于毛囊皮脂腺的慢性炎症性皮肤病,好发于颜面、胸背,可形成黑头粉刺、丘疹、脓疱、结节、囊肿、瘢痕等皮肤损害。《医宗金鉴·外科心法要诀》记载曰:"此证由肺经血热而成,每发于面鼻,起碎疙瘩,形如黍屑,色赤肿痛,破出白粉汁,日久皆成白屑,形如黍米白屑。"好发于 15~30 岁的青年男女,常见于面颊、额部及胸背部,多对称分布。初期可见粉刺,表现为毛囊一致的圆锥形丘疹,毛囊口有一栓塞,头黑体白半透明状,挤压时可挤出黄白色脂栓;皮损加重形成炎性丘疹,顶部有小脓包;继续发展演变形成大小不等暗红色结节、囊肿,甚至瘢痕等,往往数种同时存在。病程较长者,常持续到中年才逐渐缓解而痊愈,遗留或多或少的凹状萎缩性疤痕或瘢痕疙瘩。一般青春期过后大多自然痊愈或减轻。

(一)病因病机

中医称为"粉刺"或"肺风粉刺",一般认为人在青春期生机旺盛,阳热偏盛,使肺经血热郁于肌肤,熏蒸面部而发为疮疹;或冲任失调,肌肤疏泄失畅而致;或过食辛辣肥甘厚味,使脾胃运化失常,湿热内生,蕴于肠胃,不能下达,上蒸颜面、胸背而致。病因主要有湿、热、痰、瘀等,与肺胃、肝脾诸经脉关系最为密切。

(二)临床表现

痤疮初期可见粟粒或针孔大小丘疹,呈与毛囊口一致的圆锥状,毛囊口有栓塞,头黑体白半透明状,挤压时可挤出乳白色粉质样物;在发展过程中可演变为炎性丘疹、脓疱、结节、囊肿,甚至瘢痕等,往往数种同时存在。病程缓慢,常持续到中年才逐渐缓解而痊愈,遗留或多或少的凹状萎缩性疤痕或瘢痕疙瘩。先生将本病分为肺经风热、脾胃湿热、痰湿凝滞和冲任失调四种证型。

(三)治疗

1. 基本治疗

治则:清肺胃湿热,凉血解毒,化瘀散结,调和冲任。

主穴:大椎、合谷、曲池、内庭,病位局部穴。

配穴:肺经风热加尺泽、肺俞清泻肺热;脾胃湿热加足三里、三阴交、阴陵泉清热化湿;痰湿凝滞加脾俞、丰隆、三阴交利湿化痰;冲任失调加血海、三阴交调和冲任。

操作:诸穴均采用泻法,只针不灸。病位局部阿是穴可用围针法,向脓疱中央沿皮平刺。手阳明经多气多血,与肺经相表里,故取合谷、曲池疏风清热,调和气血;足三里为足阳明经之合穴,取之健脾利湿,调和气血;大椎、肺俞宣阳解表,疏风清热;内庭清泻湿热;血海可调冲任、气血,病位局部取穴疏通局部经气,使肌肤疏泄功能得以调畅。

2. 耳穴治疗

取肺、大肠、脾、内分泌、皮质下、神门、肾上腺等耳穴,毫针浅刺或王不留行籽贴压。

3. 梅花针治疗

取大椎、肺俞、膈俞、肝俞、脾俞或丘疹样阳性反应点。用梅花针叩刺,中等刺激,以局部微出血为度,然后拔罐5分钟,使少量出血,每周2次。

4. 自血疗法

取穴:曲池、血海、足三里、三阴交。

操作:消毒后,抽取肘静脉血液4毫升,迅速注射到一侧曲池、三阴交,对侧血海、足三里内,每个穴位注射1毫升,左右交替,每周一次,10次为1疗程。

按语

　　先生认为痤疮的发病与人体自身体质有关。易患痤疮之人多为禀赋热盛,熏蒸于肌肤;又有后天饮食不节,过食肥甘厚味辛辣之品,脾胃蕴湿积热,外犯肌肤而成。因此治疗时要辨证论治,辨热证:有湿热、痰热、虚热……辨湿证:有寒湿、湿热、痰湿……针灸对本病有一定的疗效,但病程较长者,治疗时间相对也较长;对形成脓疱、结节、囊肿等,可在穴位处刺络拔罐,以加强活血化瘀的作用。

　　此外养成良好的生活习惯也是非常重要的。治疗期间应少食脂肪、糖类和刺激性食物,多食新鲜蔬果,保持大便通畅;平时要保持面部清洁,停用刺激性较强的化妆品;严禁用手挤压面部痤疮,以免引起继发感染遗留疤痕。

三、荨麻疹

　　荨麻疹是一种常见的皮肤病,俗称风疹块,是由于皮肤、黏膜小血管扩张及渗透性增加而出现的一种局限性水肿反应,可分为急性和慢性荨麻疹。其临床特点为皮肤突起风团,伴明显瘙痒,发无定处,时隐时现,消退后不留任何痕迹。一般急性荨麻疹是指风团症状持续少于6周,而慢性则持续多于6周。根据流行病学调查研究显示,有15%~20%的人发生过本病。慢性荨麻疹的发病概率为0.1%~3%。慢性荨麻疹对患者的生理、心理、家庭、睡眠、工作学习、社交、娱乐及运动等方面均具有显著的影响。

(一)病因病机

　　很多古籍中都存在关于荨麻疹的记录,如《诸病源候论》《医宗金鉴》《外科枢要》等医学古籍中均有相关记录,在这些文献中荨麻疹被称为"瘾疹""赤白游风""鬼饭疙瘩""风疹""白疹""赤疹"等。发病原因不外内因禀赋不足,外因风邪为患。由于先天禀赋不足,卫外不固,感受风寒或风热之邪,客于肌表,致使营卫失调而发;或饮食不节,过食辛辣肥厚,使肠胃积热,复感风邪,内不得疏泄,外不得透达,郁于皮毛腠理之间而发。慢性荨麻疹由情志内伤,肝郁化火,耗伤阴血,或脾气虚弱,湿热虫积,或冲任失调,经血过多,或久病气血两亏,致营血不足,血虚生风生燥,阻于肌肤也可发生。而对食物、生物制品、肠道寄生虫过敏也是本病发作的原因之一。

(二)临床表现

　　通常发病突然,皮损可出现在任何部位,呈大小不等、形态不一的风团,颜色或红或白,可散在分布,也可相互融合,呈地图样,境界清晰,发作无定时,可迅速消退,时隐时现。伴有剧烈瘙痒及灼热感,当侵犯消化道黏膜时可出现恶心、呕吐、腹痛腹泻等,严重者侵及喉头及支气管时可致喉头水肿、呼吸困难,有明显气闷窒息感,甚至晕厥。患本病者皮肤划痕试验常呈阳性。先生临床辨证将本病分为风热犯表、风寒束表、胃肠湿热和血虚风燥四种证型。

（三）治疗

1. 基本治疗

治以疏风清热,散寒解表,养血润燥,祛风止痒。

主穴:曲池、血海、膈俞、合谷、三阴交。

配穴:风热犯表加风市、外关;风寒束表加大椎;胃肠湿热加支沟、内庭、足三里、阴陵泉、三阴交;血虚风燥加委中、三阴交、足三里。呼吸困难者可加天突;恶心呕吐者可加内关。

操作:主穴采用毫针泻法,表寒或湿邪可加用灸法,血虚风燥者只针不灸,平补平泻。

2. 耳穴治疗

取肺、胃、肠、肝、肾、神门、风溪、敏感点、耳尖等耳穴,毫针浅刺或王不留行籽贴压。

3. 梅花针治疗

取大椎、肺俞,用梅花针叩刺,中等刺激,以局部微出血为度,然后拔罐5分钟,使适量出血,每周2次。

4. 自血疗法

取穴及操作同痤疮治疗。

5. 中药治疗

拟方:当归20 g、生地20 g、白术20 g、丹皮15 g、苍耳子10 g、大青叶15 g、蝉蜕10 g、蒲公英15 g、赤芍15 g、蛇床子10 g、白芥子10 g、板蓝根10 g、紫草5 g。每天1剂,水煎,早晚分服,14天为1疗程。

按 语

先生认为脾胃之气是根本,脾胃虚弱,气血生化无源,经气无生,百脉空虚,病邪易乘虚而入发病。慢性荨麻疹重在调补脾胃之气。先生治疗上还遵循"治风先治血,血行风自灭"的原则,认为治疗当以养血活血为主,故重用血海、膈俞。此外先生强调"防病于未然",注意寻找和祛除病因,避免食物、药物、生物制品及外界冷热刺激,积极调整胃肠功能,加强体育锻炼,保持精神安怡。

荨麻疹在皮肤科门诊上经常能够遇到,查明荨麻疹致病因素,能较有效地消除诱因或可疑病因,且对给予适当的治疗有一定的帮助。急性荨麻疹通常可以找到引发疾病的诱因,但是慢性荨麻疹则比较困难,在临床上难以彻底治愈。西医在对荨麻疹的治疗上,多采用抗组胺药来抑制过敏反应,副作用较大,往往导致病情迁延不愈,容易复发。中医采用辨证施治,从整体出发,针对不同的个体,确立不同的治法。

四、斑秃

斑秃为一种突然发生的非瘢痕性的局限性斑片状脱发,可发生于身体任何部位。本病发生于任何年龄,以青壮年为主,常见的临床表现是头部出现圆形或椭圆形的边界清晰的斑片状脱发,大多数患者病程反复发作,可持续数月至十数年,斑秃严重者不但头发全部脱失(全秃)甚至可导致患者眉毛、睫毛、腋毛、阴毛等全部脱落(普秃),极大地损毁了患者的外表形象的同时,也给患者带来了一定的心理负担,很大程度上影响了患者的日常生活和工作。

(一)病因病机

斑秃相当于祖国医学的"油风"范畴。对本病的记载,《素问·五藏生成论》载"多食苦,则皮槁而毛拔"和"发坠""发脱"等。隋代巢元方的《诸病源候论》中称之为"鬼剃头",并总结出其病因病机、症状为"人有风邪在头,有偏虚处,则发秃落,肌肉枯死,或大如钱,或如指大,发不生,亦不痒"。王清任在《医林改错》则认为"皮里肉外血瘀,阻塞血络,新血不能养发,故发脱落"和"无病脱发,亦是血瘀"。中医学认为本病的发生在脏,与肝、肾两脏有关,主要为肝肾不足,亦与心、肺、脾有一定的关系。在气血则与气滞血瘀,气血两虚有关,另与内外之风邪有关。

(二)临床表现

斑秃的典型症状为突然出现圆形或椭圆形、直径 1～10 cm、数目不等、边界清楚的脱发区,患处皮肤光滑、无炎症、无鳞屑、无瘢痕。按病期可分为进展期、静止期及恢复期。进展期脱发区边缘头发松动,很容易拔出;静止期脱发区边缘的脱发不再松动;恢复期多在脱发静止 3～4 个月后,有新毛发长出,由绒毛慢慢恢复成正常头发。

(三)治疗

1. 基本治疗

治则:疏通经络、活血化瘀、调和阴阳。

主穴:斑秃局部、百会、风池、内关、足三里、三阴交、太冲。

配穴:辅以肝俞、肾俞。血瘀者加膈俞、外关;血热生风者加风池、血海、太阳;气血两虚者加太溪、肝俞;肝肾亏虚者加关元、太溪;失眠者加印堂、安眠。

操作:斑秃局部采用毫针围刺,行疏调手法;百会向后平刺 0.8～1 寸,行疏调手法;风池针尖斜偏向上,左风池对右眼窝,右风池对左眼窝,0.8～1.2 寸,针感放散至前额角及目内眦,行疏调手法;内关垂直进针 0.5 寸,使有轻微麻电样放散至手中指端,再行疏调手法;足三里、三阴交行调补手法;太冲稍向上方进入 0.5 寸,使针感扩散至趾端,再行输通手法。留针 30 分钟,隔日 1 次,10 次为 1 疗程。

2. 梅花针治疗

取穴:斑秃区域。

操作:局部消毒后,用梅花针从脱发区边缘开始,作圆形呈螺旋状向中心区叩刺,施中度刺激,使患处皮肤出现潮红或微出血为度。每周 2～3 次,10 次为 1 疗程。

3. 中药治疗

治则:滋补肝肾,大补气血。

拟方:生、熟地各 15 g,制首乌 12 g,当归 12 g,女贞子 10 g,菟丝子 15 g,旱莲草 10 g,沙苑子 9 g,枸杞子 12 g,桑葚子 12 g,黄芪 15 g,党参 12 g,鸡血藤 12 g,炒白术 10 g。每天 1 剂,水煎,早晚分服,14 天为 1 疗程。

按 语

先生认为该病的发病终不离"肝、肾、血"三方面,外感邪气,肝肾不足,血虚生风,虚火上炎皆是其发病的重要因素,内外风邪相搏结,最终导致经络不通,气血不畅,由于风邪易袭阳位,故多见头皮发病,然而风邪又善行而数变,所以该病可发于所有被毛部位,且常常复发,难以治愈。临床上针对该病新发时以祛邪为主,切记通络活血,久病则要顾护正气,除从病灶局部治疗外,不忘"血行风自灭",重视调节脏腑功能、通畅经络、行气活血,消"风"于针下。

对于斑秃,针灸有较好的疗效,通过刺激穴位、经络,起到经络疏通、活血化瘀、阴阳平衡的作用,并能改善局部微循环,增强头皮部及皮下组织供血,使毛囊、毛发得到充养。配合梅花针和中药综合治疗可提高疗效。但对于毛发全脱者,疗效欠佳。

治疗期间患者应生活起居规律,忌一切辛辣、可动风、油脂较高之品,戒烟酒,调节情志,保持良好的情绪,保证睡眠。平时在家可以自行治疗,取鲜生姜一块,用刀把一端切平,摩擦患处,稍稍用力,至皮肤发红为度,一日 2 次,也可取得一定的效果。

临床肝肾不足型斑秃患者较为常见,此类患者局部病灶区皮肤毛囊多发育欠佳,皮温正常。初期治疗时,对梅花针及斑秃区进行常规消毒后,叩刺脱发区多出血不多;随着进一步继续治疗,患处皮肤颜色渐渐变红,毛囊开始逐渐恢复,叩刺时出血增多;进入后期,局部脱发皮肤叩刺时,疼痛感觉明显,这是气血逐渐恢复的表现,根据皮肤颜色、毛囊、感觉的改变,新的毳毛生出,初生绒毛发根部生长还不牢固,颜色多白较细软,继续治疗,气血日益旺盛,毳毛逐渐由白变黑、由细转粗、不断长长。斑秃脱发区的变化及毛发生长的过程进一步印证了梅花针可补益肝肾、活血及气血肝肾不足的病机。斑秃病灶多为圆形或椭圆形,治疗过程中,表现为斑秃区面积逐渐缩小,毳毛由外向内、逐渐靠拢中心生长。对于不规则形斑秃区,多为毳毛先形成发桥,将脱发区形成小的区域,由外周向中心靠拢,此时宜持续治疗,直到毳毛全部长出。

第六节 五官科病症

一、鼻炎

鼻炎是指以突然或反复发作的鼻塞、流涕或鼻痒、酸胀不适、喷嚏,甚至嗅觉减退等为主症的鼻病,可常年发作,亦可呈季节性发作。根据鼻黏膜炎性病变的性质分为急性、慢性、萎缩性和过敏性。急性鼻炎是鼻腔黏膜的急性炎症,可因单纯受凉而发作,或因感冒而并发;慢性鼻炎为鼻腔黏膜和黏膜下的慢性炎症性疾病,可由急性鼻炎失治转变而成,或因灰尘或化学物质的长期反复刺激引发;萎缩性鼻炎是以鼻腔黏膜、骨膜和鼻中骨萎缩为主的慢性鼻腔疾患,女性多于男性,多在青春期发病;过敏性鼻炎又称"变态反应性鼻炎",是由多种特异性致敏原引起的鼻黏膜变态反应性疾病,发作突然且易反复,过敏体质人群易患此病。

(一)病因病机

中医学称急慢性鼻炎为"鼻渊"或"鼻窒",称萎缩性鼻炎为"鼻槁",又称"臭鼻症",而过敏性鼻炎被称为"鼻鼽"。本病病位在肺、鼻,但涉及脾、肾。急性鼻炎多由气候多变,寒暖失调;或起居无常,疲累过度,致使正气虚弱,腠理疏泄,卫气不固,风毒之邪内犯于肺,肺失清肃,肺气不宣,邪毒停聚于鼻窍。慢性鼻炎多由肺气虚弱,易受寒邪,邪滞鼻窍;或脾虚失运,湿浊留滞鼻窍,壅阻脉络,气血运行不畅;或肺中伏热,邪毒久留,阻于脉络,痰火结聚,气滞血瘀,壅塞鼻窍而致。萎缩性鼻炎多由肺虚无津上养,鼻遭邪毒所犯,滞留鼻窍,瘀塞脉络,久则伤阴耗津;或水谷不运,肌膜失养;或脾不化湿,湿热熏灼,肌膜干萎发为本病。过敏性鼻炎主要由于肺气虚弱;或脾虚气弱,肺气受损;或肾虚纳摄无权,阳气耗散,而致卫表不固,腠理疏松,风寒之邪乘虚而入,犯及鼻窍,邪正相持,肺气不得通调,津液停聚,鼻窍壅塞,遂致打喷嚏、流涕症状频发。

(二)临床表现

1. 急性鼻炎

患者早期觉鼻内干燥,鼻咽部有烧灼感。伴全身不适,或有发热,打喷嚏,头痛等。鼻咽部呈弥漫性充血。急性期有打喷嚏,鼻塞,流清涕,头昏胀,鼻腔黏膜明显充血、肿胀,下甲与中隔相接触,鼻腔内充满清水样分泌物。化脓期全身症状加重,鼻塞加重,鼻腔分泌物由稀转为稠浓,鼻腔黏膜极度充血、水肿。恢复期时,全身及局部症状逐渐消失,鼻涕减少,鼻黏膜红肿亦渐消退而痊愈。

2. 慢性单纯性鼻炎

鼻塞为间歇性、交替性,白天及活动时减轻,夜晚及静坐或寒冷时加重,卧床则下侧鼻塞,上侧通气良好,分泌物较多,呈黏液性。肥厚性鼻炎常持续鼻塞,分泌物不多,但为黏脓性,不易排出。且有嗅觉减退,头昏头痛,注意力分散,易于疲劳等症状。同时可继发耳鸣、听力下降及慢性咽炎。

3. 萎缩性鼻炎

鼻腔干燥,有大量黄绿色脓性分泌物,不易排出,易于结痂。鼻塞,鼻衄,嗅觉丧失。由于鼻腔宽大,易于遭冷和干燥的空气刺激鼻黏膜,可引起头昏头痛,咽喉部干燥。

4. 过敏性鼻炎

常阵发性鼻、软腭、眼部发痒,或连续反复发作性打喷嚏,分泌物多,出现大量清水涕。如继发感染,分泌物可呈黏脓性,出现间歇性、发作性鼻塞。可有暂时性或持久性嗅觉减退和消失。可伴头昏、头痛、慢性咳嗽、注意力不集中、精神不振等。

(三) 治疗

1. 基本治疗

急性鼻炎多由外感风寒和外感风热而致,治以祛邪为主;慢性鼻炎多由肺虚感邪而致,治以补肺益气,散邪通滞为主;萎缩性鼻炎以肺、脾虚弱,津液耗损为主,治以养阴润燥,培土生金;过敏性鼻炎多由肺虚气弱,寒邪犯鼻所致,治以温补肺脏,祛散寒邪为主。

主穴:印堂、迎香、列缺、合谷、足三里、三阴交。

配穴:外感风寒加风池、风门;外感风热加尺泽、曲池;肺虚感邪加肺俞、太渊;肺虚津亏加太渊、太白;脾气虚弱加脾俞、章门。上颌窦炎出现前额痛,在眉弓及面颊部有压痛者,加阳白、攒竹、鱼腰、颧髎;筛窦炎在眼内角处的鼻梁部可有压痛或疼痛,加痛点阿是穴;额窦炎主要为前额部疼痛,并在前额眉弓处有压痛,加攒竹、鱼腰;蝶窦炎在眼后部及枕部出现疼痛,加球后、风池、脑户、玉枕。

操作:由主穴印堂向下平刺 0.8~1 寸,用疏调手法;由迎香向鼻翼方向斜刺 0.3 寸,使针感放散至鼻腔中;由列缺向肘部斜刺 0.2~0.3 寸,用疏调手法;于合谷进针 0.5~1 寸,针尖稍斜向腕部,使针感向大拇指、食指端放射,用疏通疏导手法;在足三里直刺进针 0.8~1 寸,使针感至足背或足大趾;三阴交沿胫骨后缘直刺进针 0.5~0.8 寸,使针感放散至足内踝或足大趾。足三里、三阴交均用调补手法针。针刺凡虚证配穴均用调补手法,实证针刺时均用输通手法,止痛针刺时均用疏通疏导手法。

2. 耳穴治疗

取内鼻、外鼻、肺、脾、肾、肾上腺、内分泌、风溪等耳穴,毫针浅刺或王不留行籽贴压。

3. 中药外用

拟方:辛夷 10 g、川芎 20 g、菊花 20 g、薄荷 10 g、花椒 20 g、防风 20 g。用布包,嘱患者置于身边时时嗅闻。也可打碎做成香囊随身携带。

4. 自血疗法

取穴及操作同痤疮治疗。

> **按 语**
>
> 先生认为针灸治疗季节性、非重症鼻炎疗效好,可以调节免疫力,尤其适用于老人

和儿童,具有疗效确切、简单方便、无副作用等优点。

过敏性鼻炎的发作与患者的体质情况关系密切,治疗不宜随意中断,应在有效的基础上坚持巩固治疗一段时间。症状缓解期,可以配合穴位贴敷、艾灸等预防及巩固治疗,也可采用耳部按摩法,提高体质,主要操作以对所选耳穴的按摩为主,且双手拇、食指捏住耳垂,由上而下,一方面下拉,一方面摩擦,拇、食指离开耳垂时,耳垂则弹回。手法由轻至重,每次 3~5 分钟,早、晚各 1 次,适用于慢性鼻炎和过敏性鼻炎。慢性鼻炎嗅觉减退时,可加用脑干、大肠、耳颞神经刺激点、耳垂 4 区外下方(即嗅觉中枢)治疗。平时应当锻炼身体,增强体质,增强抗病能力。

先生强调各种鼻病均与肺有密切联系,治疗各种鼻病亦往往离不开治肺。尤其是慢性鼻炎、过敏性鼻炎等长期反复难愈的病变,往往多由肺气虚弱、卫外不固而反复发作,治疗时更宜调补肺气以治其本。急性期以宣利鼻窍为主,缓解期可灸风门、肺俞、足三里 3 穴,每天 1 次,连续数月,以治其本。

二、梅核气

梅核气是指咽中异物感,如有梅核梗阻,咯之不出,咽之不下。咽中梗阻感多在吞咽动作时,尤其是在吞咽唾液时感觉明显,吞咽食物时反而无异常感觉,甚至会有所缓解,检查咽喉部或邻近器官并没有器质性病变,多与情绪有关,相当于现代医学的咽异感症、咽部神经官能症、癔球症,该病多发于青中年人群,以女性居多。

(一)病因病机

本病属于中医学的"郁证"范畴。中医古代文献对梅核气的认识,以及对其临床症状表现的描述比较丰富,如"咽中介介然""咽喉中如有炙脔""咽喉中如有物""塞咽喉如梅核""咽喉不利"等。其中最早记载梅核气临床症状表现的是古籍《灵枢》曰:"胆病者,善太息……恐人将捕之,嗌中介介然,数唾。"常因情志不遂,肝气郁滞,循经上逆,结于咽喉或乘脾犯胃,运化失司,津液不得输布,凝结成痰,痰气结于咽喉引起。故本病病位在咽喉和肺,与肝、脾、肾等脏密切相关,痰气互结是其主要病机。先生根据辨证将本病分为痰气郁结、痰火互结、肝郁气滞和肝郁失音四种证型。

(二)临床表现

以咽部异物阻塞感为主要症状。其状或如梅核,或如炙脔,或如贴棉絮,或如虫扰,或如丝如发,或如痰阻,或如球如气,咯之不出,咽之不下,不痛不痒,不碍饮食及呼吸,多于情志不舒、心情郁闷时症状加重。检查咽喉各部所见正常,纤维喉镜及食道钡餐或食道镜检查亦无异常表现。

（三）治疗

治则:痰气郁结者,治宜疏肝解郁,理气化痰;痰火互结者,治宜疏肝解郁,泻火化痰;肝郁气滞者,治宜疏肝解郁,行气散结;肝郁失音者,治宜疏肝解郁行气,畅喉开音。

1. 基本治疗

主穴:内关、合谷、足三里。

配穴:痰气郁结者,加丰隆;痰火互结者,加曲池、丰隆;肝郁气滞者,加肝俞、外关、太冲;肝郁失音者,加天突、膻中、太冲;阴虚阳亢者加曲池、太溪。

操作:针刺内关用疏调手法,使麻电感至于中指;针刺合谷用疏通疏导手法,针尖稍向腕部,使针感向大指食指端放散;针刺足三里用疏调手法,使针感至足背或足大趾;针刺丰隆用输通手法,使针感放散足跗;针刺曲池用输通手法,使针感向食指端放散;针刺肝俞用疏通疏导手法,行针 5 秒出针;针刺外关和太冲均用输通手法;针刺天突先垂直刺入 0.2 寸左右,经皮透过胸骨,后将针柄竖起,向斜下方刺入 1 寸,针感直抵膻中为佳;针刺膻中向下平刺 0.3~0.5 寸,用疏导手法;针刺太溪用调补手法使针感放散至足心。留针 30 分钟,隔日一次,10 次为 1 疗程。

2. 耳穴治疗

取咽喉、颈、三焦、内分泌、肾上腺、心、肝等耳穴,毫针浅刺或王不留行籽贴压。

> ### 按 语
>
> 　　先生强调诊断本病一定要详查病史,排除器质性病变。需要通过实验室及影像学检查排除咽喉及邻近器官器质性病变来确诊。
>
> 　　梅核气虽不影响饮食,但因异物感时时存在,患者因此而烦恼,也会给患者心理造成很大压力,有的患者因此焦躁不安,失眠,四处诊治,怀疑自己患了不治之症。因此,尽快减轻患者的心理痛苦是很有必要的。医者应解释疏导,精神治疗有助提高疗效。因此在治疗本病时更重要的是配合心理疏导疗法,如心理治疗、暗示治疗,以开导患者,解除抑郁的情志,可指导患者饮食起居和锻炼等,这些对于提高治疗梅核气的疗效、缩短病程都是很有效的方法。

三、牙痛

牙痛是以牙齿疼痛为主症的常见口腔疾病,可见于龋齿、牙龈炎、牙髓炎和牙本质过敏等。多数患者发病较急,疼痛难忍,甚至坐卧难安,遇冷、热、酸、甜等刺激时牙痛反复发作或加重,严重影响患者的生活质量。

（一）病因病机

中医学称本病为"牙宣""牙槽风",病位在齿,涉及胃、肾、大肠,病因病机有虚实之分。

手足阳明经分入上、下齿,若嗜食辛辣,致胃火炽盛,大肠郁热,火热循经上蒸,灼伤牙床龈肉,则发为实热肿痛;肾主骨,齿为骨之余,若久病伤肾或房劳过度,肾阴亏损,齿失所养,阴虚火旺,上炎于龈肉,则发为虚火牙痛;此外,气血不足,不能上输精微,牙龈失养,兼以病邪乘虚入侵,客于齿间亦可致病。

(二)临床表现

牙痛甚而龈肿,兼形寒身热,脉浮数等症者为风热牙痛;牙痛甚烈,兼有口臭、舌苔黄、口渴、便秘、脉洪等症,乃阳明火邪为患;如隐隐作痛,时作时息,口不臭,脉细或齿浮动者属虚火牙痛。

(三)治疗

治则:风热牙痛治宜祛风清热,消炎止痛;胃火牙痛治宜清胃泻火,消肿止痛;虚火牙痛治宜养阴滋肾,降火止痛。

1. 基本治疗

主穴:阿是穴、颊车、合谷、足三里。

配穴:风热牙痛加风池、外关;胃火牙痛加内庭;虚火牙痛加太溪;上牙痛加下关;前面牙痛加颧髎;头痛加风池或大椎。

操作:实证用疏通疏导手法,虚证用调补疏调手法。针刺合谷针尖稍斜向腕部,进针1寸,使针感向大拇指、食指端放散,足三里直刺进针1~1.5寸,使针感至足背或足大趾,针刺曲池时,使针感至手食指,可与合谷交替针刺,针刺太溪时,使针感至足底或足中趾和第四趾。留针30分钟,每日1次,10次为1疗程。

2. 耳穴治疗

取颌、牙、口、三焦,胃火炽盛证加胃、大肠、耳尖、垂前;虚火上炎证加脾、肾;气血不足证加脾、胃。用毫针浅刺或王不留行籽贴压。牙痛甚者,可用耳尖放血法:按揉耳郭,使其充血,然后常规消毒,三棱针点刺病变对侧耳尖放血,放血量10滴以上,隔日治疗1次。

> **按 语**
>
> 先生认为引起本病的原因很多,所以必须详询病史,如有无牙病、冠周炎、龋齿、阻生牙以及牙齿损伤等病史。区别疼痛的性质,是持续性疼痛,还是间歇性疼痛;是剧烈的疼痛,还是隐隐作痛,以及牙齿对温度的敏感性。客观检查有无器质性的病理改变,必要时可摄X线检查。本症尚需与三叉神经痛相鉴别。
>
> 针刺对牙本质过敏、炎症、拔牙等所致的牙痛,疗效较好。当疼痛发作时,宜反复提插捻转,长时间留针,针刺后还可在耳穴上埋针、埋丸或在有效的体针穴位上埋针,以巩固疗效,防止疼痛再作。但如遇牙齿感染、智齿难生等还应同时由口腔科处理。

四、颞下颌关节功能紊乱

本病是以颞下颌关节疼痛、弹响、肌肉酸胀、张口受限,下颌运动障碍和咀嚼肌无力为主要表现的病症,多发于 20～40 岁青壮年,病期一般较长,经久不愈,常反复发作,严重者可伴耳鸣、头晕、头痛等症,其发病原因至今不十分清楚。

(一)病因病机

根据本病的临床表现和发病部位,属中医学中的"颌痛""颊痛"和"口噤不开"等范畴。诸阳经筋,皆在于头;三阳之筋,并络入于颌颊,夹于口。诸阳经为风寒所客,由于寒性收引拘急,引起三阳经筋挛急,而致张口受限,颞颌关节酸痛僵硬。若忧郁愤怒,肝失疏泄,气血逆乱,厥气上逆,面部三阳经筋气机紊乱,而致机关失利,张口不开,颞颌关节强直疼痛。也可因哈欠过度、过食酸性饮食而收敛过度;或面颊部外伤及手术损伤,致经筋受损,而致口不可开,颌颊酸痛。肾主骨生髓,齿为骨之余。若先天不足,肾气不充,影响牙齿的生长发育,骨和关节的通利,而致牙齿塌陷,导致牙关失利,弹响酸痛。总之,本病的病变部位在面部三阳经,病因有外感风寒、外伤经筋、厥气上逆和先天不足等,其病机变化是颞颌部经筋挛急,机能紊乱,经筋受损和筋骨失濡,从而导致关节失于滑利。

(二)临床表现

表现为下颌关节区疼痛、强直、弹响、下颌运动异常,张口受限,咀嚼肌酸痛和咀嚼肌无力等,少数患者可并发头昏耳鸣、听觉障碍等。在检查时可发现面部两侧不对称,张口运动时,下颌颏部多偏向患病侧,在髁状突、嚼肌、颞肌附着处有压痛。

(三)治疗

治则:疏调经筋,通利关节。

1. 基本治疗

主穴:下关、颊车、听宫、合谷。

配穴:头痛者加风池、太阳;全身关节酸痛,按关节炎选穴针灸;耳鸣加翳风;年老体弱者加足三里、肾俞。

操作:先针刺听宫,张口取穴进针 1 寸,使针感向面颊部放射;合口后再针刺下关穴,针尖稍向后进 1～1.2 寸,使针感扩散至整个颞颌关节;针刺颊车时针尖微向上斜进,使针感放射至整个颊部,用疏通手法;取双侧合谷,进针 1 寸许,使穴位有酸重感或麻电感,其间用输通手法动留针 2～3 次。以上诸穴均留针 30 分钟。在风池处行疏通手法,行针约 5 秒钟出针;在足三里用调补手法,留针 30 分钟;在肾俞行调补手法,行针约 5 秒钟出针。隔日 1 次,10 次为 1 疗程。

2. 灸法

取穴:下关、颊车。

操作:以上两穴按上法得气后,用温针灸,即剪取清艾条约 2 cm 长套在针柄上,灸 3~5 壮。隔日 1 次,10 次为 1 疗程。

3. 电针

取穴:下关、颊车。

操作:以上两穴按上法得气后,用电针,正极接颊车,负极接下关,选用连续低频波,每分钟 150~200 次,强度以患者能忍受为度。留针 30 分钟,隔日 1 次,10 次为 1 疗程。

> ## 按 语
>
> 　　先生说,颞下颌关节功能紊乱临床上较常见,一般在功能期有自愈可能,但大多数仍需治疗方可痊愈。治疗该病针灸以其操作方便、疗效迅速、无副作用被列为首选。治疗时根据病变关节位置进行局部取穴,再结合循经配穴,对急性期患者可先在肢体远端针刺后,在行针过程中嘱患者活动颞下颌部,待症状减轻后,再针刺局部并留针。疼痛较重者可以加用电针,病程较长者可针刺加灸法。如遇到韧带松弛发生半脱位时应适当限制下颌骨过度运动,脱位者当先复位,不然针灸难以奏效。
>
> 　　平时要保持良好的精神状态,解除紧张情绪对预防本病很重要。注意异常的气候变化,避免风寒的侵袭。先天颞颌关节发育不良者,避免下颌关节的过度活动。注意劳逸结合,平时可进行自我按摩,增强颞颌关节功能。注意饮食,不吃生硬的食物,避免下颌关节的损伤。

五、耳鸣、耳聋

　　耳鸣、耳聋是听觉异常和减退的一类病症。耳鸣是指听觉器官并未受到外界声响刺激,而自觉耳内鸣响,如闻蝉声、机器鸣响、电流音或如潮声等。耳聋是指不同程度的听觉减退,甚至消失,声音闭隔,一无所闻,多由耳鸣发展而来。耳鸣一般很难分类,多数进行分级评估。耳聋分为三类:①传导性耳聋:外耳、中耳传音结构发生病变,音波传入内耳发生障碍;②感音性耳聋:指耳蜗螺旋器病变不能将音波变为神经兴奋,或神经及其中枢途径发生障碍不能将神经兴奋传入,或大脑皮质中枢病变不能分辨语言;③混合性耳聋:传音和感音结构同时有病变存在。

　　现代医学认为,耳鸣、耳聋不是独立的疾病,其原因复杂。耳科疾病如中耳炎、鼓膜穿孔或爆震等,急性热性传染病如猩红热、流行性感冒,颅内病变如脑肿瘤、听神经瘤,药物中毒以及高血压、梅尼埃病、贫血、神经衰弱等,均可出现耳鸣耳聋。

(一) 病因病机

　　中医学将耳聋轻症称为"重听",重症称为"耳聋"。本病病位在耳,涉及肾、肝、胆、脾,尤与肾的关系最为密切。肾藏精,主骨生髓,脑为髓之海,如肾精亏耗,髓海空虚,则耳鸣作矣;足少阳胆经上入于耳,下络于肝而属于胆,如情志抑郁,肝气失于疏泄,郁而化火,或暴怒伤肝,肝胆之火循经上扰,清窍被蒙,亦可耳鸣如蝉;或平素饮酒厚味,素有湿热,蕴集成痰,郁久化火,痰火上升,闭塞清窍而发病;或脾胃虚弱,气血化生不足,经脉空虚,不能上奉于耳;或脾虚阳气不振,清气不升而发本病。

本病可分虚、实两类。肝胆火旺、痰火郁结所致者属实;脾肾亏虚,耳窍失养,清阳不升为虚。耳鸣起病有新旧,病机有虚实。大抵暴发多实,渐起多虚。实证多因痰火,责之肝胆;虚证多因精血不足,责之脾肾。

(二)临床表现

耳鸣表现为经常的或间歇性的自觉耳内鸣响,声调多种,如蝉鸣、如潮涌、如雷鸣,难以忍受。鸣响有短暂、间歇出现,也有持续不息。耳鸣对听力多有影响,但在早期或神经衰弱及全身疾病引起的耳鸣常不影响听力。耳聋表现为听力减退,或完全丧失。根据发病原因的不同,有由听力逐渐减退而致全聋,有突然发生耳聋。有的发于双侧,有的只发一侧。其耳部症状,有出现耳道阻塞感,或者耳道疼痛、发痒、流脓,但一般耳部多无任何改变。如果因全身性疾病所引起者,另有原发病的症状。先生临床将本病辨证分为肝胆火旺、痰火郁结、脾胃虚弱和肝肾亏损四种证型。

(三)治疗

治则:肝胆火旺治宜清肝泄热,通络开窍;痰火郁结治宜化痰清火,降浊开窍;脾胃虚弱治宜益气健脾,滋养耳窍;肝肾亏损治宜补益肝肾,通络益窍。

1. 基本治疗

主穴:耳门、听宫、听会、翳风、支沟、合谷、足三里、悬钟。

配穴:耳聋重者加百会、中渚;肝胆火旺配阳陵泉、曲池;痰火郁结配大椎、丰隆;脾胃虚弱配脾俞、胃俞;肝肾亏损配肾俞、太溪。

操作:实证用疏通疏导输通手法,虚证用疏导疏调调补手法。耳门、听宫、听会三穴每次选取两个穴位,针刺时令患者张口,可刺入1寸左右,行捻转法,使耳内有针感后留针;针刺翳风时针尖稍斜向耳中,缓切捻入0.5~0.8寸,针感直透耳中,酸胀感应缓和不宜强烈;在支沟垂直进针0.5~0.8寸,使针感放散至腕部;在合谷进针1寸,针尖稍斜向腕部进入,针感向大指食指端放散;在足三里直刺1~1.2寸,使针感至足背或足大趾;在悬钟垂直进针0.5~0.8寸,针感放散足外踝;在百会针尖向后,向颈部斜刺,使有重滞感;在中渚,左右交替取穴,每次治疗取一侧腧穴,进针后用疏导手法,使针感放射至小指;在阳陵泉针感放射至足外踝;在曲池针感至手食指;在大椎用输通手法,行针5秒出针;在丰隆用输通手法,使针感至外踝前下方;在太溪行调补手法,使针感至足底或足大趾。仰卧治疗结束后,患者俯卧,背俞穴均采用调补手法,行针5秒出针不留针。除大椎和背俞穴外均留针30分钟,隔日1次,10次为1疗程。

2. 耳穴治疗

取肾、内耳、外耳为主,肝胆火旺证加肝、胆、颞、枕;痰火郁结证加三焦;脾胃虚弱证加脾、内分泌;肝肾亏损证加肝、肾、内分泌。毫针浅刺或王不留行籽贴压。

3. 腕踝针治疗

取穴:双侧上 3 区、上 4 区。

操作:针刺入皮下一定长度后胶布固定针柄,留针 30 分钟至 1 小时,隔日 1 次。

4. 中药治疗

(1)肝肾阴虚者

治宜补益肝肾,通络益窍。

拟方:熟地 10 g、山萸肉 6 g、天冬 10 g、麦冬 10 g、磁石 10 g(先煎)、龟板 10 g(先煎)、五味子 3 g、白芍 10 g、牛膝 5 g、枸杞子 10 g、秋石 3 g。

(2)痰火闭窍者

治宜化痰清火,降浊开窍。

拟方:上方加桑叶 10 g、丹皮 6 g、山栀皮 10 g、连翘 6 g、菊花 10 g、瓜蒌皮 15 g。

按 语

先生指出,耳鸣、耳聋往往作为常见症状存在于各种疾病中,治疗过程中应当明确原发病,进行针对性治疗。临床上感音性耳鸣、耳聋较为常见,耳穴疗法对于感音性耳聋的疗效优于其他两型耳聋,有残余听力者疗效较好,对于鼓膜损伤、听力完全丧失者疗效不佳。有些耳鸣可能与颈椎病相关,可用针灸疗法配合颈部手法进行治疗,能够松解颈部痉挛的肌纤维,改善局部血供,从而改善耳鸣症状。

本病应尽早治疗,治疗越早,效果越好,病程越长,疗效越差。生活规律和精神调节对于耳鸣、耳聋患者的康复有重要意义,当注意劳逸结合,节制房事,保持心情愉悦。针灸疗法配合认知行为治疗有助于缓解耳鸣、改善情绪、提高生活质量。此外,耳鸣、耳聋患者不宜使用便携式媒体播放器,应当注意避免噪音。

第五章

临床特色疗法

先生临证擅长针刺及针药结合,喜用灸法,针、灸、药、酒、膏等灵活运用,不拘一格,故而疗效显著。他常说:"我们针灸医生,病种多且杂,因此要掌握多种技能,各种方法,这样在临床才能有的放矢。"现将先生常用的一些特色疗法简要介绍如下。

第一节　艾灸疗法

艾灸法是我国传统针灸医学的一个重要组成部分。从总体上看,灸疗法和针刺法一样都是通过刺激腧穴或特定部位来激发经络、神经、体液的功能,调整机体各组织、系统的失衡状态,从而达到防病治病的目的。但是,灸疗法又有着自身较为独特的作用特点。和针刺法不同,灸疗法是借灸火的温和热力以及药物的作用,通过经络的传导,来温通气血,扶正劫邪,平衡阴阳,康复保健。艾灸的防病保健作用在古代就被十分重视。《备急千金要方》提到以灸疗预防"瘴疠、温疟、毒气"。《扁鹊心法》指出"人于无病时,常灸关元、气海、命门、中脘,虽未得长生,亦可保百余年寿矣"。先生在临床亦重视灸法的运用,如擅长用温针灸治疗痹证及内科杂病,运用吴门督脉灸结合针药治疗强直性脊柱炎,以隔姜灸治疗慢性支气管炎,悬灸百会降压,灸盒神阙治痛经等。本节着重介绍吴门督脉灸、隔姜灸和温针灸。

一、吴门督脉灸

督脉灸(亦称督灸、铺灸、长蛇灸)是灸法中独具特色的一种,其温补力之强,非一般灸法所能及。先生所传承的吴门督脉灸颇有历史渊源,从第一代到第五代已有百余年,默默造福太仓百姓。吴门督脉灸是一种传承历史悠久,颇具地域特色的中医外治法。近年来,在先生和相关部门的努力下,吴门督脉灸已成为江苏省太仓市非物质文化遗产,并被列入江苏省中医药传统知识保护名录,是太仓中医传承发展史上一张靓丽的名片。

（一）百年历史,薪火相传

吴门督脉灸治疗术传承时间达百年之久。第一代李培卿(1865—1947年),上海嘉定人,年轻时师从中医针灸名家陈慕兰,钻研《内经》,针灸术尊窦汉卿、杨继洲等名家。临床上擅长针术,悬壶于江浙一带,喜用伏针、伏灸、督脉灸等。第二代陆瘦燕(1909—1969年),为李培卿之子,过继于陆氏,师从李培卿。第三代李元吉(1916—1971年),李培卿之孙,著名针灸学家陆瘦燕之侄,1935年于昆山开始从业,后调入江苏省中医院针灸科工作,因医术精湛,很快享誉省城。第四代姚风清(1922—2008年),师从针灸名家李元吉学医5年,1948年学成归来,后在太仓归庄卫生院开业,1953年调入太仓市归庄医院从事中医针灸。先生作为督脉灸的第五代传承人,经过临床的摸索和研究,将督脉灸的操作技术进行改良,治疗病种也得到拓展,丰富了吴门督脉灸的内涵。

（二）治法独特,源于经典

吴门督脉灸治疗方法较为独特,有别于其他医学流派督脉灸的操作方法,其根据中医学"天人合一"思想,融合中医时间医学、经络、腧穴、药物、艾灸等多种因素的综合优势,使效力能直达病所,发挥了综合治疗作用。治疗方法如下:每年治疗两次,分别在农历大伏天、大寒天。令患者俯卧裸露背部,在督脉至两侧膀胱经第一侧线上铺上特制督脉灸用洞巾,撒上适量督脉灸药粉(由桂枝、桑寄生、牛膝、黄芪等多种药物组成);铺上生姜丁(用鲜老生姜500克左右,切成黄豆大小);在生姜上放置5 cm厚黄金艾绒,用火点燃,根据患者反应及时取走热烫处艾绒,待艾绒全部取净后,再放5 cm厚黄金艾绒点燃,如此反复3次,使之热量直达督脉及足太阳膀胱经穴位,以灸后皮肤潮红为度。艾绒彻底燃毕后,将艾灰、生姜去除,温湿毛巾擦去药粉,完成督脉灸治疗后需注意休息、保暖,避免进食生冷、辛辣刺激之物。

吴门督脉灸在治疗上讲究时间,农历大伏天乃一年中最热之时节,天地阳气生发,人体阳气旺盛,此时最宜施灸。《素问·四气调神大论》曰:"夫四时阴阳者,万物之根本也。所以圣人春夏养阳,秋冬养阴,以从其根,故与万物沉浮于生长之门。"清代名医高世栻曾注释"圣人春夏养阳,使少阳之气生,太阳之气长"。又督脉乃"阳脉之海",总督一身之阳。《素问·骨空论》曰:"督脉者,起于少腹以下骨中央……侠脊抵腰中,入循膂络肾。"《难经·十八难》载:"督脉者,起于下极之俞,并于脊里,上至风府,入属于脑。"此时行督脉灸能强壮真元、通督温阳,解体内凝寒之气。另外,大寒天为一年中最寒的时节,行督脉灸防寒邪入侵,抵挡阴邪,可起到祛邪扶正的作用。吴门督脉灸施灸部位除督脉外,还涉及足太阳膀胱经,《灵枢·经脉》载:"膀胱足太阳之脉,起于目内眦,上额交巅……其支者,从腰中下挟脊……是动则病冲头痛,目似脱,项如拔,脊痛,腰似折……"五脏六腑之俞穴皆出于足太阳膀胱经,在足太阳膀胱经施灸,对脏腑功能有调节作用,可温补脾阳、滋养肝肾等。吴门督脉灸治疗中还应用到了特制督灸粉、生姜、艾灸,其中督灸粉成分包括桂枝、桑寄生、牛膝、黄芪等诸多药物,可补益肝肾、化瘀止痛;生姜具备温经通络、散寒解表功效;艾灸能温经祛瘀、散寒止痛。由此可见,吴门督脉灸融诸多因素于一起,起到激发协调,沟通内外,促进气血畅通,平衡阴阳的作用,从而达到良好的治疗效果。

（三）创新发展，造福于民

吴门督脉灸在百余年的传承中是不断创新与发展的，操作技术不断优化改良，治疗病种不断拓展，如今已结合针刺、中药等综合治疗，将吴门督脉灸的治疗作用发挥到最大化，正符合"传承精华，守正创新"之精神。

吴门督脉灸对中医辨证为虚寒性的疾病疗效显著。先生是第五代传承人，学验俱丰，在临床上尤其擅长运用吴门督脉灸结合针药治疗强直性脊柱炎等风湿免疫性疾病，求诊患者络绎不绝，遍及周边县市，多数患者坚持督脉灸为主的综合治疗后病情控制良好。先生在治疗强直性脊柱炎过程中，常以吴门督脉灸为主，每年在农历大伏天和大寒天各治疗1次，同时根据患者具体情况辨证施治，遵循"急则治其标，缓则治其本"的原则。在疼痛加重期，常以温针灸（以针刺华佗夹脊穴为主）祛风散寒、温通经脉，在针刺过程中注重针刺手法与针感效应，提倡"以通为补、补泻兼顾"之治则；在缓解期，常处以汤药温阳健脾、滋补肝肾等，形成集吴门督脉灸、温针灸、中药于一体的综合疗法。如今，吴门督脉灸还广泛用于类风湿性关节炎、疲劳综合征、痛经、支气管哮喘、慢性结肠炎等诸多疾病，均有一定疗效。在今后的发展中我们要继续做好传承与保护工作，多与上级医院或高校联合开展科研工作，使吴门督脉灸更好地传承与发展。

二、隔姜灸和温针灸

（一）隔姜灸

隔姜灸，在杨继洲的《针灸大成》即有记载："灸法用生姜切片如钱厚，搭于舌上穴中，然后灸之。"之后在张景岳的《类经图翼》中提到治疗痔疾"单用生姜切薄片，放痔痛处，用艾炷于姜上灸三壮，黄水即出，自消散矣。"在清代吴尚先的《理瀹骈文》和李学川的《针灸逢源》等书籍中亦有载述。现代由于取材方便，操作简单，已成为最常用的隔物灸法之一。

隔姜灸当应用鲜姜，姜片的厚薄为1 mm，艾炷大小根据艾灸部位如黄豆、蚕豆不等，艾壮多少应根据患者的体质和病情而定，少则三壮，多则七壮。艾壮应连续，使温热感逐步增强，透入肌肤，皮肤微红，且有了灼热感，才有效果，灸治方可停止。如病比较顽固，阴邪较深，可以加灸至局部皮肤（中心点）转白色方停。翌日局部就会起疱，这时疗效可以持久，但不适宜体质较虚弱的患者，有可能引起反应，如纳呆、虚热、倦怠等。一般情况下，以不起疱为宜。如病情需要化脓灸（亦称瘢痕灸），应采取灸至肌肤坏死的方法使之化脓，而不应因消毒不严，护理不周形成化脓，前者效果佳，后者效果差。隔姜灸适用于各种阴寒之疾，如虚劳，虚脱，久咳不愈，寒喘，瘰疬，贫血，月经不调，子宫寒冷，男子遗精，全身机能衰弱，痞块，发育不良等，运用的部位多数在躯干部，肌肉丰厚之处。

先生在临床多以隔姜灸治疗慢性支气管炎，方法如下：用鲜老生姜，切3 mm厚薄片，艾炷如黄豆大，置于姜片上燃着，放置被灸治穴位上，待艾炷燃过，另换上一炷，灸4~5壮。取穴：①大椎、肺俞、天突；②陶道、定喘、璇玑；③身柱、大杼、华盖；④神道、风门、厥阴俞。以上

4 组穴均隔 2 天取一组灸治,4 组穴轮流灸治后为 1 疗程。隔姜灸利用艾绒温中、祛寒、除湿的药效,生姜含有姜辣素及多种挥发油,味辛,性温具有温肺化饮之功效。在艾灸热力作用下,血管扩张,血流加速,药物和热力沿着姜纤维渗透,刺激相应穴位,透入经络血脉,使药物有效成分通过开泄的腠理直达病灶,促使腠理疏通,气血通畅,从而获得温经散寒的功效,此乃"寒者温之"的具体运用。详见先生的《隔姜灸治疗慢性支气管炎 282 例疗效观察》一文(收录于 1987 年第一届世界针灸学术大会论文汇编)。我们认为此法简便验廉,仍值得推广应用,尤其一些长期使用抗生素又有耐药的患者,隔姜灸在治疗上效如桴鼓,又可以提升患者正气,起到防病之效。

(二)温针灸

温针灸,又称温针。主要是利用燃烧的艾条或艾绒使针体温度升高,其作用机制是以针刺为主,并借助热力,通过针体传入腧穴,以温通经脉、宣行气血。在针刺得气后,将毫针留在穴位内适当深度,取适量长度艾条一节,套在针柄上,从艾条下端点燃,直至艾条燃尽为止。当今针灸界,有重针轻灸之风气,既有受客观条件(如排烟等)影响,也有受医者对灸法的认识影响。《灵枢·官能》有言:"针所不为,灸之所宜。"先生之师尤氏、姚氏非常推崇针灸并施,先生在临床亦喜用温针,认为灸法有特殊疗效,针刺灸法各有所长,灸法有自己的适应范围。另外,灸法还可补针药之不足,凡针药无效时,改用灸法往往能收到较为满意的效果。

先生在临床尤其喜用温针治疗风寒湿痹和虚寒杂病,在治疗过程中,会根据患者具体病情,分期论治。如冻结肩患者,早期疼痛明显,且夜重昼轻,此因寒湿过重,治宜温经散寒,用温针,针刺局部肩三针等穴位;待疼痛改善,患者活动受限,施以通经活络之法,改用电针。对于一些虚寒性杂病,如寒性痛经,温针效果极佳,辨证取穴后,常在关元、气海、肾俞、次髎等穴位上施以温针,如温热感传至小腹更佳。

三、对灸法的认识

(一)针法和灸法的区别

针法是针通过穴位得气而疏通经脉,灸是以艾绒在穴位上灸治,温通经脉,起到调整阴阳气血,促进机体功能的恢复的作用,故二者是有所区别的。

1. 起效快慢的区别

《标幽赋》云:"拯救之法,妙用者针……劫病之功,莫捷于针灸……一针中穴,病者应手而起。"说明针刺的疗效很快,在很短时间内出现反应,而灸法就比较缓慢,《铜人》云:"治风,灸上星、前顶、百会,至二百壮,腹背灸五百壮。"单灸治时间比较长,起效自然比针法要缓慢一些。

2. 补与泻的区别

以针法和灸法比较来看,针法是补少泻多。《内经》云:"形气不足,病气不足,此阴阳气俱不足也,不可刺之。"说明针法不适宜治疗特别虚的病者,而灸法则是补多泻少。"阴阳皆虚,火自当之"和"陷下则灸之",告诉我们凡是阴阳俱虚或经气不足,脉气下陷者,皆宜用灸法治疗。

3. 治寒治热之区别

一般来说,针法治热性病佳,如《内经》云:"治热皆用刺而不以灸治也。"灸法治寒性病佳。其一,其法为火,"结络坚紧,火所治之"。《类经》谓可治四肢之风寒湿痹。其二,是由于艾叶之性能,丹溪曰:"艾性至热,入火灸则上行。"故治虚劳,瘰疬,虚脱等虚寒证,较针法为优。

4. 疗效久暂之区别

针法较捷但不持久。一般为一昼夜24小时。"卫气之行,一日一夜五十周于身",故需连治之。临床上常用于治疗而少用于预防。灸法虽较缓,但效较持久,适用于预防保健,增强体质之用。《千金方》有云:"若要安,三里常不干。"故此,灸法更适用于治疗体质虚弱、寒性和慢性病的患者。

(二)灸法疗效的关键

灸法效佳效差的关键在于掌握灸治的火候,要达到治病之需要,不强不弱,不猛不濡,恰到好处。古人灸,壮数常由七壮至百壮,同时灸后的反应很明显。如《针灸大成》云:"然后灸,觉一团火气,通入肠至胸,乃效。灸至二十余壮。"也有的灸过后翌日才出现反应,如"痞根穴专治痞块……灸后一晚夕,觉腹中响动是验"。要达到以上的疗效,须掌握三个法则:第一,灸壮不能太大,如绿豆、黄豆大小为宜。第二,灸壮数至少七壮,甚至二七,三七壮,达目的始止。第三,须连续灸,不可断续,使热力均匀。先生曾以隔盐灸治疗脾泄,腹膨,小便短小等脾肾阳虚证。壮如黄豆大小,连灸七至二七壮,可使温热感直透腹里,缓缓散布,患者站立时感到腹中躁动,并有尿意,患者舒适,病痛减轻。连灸1月者无不收效,温针灸亦适用上法(惟艾壮须大,如枣核)。如治疗风寒湿痹之腰痛,连续灸3~5壮,皮肤红润灼热者,立即见功,远比单纯针刺为效。

(三)灸法的注意事项

1. 点正穴位

灸法正确的点穴方法,应该照《针灸大成》所说:"凡灸法,坐点穴则坐灸,卧点穴则卧灸,立点穴则立灸。须四肢平直,毋令倾侧,若倾侧穴不正。徒破好肉耳。"即是点穴后,不能更换体位,以免穴位不正,使灸治无功也。

2. 灸法次序

应该和针法一样,自上而下,自背而腹,自左而右,并且先灸壮少,后灸壮多。如《千金方》云:"凡灸当先阳后阴,言从头向左而渐下。次后从头向右而渐下,乃先上后下也。"

3. 灸法禁忌

古代书上的禁灸穴位,各书不同。但现代医家根据实际应用经验,恰恰其中有些穴位在灸治后产生了良好的效果。同时,有些书上的禁穴与其他书上的灸治穴相同,故不必拘泥于古书。也有些穴位是应该禁灸或该少灸的,如素髎灸之令人鼻赤,委中为血郄,灸之令血热。《针灸大成·卷七·治病要穴》载:"但头面诸阳之会,胸膈二火之地,不宜多灸。"又如手指及肌肉较薄之处,灸壮亦宜小宜少。面部诸穴,灸之偶一不慎,起疱而成瘢痕,影响美观,亦应禁灸或少灸。另外在某些特殊情况下也要注意,《标幽赋》云:"寒热风阴,饥饱醉劳而切忌。"此虽指针法而言,亦适用于灸法。其次,热病者禁灸,有的书载,阴虚有热者亦不宜灸。实不尽然,阴虚内热者可以灸治,问题在于掌握火候,壮之多少,壮之大小,不使太过而已。

4. 灸法之调摄

《针灸大成》云:"灸后不可就饮茶,恐解火气,及食恐滞经气,须少停一二时。"要忌生冷、瓜果、厚味、酗酒、远房事。若灸痕化脓,则需注意消毒,防止感染。

第二节　中药贴敷法

穴位贴敷疗法就是以中医理论为基础,以整体观念和辨证论治为原则,根据药物各自的属性,辨证用药,在相应的腧穴上进行贴敷,通过刺激穴位可疏通经络、调理气血,使药物有效成分在病体的相应穴位进行吸收,发挥其药理作用。

中药贴敷起源于原始社会的生活实践,在使用植物的叶、茎、根等涂敷治疗外伤中被逐渐发现。最早的文字记载见于《五十二病方》"蚖……以薊印其中颠",即用芥子泥敷贴百会穴,治疗毒蛇咬伤。《灵枢·经脉》记载:"颊筋有寒,则急,引颊移口,有热则筋弛纵缓不胜收故僻。治之以马膏,膏其急者,以白酒和桂,以涂其缓者……",被后世誉为膏药之始。晋唐时期,穴位敷贴疗法已广泛应用于临床。晋代葛洪《肘后备急方》收录了大量外用膏药,同时注明了具体制用方法。唐代《孙真人海上方》记载了应用敷贴治疗小儿夜啼的方法"朱甲末儿脐上贴,消消清清自然安"。并提出在"无病之时"用膏摩卤上及足心,以避"寒心"等未病先防的方法。宋明时期,穴位敷贴在临床实践中不断改进创新,宋代王执中的《针灸资生经》首次明确提出"天灸疗法",明代的《普济方》《本草纲目》中亦收载了不少临床行之有效的穴位敷贴方法。清代张璐《张氏医通》中冷哮方治疗冷哮的历史记载,堪称敷贴疗法的经典,备受后世推崇。清代的吴师机集外治疗法之大成,撰著《理瀹骈文》,全书载外敷方药近二百首,涉及内、外、妇、儿、皮肤、五官等病症几十个,提出了"以膏统治百病"的思想,并对穴位敷贴等外治疗法用于整体调养和内病外治的作用机理、制方遣药等相关问题做了较为详细的论述。中华人民共和国成立以后,敷贴疗法得到了较大发展,目前临床不仅应用于常见疾病的预防保健和治疗,还经不断探索后,应用于肿瘤、肺结核、肝硬化、冠心病、高血压病等疑难病种的保健和治疗。本法历经数代医家的发展和完善,尤其是在与现代科技的结合后,在临床应用和理论研究方面取得了喜人的突破和进展,成为中医保健的重要方法和手段。

先生临床上治疗疾病的过程中,在使用针灸中药的同时常常根据患者的具体情况配用或单用穴位贴敷,取得了很好的效果。先生认为,穴位贴敷法安全无毒副作用,是一种较安全、简便易行的外治疗法,适用范围相当广泛,内外妇儿疾病都可用,特别是对怕针灸、怕服药的儿童,尤为实用。穴位贴敷法既有穴位刺激作用,又可通过皮肤组织对药物有效成分的吸收,发挥明显的药理效应,因而具有双重治疗作用。经穴对药物具有外敏感性和放大效应,能使药物的理化作用较长时间地停留在腧穴或释放到全身,从而产生整体调节作用,这不仅仅是穴位刺激和药物吸收两者功效的简单叠加,而是相互作用,可以取得单纯用药或针灸所不能达到的治疗效果。

下面将先生常用的穴位贴敷方介绍如下:

一、日常贴敷方

(一)成人贴敷

1. 腱鞘炎

治则:活血通络。

敷贴穴位:阿是穴。

中药处方:生山栀 30 g,连翘 15 g,炒乳香、炒没药各 6 g。

方法:共研细末,用鸡蛋清、白面、白酒将药粉调成糊状,平摊在布上(约 0.5 cm 厚),贴敷患处。每日换药 1 次。一般轻症、新病贴敷 1 次即愈;重症、久病连贴 5 次即愈。

2. 腱鞘囊肿

治则:消肿止痛。

敷贴穴位:阿是穴。

中药处方:马钱子、制乳香、制没药、生甘草各 90 g,生麻黄 120 g。

方法:上药共研细末,用凡士林调成膏状,贴敷患处,3 日换药 1 次,连续贴敷 1~2 个月。

3. 落枕

治则:活血通络。

敷贴穴位:阿是穴、大椎、肩井。

中药处方:丹参 60 g、红花 60 g、当归 60 g、延胡索 40 g、生大黄 100 g、冰片 10 g。

方法:上药共研细末过筛,以蜂蜜与 75% 酒精各半,调其药粉为膏状备用,每日 1 贴,每次 30 分钟,10 次为 1 个疗程。

4. 颈椎病

治则:活血通络。

敷贴穴位:风池、天柱、大椎、曲池、肾俞、合谷。

中药处方:红花 6 g、桃仁 6 g、制川乌 6 g、制草乌 6 g、生半夏 6 g、羌活 9 g、全当归 12 g、独活 9 g、制南星 10 g、白芥子 3 g、冰片 3 g、松香 3 g、樟脑 5 g。

方法:上药共研细末过筛,用酒适量共同调匀备用。敷上述穴位,每日 1 次,连敷 10~30 次。

5. 肩周炎

治则:活血通络。

敷贴穴位:阿是穴。

中药处方:生草乌、生川乌、乌附片、生南星、干姜各10 g,樟脑15 g,细辛、丁香各8克,肉桂、吴茱萸各6 g。

方法:将上药共研细末,用蜂蜜调制成膏状,取适量贴敷患处,每日1贴,10次为1个疗程。

6. 急性腰扭伤

治则:通络止痛。

敷贴穴位:阿是穴。

中药处方:丁香10 g,樟脑6 g,红花12 g。

方法:上药共研细末,用白酒调制成膏状,外贴敷腰部阿是穴,每日1次,连敷3~5次。

7. 坐骨神经痛

治则:通络止痛。

敷贴穴位:环跳、殷门、委中、承山。

中药处方:制川乌、赤芍、续断、泽兰、白芷、生南星等份。

方法:上药共研细末过筛,用蜂蜜调匀,将药贴敷于患侧上穴,5日换药1次,连治5~10次。

8. 腰椎间盘突出症(寒痹)

治则:祛风散寒,通络止痛。

敷贴穴位:阿是穴。

中药处方:川乌10 g、草乌10 g、马钱子12 g、三七20 g。

方法:上药共研细末,调拌米醋,外贴敷患处,隔日1次,连敷10~30次。

9. 腰椎间盘突出症(热痹)

治则:疏风清热,通络止痛。

敷贴穴位:阿是穴。

中药处方:乳香12 g、自然铜6 g、大黄10 g、黄连20 g。

方法:上药共研细末,调拌凡士林,外贴敷患处,隔日1次,连敷10~30次。

10. 股骨头坏死

治则:通络止痛。

敷贴穴位:环跳、悬钟、阿是穴。

中药处方:人参、乳香、没药、当归、防己、鸡血藤各1份,制川芎、浙贝母、血余炭各2份。

方法:将上药研细末,装瓶备用。用时以水、蜜煮热调成糊状(亦可加入少量米醋调敷,或加凡士林调成软膏),均匀敷于痛点。每7日更换1次,4次为1个疗程。

11. 网球肘初起

治则:通络止痛。

敷贴穴位:阿是穴。

中药处方:乳香、没药、参三七、桃仁、广地龙、刘寄奴、丹参各6 g,血竭、香白芷、红花各4.5 g。

方法:将上药研细末,加凡士林调成软膏状,装瓶备用。用时取药膏适量,均匀敷于阿是穴(痛点),上盖纱布,外用胶布固定,隔日更换 1 次,至愈为度。

12. 网球肘日久未愈

治则:通络止痛。

敷贴穴位:阿是穴。

中药处方:羌活、独活、桂枝、秦艽各 5 g,鸡血藤、乌梢蛇各 30 g,木瓜、川芎各 10 g,川乌、草乌、乳香各 5 g,木香 3 g。

方法:将上药研为细末,加凡士林、甘油各半调成糊状,装瓶备用。用时取药膏适量,均匀敷于曲池、阿是穴,上盖纱布,外用胶布固定,3 日更换 1 次,至愈为度。

13. 月经不调

治则:调理冲任。

敷贴穴位:神阙、子宫。

中药处方:鹿茸 3 g,肉桂心、白芍、红花、川芎、干姜各 6 g,当归 9 g。

方法:上药共研细末,以姜汁或黄酒适量调糊。分贴上穴,外用纱布、胶布固定。2 日 1 换,3 次为 1 个疗程。

14. 痛经

治则:气血双调。

敷贴穴位:神阙。

中药处方:小茴香、干姜、延胡索、五灵脂、没药、川芎、当归、生蒲黄、官桂、赤芍各等份。

用法:上药共研细末装瓶备用。从经前 2 日开始,先用盐水洗净脐部,取药粉 30 g,以醋调成糊状,敷脐,外用胶布固定。2 日 1 换,连用 3 次,下次月经周期用法同上,3 个月为 1 个疗程。

15. 失眠

治则:镇静安神。

敷贴穴位:神阙。

中药处方:朱砂 10 g、琥珀 12 g、丹参 15 g、枣仁 12 g、茯神 10 g。

方法:上药共研末备用。用时每次取药粉 2 g,与蜂蜜调为膏,敷脐部。每日换药 1 次,10 次为 1 疗程。

16. 脂肪肝

治则:活血通络。

敷贴穴位:神阙、期门、中脘、阳陵泉。

中药处方:泽泻 30 g,丹参 20 g,生山楂 30 g,黄精、虎杖、荷叶、莱菔子各 15 g,龙胆草 30 g。

方法:将上药研为细末,用米醋适量调拌成糊膏状,均匀敷于上穴上,用纱布覆盖,外用胶布固定。每日换药 1 次,10 次为 1 个疗程。

17. 肥胖症

治则:泻下利湿。

敷贴穴位:中脘、足三里、丰隆、气海、梁丘、列缺。

中药处方:泽泻128 g、丹皮128 g、大黄128 g、广木香32 g、苦参32 g。

方法:上药共研细末,用麻油熬,黄丹收,调敷于穴位处,每日1次,每次2～5小时,1～3个月为1个疗程。

18. 面瘫

治则:疏经和络。

敷贴穴位:翳风、下关。

中药处方:全蝎5 g、钩藤10 g、僵蚕10 g、白蒺藜8 g、白芷6 g、当归12 g、天麻6 g、赤芍9 g。

方法:上药共研细末,合凡士林,做成小药丸,贴敷于穴位,每次0.5～1小时,隔日1次,8～10次为1个疗程。适用于急性期和恢复期。

(二)儿童贴敷方

1. 小儿脑瘫

治则:健脑益智,通经活络。

敷贴穴位:百会、合谷、足三里、太冲、大椎、心俞、肝俞、肾俞。

中药处方:黄芪180 g、黄精160 g、党参180 g、白术160 g、五味子160 g、远志180 g、菖蒲120 g、覆盆子180 g、金樱子160 g、当归160 g、钩藤150 g、制首乌160 g。(20次量)

方法:上药磨粉备用,可用凡士林调和做成小药丸。每次取3～5穴,每次穴贴不超过1小时,视病情轻重而定,8～10次为1个疗程,配合针灸或中药内服更佳。如皮肤红肿过敏,停止敷贴,可用肤轻松或皮炎平霜外涂即可。

2. 小儿呼吸道反复感染

治则:健脾益肾,补肺固表。

敷贴穴位:头维、足三里、大椎、心俞、肺俞、膈俞、脾俞、肾俞。

中药处方:黄芪180 g、白术120 g、茯苓120 g、北沙参120 g、麦冬120 g、防风90 g、太子参120 g、淮山药180 g、丹参60 g、当归120 g、甘草60 g。(20次量)

方法:上药磨粉备用,可用凡士林调和做成小药丸。每次取3～5穴,每次穴贴不超过1小时,可临床随症加减,视小儿年龄及病情用量加减,5～7次为1个疗程。

3. 小儿癫痫

治则:开窍醒神,化痰通络,息风止痉。

敷贴穴位:大椎、风池、心俞、膈俞、肝俞、肾俞、长强、足三里、阳陵泉、百会、率谷。

中药处方:川黄连150 g、黄芩120 g、竹沥80 g、半夏80 g、天竺黄120 g、胆南星100 g、外菖蒲200 g、远志160 g、珍珠母200 g、石决明160 g、钩藤160 g。(20次量)

方法:上药磨粉备用,可用凡士林调和做成小药丸。每次选3～5穴,轮流穴贴,视病情轻重而定,每次敷贴视小儿年龄,小的时间短一点,每次30分钟左右。一年四季都能应用,或大小伏天外贴最佳,8～10次为1疗程,可配合针灸或中药内服。

4. 小儿遗尿

治则:温肾助阳,健脾益气,固摄小便。

敷贴穴位：大椎、脾俞、胃俞、三焦俞、次髎、足三里、三阴交、涌泉、肾俞。

中药处方：党参 200 g、菟丝子 160 g、补骨脂 200 g、金樱子 160 g、覆盆子 180 g、炙甘草 150 g、桑螵蛸 120 g、石菖蒲 120 g、当归 160 g、远志 160 g、炙黄芪 200 g。（20 次量）

方法：上药磨粉备用，可用凡士林调和做成小药丸。每次敷贴 3～5 穴，轮流穴贴，每穴外敷不超过 1 小时，视小儿年龄、皮肤、病情轻重而定。一年四季都能应用，或大小伏天外贴最佳，8～10 次为 1 疗程，配合针灸或中药内服效果更佳。

5. 儿童抽动障碍

治则：平肝熄风，化痰通窍，安神止搐。

敷贴穴位：大椎、肺俞、心俞、脾俞、膈俞、肝俞、风门、肾俞、足三里、丰隆、涌泉、内关、神门、膻中。

中药处方：生龙齿 200 g、百合 150 g、珍珠母 200 g、竹沥 150 g、半夏 150 g、淫羊藿 180 g、石决明 200 g、钩藤 180 g、菖蒲 180 g、远志 200 g、天竺黄 150 g。（20 次量）

方法：上药磨粉备用，可用凡士林调和做成小药丸。每次敷贴 3～5 穴，轮流穴贴，每穴敷贴不超过 1 小时，视小儿体质而定，隔 1～2 天一次，8～10 次为 1 疗程。小伏或大伏天最佳，平时亦能穴贴。

6. 小儿厌食症

治则：健脾和胃，消食化积。

敷贴穴位：大椎、脾俞、三焦俞、胃俞、肾俞、足三里。

中药处方：党参 200 g、北沙参 150 g、当归 180 g、青皮 160 g、白扁豆 200 g、五味子 100 g、芦根 150 g、焦三仙 150 g、茯苓 130 g、白术 130 g、炙甘草 100 g、枳壳 160 g。（20 次量）

方法：上药磨粉备用，可用凡士林调和做成小药丸。每次敷贴 3～5 穴，轮流穴贴，每穴敷贴不超过 1 小时，隔 1～2 天 1 次，8～10 次为 1 疗程。小伏和大伏天用于穴位敷贴，或平时四季都可穴位敷贴。

二、三伏贴方

三伏贴是将"冬病夏治"的中医治未病理论与"天灸"相结合的一种中医外治法，源自于清朝，清代张璐《张氏医通·诸气门下喘》曰："冷哮……夏月三伏中，用白芥子涂法，往往获效。方用白芥子净末一两，延胡索一两，甘遂、细辛各半两，共为细末，入麝香半钱，杵匀，姜汁调涂肺俞、膏肓、百劳等穴……十日后涂一次，如此三次，病根去矣。"三伏贴适用于成人及小儿慢性支气管炎、支气管哮喘、过敏性鼻炎、体虚感冒咳嗽等呼吸系统疾病。根据冬病夏治理论，对于一些冬季易感易发的呼吸系统疾病，在夏季进行贴敷，可收到扶正固表之效，升提全身气机，增加机体免疫力，从而达到预防和治疗疾病的目的。

敷贴穴位：大椎、肺俞、心俞、膈俞。

中药处方：炒白芥子 500 g、延胡索 1000 g、生甘遂 500 g、生川乌 500 g、牙皂 500 g、桂枝 500 g、丁香 600 g、麻黄 500 g、葶苈子 500 g、细辛 500 g。（50 次量）

方法：上药磨粉备用，用时同凡士林和生姜汁做成小丸剂。成人及小儿伏天或小寒、大寒天用于穴位敷贴,隔天或隔2天穴敷1次,每次穴贴不超过1小时,视病情和皮肤耐受而定,6~8次为1疗程,连续贴2~3年。如出现皮肤过敏红肿,可隔几天再贴或换肺、心、膈俞上下穴轮换贴。红肿可用肤轻松或皮炎平霜外用,贴药期间尽量不要着凉或劳动出汗。

第三节　茶养生与茶饮方

中国以茶入药的历史可谓久矣,中医早就有"茶为万病之药"的说法。茶不但被中医广泛应用临床治病,更被大众引入了日常生活,饮茶成了一种民俗,因此,茶养生早已被百姓自觉、不自觉地应用了。先生在本文中对茶的养生作用进行了概括性论述,同时介绍了一些常用的茶方,供广大中医药从业人员及中医药爱好者参考、选用。

一、茶的种类与养生保健

茶叶原产于我国,是我国最古老的饮料之一。晋代时期就已形成饮茶的风俗。中医学认为,饮茶不仅可以解渴利尿,还有一定的药物作用。饮茶可以祛病延年,南北朝时期的中医养生学家陶弘景就有"久喝茶可以轻身换骨"的论述,在被尊称为茶圣的唐代陆羽著述的《茶经》中有"茶之为饮,发乎神农氏"的记载。茶的种类繁多,大致可分为:绿、红、花、黑、白、黄、青七种。每种茶叶都有着不同的口味和药物作用。

（一）绿茶的养生保健功效

绿茶是一种没有经过任何发酵处理的、最清新自然的茶叶品种,它是人们夏季饮茶的首选。绿茶口味清新自然,饮用后不仅能够消暑解渴,还有排毒祛火的药物作用。绿茶的种类很多,最为著名的有:龙井、碧螺春、毛尖。除了这三种,还有十余种绿茶都有很好的口感和对人体有益的保健功能。

绿茶的保健功能很久之前就被人发现并运用。它的保健功能主要有:清热解毒、抗癌调脂、美容减肥、防辐射、健齿等。绿茶性寒味甘,经常饮用能够清热祛火、安神明目、清理肠胃,绿茶中所含的茶色素能够促进胆固醇的分解,减少人体内胆固醇的堆积,有效防止高血压等症的发作,并对一些病症引起的头晕目眩有很好的疗效。此外,绿茶中的茶多酚还能够防治癌症,脂多糖和维生素C还是防辐射和美容保健的重要物质。近年来,我们所用的很多牙膏中都加入了绿茶精华,那是因为绿茶中含有防蛀牙的氟元素。

（二）红茶的养生保健功效

红茶由于其茶叶及冲泡出的茶汤均为红色而得名。红茶制作方法与绿茶截然相反,它完全是经过发酵而制成的,所以红茶中没有叶绿素及维生素C等物质,但是它的茶碱和咖啡因含量很低,因此红茶是所有茶中最没有刺激性的一种。红茶的种类很多,按制作方法可以分为三种：小种红茶、工夫红、红碎茶。前两种原产于我国，而红碎茶则是由印度人发明创立的一种全新的加工方法制作而成。目前红茶是全世界饮用人群最广泛的茶叶制品，世界上比较著名的红茶种类有：祁门红茶、锡兰乌巴茶、大吉岭红茶、伯爵红茶、肯尼亚红茶、阿萨姆红茶、川红功夫茶等。

红茶性温热，有祛寒温中、开胃健脾、解渴化痰的保健功能，尤其适宜脾胃虚弱，消化不良者饮用。由于红茶的性味及祛寒功能，所以冬季是饮用红茶的最佳时节，配以牛奶饮用能够暖胃、补虚，既能够品味其淳厚浓郁的味道，还有养生保健之功效。另外，经常饮用红茶能够有效预防高血脂、冠心病及细菌性炎症。

（三）花茶的养生保健功效

花茶作为我们经常饮用的茶制品，有清新的气味和雅致华美的外观。花茶按成分不同可分为单一花茶、综合花茶、果粒花茶和香料调味花茶。我们经常饮用的花茶主要有：茉莉花茶、珠兰花茶、玫瑰花和桂花茶等，其各有保健功效。如茉莉花茶能清热祛火，适宜内火旺盛者饮用，另外茉莉花茶还有促进人体肌肤的新陈代谢，延缓皮肤老化的美容保健功能；玫瑰花茶能够排毒利尿、镇痛活血、安神静心，对小便不利、痛经、失眠、心悸等症有明显的功效，另外饮用玫瑰花茶能够滋润肌肤，延缓皮肤衰老，所以深受女性朋友的喜爱；桂花茶能够解毒利尿，对高血压及其他疾病引起的头晕、头痛、心烦失眠有明显的缓解作用。

（四）黑茶的养生保健功效

黑茶属于后发酵茶，由于其茶叶的颜色呈黑褐色而得名。黑茶主要产自湖北、云南、湖南、江西及四川等地。黑茶的产生是由于绿茶的氧化作用而形成的。在古代时期，由于交通不便利，在运输茶叶的过程中，绿茶中的多酚类物质发生氧化反应，从而使绿茶的颜色变成了黑褐色，变色的同时，茶叶的味道也随之变得香浓淳厚，所以严格地说，黑茶就是绿茶的一个分支种类。黑茶有很多的品种，常见的有湖北老青茶，能够健胃消食，对肠胃不适引起的恶心有明显的功效；云南普洱茶，性温味甘苦，能够生津止渴、温中益气、消食养胃，对食欲不振、消化不良、恶心乏力等症有明显的功效。现代医学研究也发现普洱茶有一定的防病作用，经常饮用普洱茶能够软化血管，减少血液中的胆固醇含量，从而防止心脑血管疾病的发生。还有六堡茶，能够清热消暑，最适合在南方高温闷热的天气条件下饮用。另外，六堡茶也有养生保健的药物作用，经常饮用能够润肺止咳、生津止渴、清热化痰，适合肺阴亏虚引起的咳嗽等病症。

（五）白茶的养生保健功效

白茶也是我国众多茶叶品种中最为珍贵的一种，主要产自福建地区，迄今已有800多年的历史，它属于轻微发酵的茶叶。根据采摘的标准分类，白茶常可分为白毫银针、白牡丹、贡眉和寿眉四种。白茶不仅外观秀美雅致，还有很高的药用价值，经现代医学研究发现，白茶中富含多种营养成分，尤其是氨基酸和茶多酚的含量是所有茶中最高的，经常饮用能够清热解暑、祛火解毒，对呼吸道感染引起的喉咙发炎、咽喉肿痛有明显的功效，另外还能够对小便不畅,消化不良等病症有缓解的作用。

（六）黄茶的养生保健功效

黄茶的品种比较特殊,它的发现是由绿茶引出的。这是由于在加工过程中,部分绿茶没有得到充分的干燥,而导致叶片变得枯黄,这样就有了黄茶这一茶叶品种。最具代表性的黄茶有:君山银针、北港毛尖和广东大叶青。黄茶的品质非常独特,除了具有很高的饮用价值,它还有养生保健的功效。经常饮用黄茶能够缓解机体的疲劳状况,软化血管,增加血管的弹性,从而有效地防治心脑血管疾病的发生。同时还能够帮助消化,对食欲不振、头晕恶心、胃胀腹胀等都有明显的治疗效果。另外,黄茶凭借它清新高雅的芳香味道,还能够起到清新口气的作用。

（七）青茶的养生保健功效

提到青茶,我们可能会感到有些陌生,但是提起它的另一个名称"乌龙茶"人们就会觉得再熟悉不过了。乌龙茶也是我国特有的茶叶品种之一,产于台湾、福建、广东等地。青茶的特质就是汇集了红茶和绿茶的优点,既有红茶的醇香浓烈,又有绿茶的清新爽口,所以被誉为茶中的精品。我们比较熟悉的主要有:铁观音、冻顶乌龙茶、武夷大红袍等。青茶不仅有很高的饮用价值,它的保健功效也得到了诸多中医学家的认同。青茶的保健功能:①减肥降脂。这是青茶最主要的药物功效,因为青茶中的茶多酚,能够抑制人体吸收脂肪,同时还可以促进人体的脂肪代谢,尤其是喜好油腻的人,更应该多饮用青茶,可以避免患上肥胖症。②消炎。青茶中的某些成分能够很好地预防和治疗咽喉肿痛和肠道炎症等病症,并且对由扁桃体发炎所引起的发热症状以及由肠道炎症导致的腹泻等,都有非常明显的作用。

二、茶的主要营养成分

茶作为我国最具代表的饮料,能够延续到今天,不仅是因为它清香独特的味道,还因为茶叶中含有多种营养成分,自古以来养生学家就认识到了经常饮茶的保健功效。其中如主要富含多种维生素,诸如维生素 A、维生素 B、维生素 C 等,它们对人们的健康长寿有着非常有益的作用。富含叶绿素也称为茶色素,叶绿素能够净化血液,增强皮肤细胞的代谢功能,所以能够延缓皮肤的衰老,有美容的作用,还可以增加血液中的红细胞数量,减少胆固醇的含量,这也是防治心血管疾病的有益因素。另外,叶绿素中含有芳香成分,对口臭等口腔问题也有明显的改善作用。富含茶碱,茶碱的作用与咖啡中的咖啡因作用相仿,能够刺激神经系统,提高人体注意力,对缓解精神紧张和疲劳都有明显的功效。富含单宁酸,单宁酸进入体内有助于健脾益胃、消食化积、润肠通便;单宁酸还有很好的杀菌消毒作用,用茶水漱口就可以防治牙龈肿痛、口腔溃疡、口臭等,用茶水泡脚能够治愈脚气、脚臭等;除此之外,单宁酸对于经常吸烟饮酒的人还有解毒的保健功效。富含儿茶酸,这是一种能够增强人们体质的营养成分,可以有效地缓解气压过低、氧气不足时引起的呼吸困难等状况,同时还能够增加血管的弹性和张力,这也是防治动脉粥样硬化等心脑血管疾病的有益因素。

三、药茶及其养生作用

（一）药茶的分类

茶中富含多种营养成分,所以除了可以冲泡后作为饮料饮用,还能够与药合用防病治病,顾名思义也可以称作药茶。药茶的饮用通常具有三种情况:以茶做药、药做茶饮、茶药搭配。

1. 以茶做药

这种饮茶的依据就是由于茶叶中含有多种营养成分,所以茶本身就可以作为防治疾病的药来饮用。在我国古代时期就有着以茶做药的记载,约从神农氏尝百草开始就将茶作为民间的验方为人治病,然后经过反复的运用日臻完善。不同种类的茶有着不同的作用,例如:绿茶能够清热解毒、降脂减肥、防辐射、美容、清新口气、抵抗癌细胞。红茶温热能够祛寒温中、软化血管、调理肠胃,健脾消食。花茶根据不同的种类有不同的养生功效,主要有清热祛火、益气养颜、舒缓神经、止痛治痛的作用。

2. 药做茶饮

某些药茶并不含有茶叶,但是由于它们也是用水泡制或煎制的,服用方法也是当茶饮用,所以也被划到药茶的范围内,这样的做法不仅扩大了选择药物的范围,而且也便于患者饮用,例如用药做茶的人参核桃茶、三子补益茶等。人参核桃茶就是用人参、核桃加入水煎制而成,作为茶来饮用的,能够滋阴补气、补虚固肾。三子补益茶就是用女贞子、枸杞子、太子参、鸡血藤加水煎煮而成的,饮用后能够滋阴养血、补虚益体。

3. 茶药搭配

这种情况就是把茶叶和中药制剂搭配在一起饮用,扩大了茶叶的应用范围,既能够利用茶的治病功效来调理疾病,还能够改善中药的味道。如常见的茶药搭配方:砂仁红茶、白术乌龙茶等。

（二）药茶的作用

1. 日常保健

主要侧重于日常养生保健,就是以饮用药茶的方式调理人体的脏腑和气血,这种药茶通常是以茶做药和茶药搭配形式出现的。例如:减肥茶,就是用普洱茶、山楂、荷叶为原料制成的,经常饮用能够减少体内的胆固醇和脂肪,从而起到减肥保健的作用。另外还有益寿茶,就是用绿茶、决明子、山楂、丹参为原料煎制而成的,坚持饮用能够强身健体、滋阴益寿。

2. 预防常见病

主要侧重于防治常见疾病。如罗布麻叶茶,是用罗布麻叶和茉莉花作为原料制成的,饮用后能够控制高血压,防治心脑血管疾病等。

四、饮茶注意事项

饮茶对人体的好处很多,但是茶叶的种类很多,作用也多样,不同的人群在饮茶时也有要重视的一些问题,应从实际情况出发,根据自身的情况对症下"药",否则不仅没有起到养生保健的作用,反而会产生一些不利的后果。

那么我们在饮茶时到底要注意哪些问题呢?一是注意茶的新鲜程度,喝茶要即饮即泡,绝对不能饮用隔夜茶;二是饮茶要因人而异,还要根据季节的不同随时调换;三是饮茶要适量,虽然饮茶的好处很多,但是过量、没有节制地饮用,对人体会有相当大的危害,比如饭前不宜喝茶,睡前不宜饮茶;四是不宜用茶水服药,茶水中含有鞣酸,并且这种成分的含量很高,如果用茶水送药的话,鞣酸就会与药物中的某些成分结合,形成沉淀物使人体无法吸收,从而影响疗效,严重的可能还会产生腹痛、腹泻的状况,尤其如使君子、人参、威灵仙、茯苓、麻黄碱、阿托品等药剂,绝不能够用茶水送服。

五、常用养生药茶方

药茶既可以解渴,也有防病治病的功效。它的种类繁多,可以用水果与茶叶搭配,也可以用中药与茶叶搭配。

药茶的做法非常简单,但是它的功效却不能小视。对于没有疾病的人群,喝药茶可以强身健体、防病治病、延年益寿,对于患有某种疾病的人们,正确选择适合自己的药茶能够起辅助药品的作用,缓解病症的蔓延。我们也都知道"药补不如食补"的道理,虽然我们称之为药茶,但是它属纯天然的药膳。下面介绍一些适合大众的药茶方,可供大家经常饮用。

(一)山楂红茶

【组成】 鲜山楂、红茶、白糖、清水。

【制作】 将新鲜山楂洗净后去核,切成小块,放进锅中,加入红茶、白糖和适量清水,置于火上,用文火慢慢煎煮,直至山楂煮烂即可饮用茶汤。

【功效】 生津止渴、增进食欲。

【适用证和服法】 适用于口干舌燥、消化不良、腹中积食等症,代茶饮用。

【注意事项】 红茶性温,高热时及内火旺盛者不宜饮用。

(二)牛奶红茶

【组成】 鲜牛奶、红茶、白砂糖、清水。

【制作】 牛奶放入锅中煮熟,然后将红茶用开水泡好后,倒入煮好的牛奶中,加入白糖即可饮用。

【功效】 益气补虚、祛寒温中、安神静心。

【适用证和服法】 适宜贫血体虚、失眠多梦等症,每日两次,上、下午各一杯。

【注意事项】 腹泻者慎用。

（三）菊花绿茶

【组成】 菊花、绿茶、白砂糖、清水。

【制作】 将菊花和绿茶一同放入清水中,煮成茶汤后加入白砂糖即可。

【功效】 清热解毒、安神明目。

【适用证和服法】 适用于心情焦躁、咽喉肿痛等症,每日上下午各一杯。

【注意事项】 脾胃虚弱者慎用。

（四）龙眼绿茶

【组成】 龙眼肉、绿茶、清水。

【制作】 将龙眼肉和绿茶一同放入杯中,加入沸水冲泡后,即可饮用。

【功效】 清热解毒、补气养血

【适用证和服法】 适宜贫血等症,每日两次,上下午各一杯。

（五）疏肝理气茶

【组成】 柴胡、白术、云茯苓、当归、白芍、甘草、薄荷、生姜。

【制作】 分别将以上几种原料挑去杂质后清洗干净,然后捣碎,放入茶壶中,加入沸水,浸泡 10 分钟,再加入生姜,即可饮用。

【功效】 滋阴润燥、养血健肝。

【适用证和服法】 适宜肝脾阴虚、腹泻、便秘、月经不调、痛经等症,代茶饮用。

【注意事项】 肝病兼身体虚寒者不宜饮用。

（六）首乌丹参茶

【组成】 首乌、丹参、蜂蜜。

【制作】 分别将首乌和丹参洗净后,捣成碎末,放入茶壶中,加入沸水冲泡半小时,待茶汤色泽浓郁时,放入蜂蜜搅拌均匀,即可饮用。

【功效】 安神补肾、软化血管。

【适用证和服法】 适宜心脑血管疾病患者,代茶饮用。

（七）五参养心茶

【组成】 苦参、党参、玄参、北沙参、丹参。

【制作】 将以上原料研磨成粉末,放置于水杯中,加入适量沸水,冲泡半小时,即可服用。

【功效】 补血养虚、安神静心。

【适用证和服法】 适宜冠心病、失眠、心悸等症,每日 2 次,温热服用。

【注意事项】 阳虚者不宜饮用。

（八）养肝益阴茶

【组成】 当归、白芍、木瓜、川芎、炙甘草、熟地黄、酸枣仁。

【制作】 将以上原料去除杂质,切碎后放入茶杯中,加适量沸水,冲泡 20 分钟后即可饮用。

【功效】 补肝安神、滋阴补虚。

【适用证和服法】 适用于治疗由于肝炎引起的心情烦躁、两胁疼痛,代茶饮用。

【注意事项】 肝胆湿热者不宜饮用。

（九）养颜益肾茶

【组成】 生地黄、黄精、蜂蜜。

【制作】 分别将生地黄和黄精捣碎,放置于茶杯中,加入适量沸水冲泡,20 分钟后用蜂蜜调味,即可饮用。

【功效】 补肾健脾、护肤养颜、滋阴润肺。

【适用证和服法】 适用于治疗神经衰弱、心慌、面部萎黄等症,每日 3 次,空腹服。

【注意事项】 蜂蜜有润肠作用,腹泻者慎用。

（十）生津和胃茶

【组成】 黄连、天花粉、鲜藕、生地黄、牛乳、生姜汁。

【制作】 鲜藕洗净后去皮,先切成片状,再切成碎末,然后分别将黄连、生地黄捣碎。将以上原料一同放入锅中煎煮,原料煮烂、茶汤颜色变深后,撇去渣滓,只取汤汁,加入牛乳和生姜汁,搅拌均匀即可饮用。

【功效】 清热润肺、生津止渴、健胃化积。

【适用症和服法】 适宜糖尿病患者饮用,每日两次,佐餐时饮用。

（十一）三子补益茶

【组成】 女贞子、太子参、枸杞子、鸡血藤。

【制作】 将以上原料挑去杂质后捣碎,放置于杯中,加入适量开水,冲泡半小时,即可饮用。

【功效】 补肝养肾、补虚养血。

【适用证和服法】 适合缓解腹胀腹泻或由重症引起的身体虚弱,代茶饮用。

【注意事项】 感冒期间不宜饮用。

（十二）四君子茶

【组成】 白术、茯苓、人参、炙甘草。

【制作】 将以上原料清洗干净,然后把人参放入锅中,加入适量清水,煎取药汁。其余原料研磨成粉末或者小块状,放入茶杯中,加入沸水冲泡 20 分钟后,放入参汁,即可饮用。

【功效】 健脾益胃、补虚补气。

【适用证和服法】 适合治疗脾胃虚弱、贫血等症,每日 1 剂,代茶饮用。

【注意事项】 湿困、阴虚者慎用。

(十三) 四物养血茶

【组成】 当归、白芍、熟地黄、川芎。

【制作】 将以上原料去杂质后捣成末状,放入杯中,加入热水冲泡 20 分钟,即可饮用。

【功效】 滋阴补虚、益气养血、安神健脑。

【适用证和服法】 适合心脑血管疾病及癌症患者服用,日常代茶温服。

【注意事项】 感冒时停用。

(十四) 益气保元茶

【组成】 黄芪、党参、炙甘草、生姜、肉桂。

【制作】 党参洗净后放入锅中,加入适量清水置于火上,煎取药汁备用。将其余原料研磨成末,放入杯中,加入沸水冲泡 20 分钟,然后撇去药渣,加入党参汁,即可饮用。

【功效】 补气养血、祛寒温中。

【适用证和服法】 适合治疗阳气不足、脾胃虚弱等症,日常代茶温服。

【注意事项】 感冒时停用。

(十五) 二子益肾茶

【组成】 五味子、枸杞子、白砂糖。

【制作】 将五味子捣碎放入杯中,加入枸杞子和适量沸水,冲泡 20 分钟后,放白糖调匀,即可饮用。

【功效】 益气补血、强肾固精。

【适用证和服法】 适合体质虚弱、肝肾阴虚者,日常代茶饮用。

【注意事项】 糖尿病患者饮用时不要加糖。

(十六) 二味助阳茶

【组成】 巴戟天、怀牛膝。

【制作】 将以上用料研磨后,放入茶杯中,加入适量沸水,闷 20 分钟,即可饮用。

【功效】 滋阴助阳、强身健体。

【适用证和服法】 适合治疗肾虚、月经不调等症,每日代茶饮用。

【注意事项】 肝火旺盛、孕妇及月经不调者不宜饮用。

(十七) 杜仲补肾茶

【组成】 杜仲、五味子。

【制作】 先将杜仲切碎后放入杯中,然后把五味子研磨成粉末,也放置杯中,加入适量沸水,冲泡 20 分钟后即可饮用。

【功效】　补肾益气、增强体质。

【适用证和服法】　适合治疗肾虚等症,每日代茶饮用。

【注意事项】　内火旺盛者不宜饮用。

（十八）四味乌发茶

【组成】　桑葚子、女贞子、制首乌、墨旱莲。

【制作】　将以上原料捣碎成粉末,放入杯子中,加入沸水冲泡 20 分钟,即可饮用。

【功效】　补肝益肾,滋阴益体,乌发养颜。

【适用证和服法】　适合治疗肾虚、须发早白等症,每日代茶饮用。

【注意事项】　腹泻、畏寒者慎用。

（十九）菟丝地黄茶

【组成】　菟丝子、熟地黄、党参。

【制作】　将以上药剂捣碎,放入杯中,加入适量沸水,冲泡 20 分钟即可饮用。

【功效】　补肝益肾、滋阴养颜。

【适用证和服法】　适合治疗肝肾亏虚、视线模糊、健忘等症,每日代茶饮用。

【注意事项】　腹胀者不宜饮。

第四节　药酒养生与药酒方

一、药酒的概述

早在《神农本草经》中就明确记载用酒制药材以治病。酒最早用作麻醉剂,华佗用的"麻沸散",即用酒冲服。《说文解字》有云"醫之性然得酒而使"和"酒所以治病也"。适量饮酒对健康长寿有益。《百岁老人》中记载,高寿老人都爱喝点儿酒。"酒为百药之长"一说,出自《汉书·食货志》,这是我国古人对酒在医药方面应用的高度评价。酒在医学上的应用,是我国医药学的一大发明。"醫"字从"酉"(酒),即是由酒能治病演化而来。酒问世之前,人们得了病要求"巫"治疗,随着酒的酿造,我们的祖先在饮酒过程中,发现了酒有"通血脉,散湿气""行药势,杀百邪恶毒气""除风下气""开胃下食""温肠胃,御风寒""止腰膝疼痛"等作用,加之以酒入药还能促进药效的发挥,于是,"巫"在医疗中的作用便被"酒"逐渐取代。这是古人认识上的一次飞跃。

在古代,用酒治病,特别是制成药酒来防治疾病的现象十分普遍。例如,用酒泡大黄、白术、桂枝、桔梗、防风等制成的屠苏酒,是古代除夕男女老幼必用之品。端午节饮雄黄酒和重阳节饮菊花酒以避瘟疫。《千金方》载:"一人饮,一家无疫,一家饮,一里无疫。"可见药酒在古代预防疾病中的重要性。药酒还有益寿之效,这一点在历代的医疗实践中已得到了证实。如对老年人具有补益作用的寿星酒;补肾强阳、乌须发的回春酒。李时珍在《本草纲目》中列举了有 69 种有不同功效的药酒。如五加皮酒可以"去一切风湿痿痹,壮筋骨,填精髓";当归酒"和血脉,壮筋骨,止诸痛,调经";人参酒"补中益气,通治诸虚";黄精酒"壮筋骨,益精髓,褒白发"等。

用酒治病在国外也很流行。乔姆希立科在他的著作中介绍道:在发明激素很久以前酒饮料是糖尿病患者的药物;即使在能够使用激素以后,酒饮料仍不会被放弃。在欧洲。许多医生将酒饮料,特别是烈性佐餐葡萄酒作为糖尿病患者饮食的重要一部分。

二、药酒的医疗保健作用

酒剂可用于治疗疾病,且主治范围非常广泛,遍及内、外、妇、儿各科,这与酒行药势,通行血脉,活血化瘀等作用密切相关。且临床实践表明,许多常见病、多发病以及部分疑难病均可用药酒治疗。内服药酒在临床上多用于风湿痹痛、中风后遗症所致的偏瘫、老年肝肾两虚所致的筋骨疼痛以及作为强身保健、延缓衰老的滋补品服用。外用药酒则用于疥癣顽症、跌打损伤、风湿痹痛等皮肤科和骨伤科疾患。

三、药酒的服用方法

药酒,顾名思义,它既是药又是酒,是一种可口的饮料。一杯口味醇正、香气浓郁的药酒,既没有给人增添古人所讲的良药苦口的烦恼,也没有现代打针输液的痛苦,给人们带来的是一种佳酿美酒的享受,所以人们乐于接受。但药酒的使用必须适量适度,选择合适的方法,切不可过量贪杯,盲目无度。否则过犹不及,适得其反。药酒的使用方法,一般分为内服和外用两种。其中,多数是内服或外用。但有的药酒,既可内服,也可外用。外用时,一般按要求使用即可,内服时需遵循如下几条原则:

(一) 辨证服用

中医治病讲究辨证施治,譬如同样是感冒,中医就分为风寒表证、风热表证等,各自的治法也不一样,这就是辨证施治的特点。

药酒的使用,也应根据中医的理论,进行辨证服用,尤其是保健性药酒,更应根据自己的身体状况选择性服用。一般治病的药酒,功效主治大都比较明确,而且患者也总是在经过医生明确诊断后再选择服用。然而保健性药酒,由于多以补益强身为主,因而对选择不够重视,若使用不当,易产生不良后果。所以服补益药酒前,必须先弄清自己的体质状况。

一般中医将身体虚弱者分为气虚、血虚、阳虚、阴虚四大类。通常气虚主要表现为身体虚弱、面色苍白、呼吸短促、四肢乏力、头晕、动则汗出、语声低微等。血虚主要表现为面色不华、唇舌爪甲色淡无华、头目眩晕、心悸怔忡、神疲乏力、形体瘦怯,或手足麻木、关节屈伸不利,或两目干涩、视物昏花等。阳虚主要表现为畏寒肢冷、面色㿠白、大便溏薄、小便清长、脉沉微无力等。阴虚主要表现为五心烦热或午后潮热、盗汗、颧红、消瘦、舌红少苔等。

当然,进一步还可按脏腑辨证的原理,将证型分成脾气虚、心阳虚、肾阳不足等。此外,辨证时还需注意分清真实假虚。所以,虚证同样也应当根据医生的诊断确定疾病性质,随后选方服用合适的药酒。

补益药酒的配方制备要遵循中医辨证施治的原则,体虚者也必须根据这一原则服用,针对自己的体质状况,选择性服用。

(二)限量服用

由于药酒中含有一定量酒精,摄入过量,会损害人体健康。所以必须正确使用,才能充分发挥药酒的功效,避免其危害人体。

长期过量饮酒会损害健康,甚至带来严重后果,这已得到公认。长期过量饮酒会使人体脂类代谢发生障碍,造成肝内脂肪堆积,导致酒精性肝硬化。还会损害胃黏膜和小肠的超微结构及吸收功能,使硫胺素、维生素 B_{12}、叶酸等吸收减少,导致营养不良和贫血。乙醇还是一种致畸因素,它可以通过胎盘屏障从母体进入胎儿体内,影响胎儿脑细胞发育及组织器官的细胞发育,造成胎儿发育迟缓、畸形及智力发育障碍。乙醇对神经系统来说,又是一种麻醉剂,小剂量可使大脑抑制功能减弱,大剂量可麻痹延脑的生命中枢,从而产生危险。慢性酒精中毒,还会造成精神错乱,记忆力、学习能力减退等。长期过量饮酒,易损害心脏,引起以左心室肥大为主的心脏增大及多种心功能异常。

(三)因人而异

服用药酒也须因人而异。若平时惯于饮酒者,服用药酒量可以比一般人略多一些,但也要掌握分寸,不能过量。不习惯饮酒的人,在服用药酒时,可以先从小剂量开始,逐步增加到需要服用的量,也可以冷开水稀释后服用。

对于女性来说,在妊娠期、哺乳期一般不宜使用药酒。在行经期,如果月经正常,也不宜服用活血功效较强的药酒。就年龄而言,年老体弱者因新陈代谢较为缓慢,服用药酒的量宜适当减少;而青壮年的新陈代谢相对旺盛,服用药酒的量可相对多一些;对于儿童来说,其大脑皮层生理功能尚不完善,身体各器官均处于生长发育过程中,容易受到酒精的伤害,且年龄小的幼儿,酒精中毒的可能性大,因此,儿童一般不宜服用药酒,如病情需要,也应注意适量,或尽量采用外用法。此外,有肝脏病、高血压病、心脏病及酒精过敏者,都应当禁用或慎用药酒。

(四)因时而异

饮用药酒以秋冬凉爽或寒冷季节为宜,夏日炎炎,不宜饮用药酒等温热火燥之品。春季春阳初生,万物萌发,春气所攻则精神昏倦、宿病发动,故而药酒可停饮或适当减量饮用。

(五)服用时间

为充分发挥药酒的功力,减少副作用,在服用的时间上要注意以下几种规定:饭前服,指饭前 1 小时内服用,是为了使药物在空腹时能迅速、充分地由胃肠吸收,发挥效力。饭后服,指在饭后 30 分钟内饮用,可减轻食物对药物吸收的影响。睡前服,指在睡前 30 分钟内服用,这样一来安神催眠,二来可充分发挥药效。滋补性药酒也可在就餐时服用,边饮酒边吃菜,慢慢享用。

四、常用药酒方

（一）补气药酒

包括十全大补酒、八珍酒、人参大补酒、人参酒、人参首乌酒、人参天麻酒、人参百岁酒、三圣酒、虫草田七酒、周公百岁酒等。

（二）补血药酒

包括人参三七酒、九仙酒、万寿酒、五味当归酒、四补酒、当归藤酒、补血调元酒、补血顺气药酒、鸡血藤酒、鹿血酒等。

（三）补肾壮阳药酒

包括巴戟天酒、巴戟熟地酒、东北三宝酒、仙灵固精酒、右归酒、壮阳酒、助阳补阳酒、海马酒、鹿茸虫草酒、期颐酒等。

（四）滋阴酒

包括山药酒、二至益元酒、天王补心酒、长生酒、长生滋补酒、当归枸杞子酒、地黄首乌酒、补心酒、秘传三意酒、滋阴百补药酒等。

（五）健脑益智酒

包括归脾养心酒、地黄养血安神酒、延龄酒、松子酒、神仙延寿酒、益智酒、核桃滋肾酒、健脑补肾酒、脑伤宁酒、精神药酒方等。

（六）延年益寿药酒

包括八仙长寿酒、中藏延寿酒、回春酒、补肾延寿酒、延年薯蓣酒、刺五加酒、春寿酒、黄精枸杞酒、菊花酒、桑葚苍术酒等。

（七）乌须黑发药酒

包括乌须发酒、百岁酒、经验乌发酒、首乌地黄酒、黄精酒、七宝美髯酒、巨胜酒、乌须酒等。

（八）美容保健酒

包括红颜酒、却老酒、龟台回童酒、驻颜酒、参归补虚酒、美容酒、桃花白芷酒、养荣酒、鹿胶酒、酸枣仁酒等。

（九）失眠健忘酒

包括人参远志酒、五味子酒、百益长寿酒、地黄酒、养心安神酒、养神酒、养神助眠酒、枸杞子药酒等。

（十）不孕不育药酒

包括三子酒、巴戟孕子酒、仙传种子酒、多子酒、延寿扶嗣酒、助育衍宗酒、宜男酒、种子药酒、养精种玉酒、排卵酒等。

（十一）阳痿、遗精药酒

包括百补酒、西汉古酒、回春壮阳酒、阳威酒、补肾回春壮阳酒、参茸药酒、振阳灵药酒、琼浆药酒、聚宝酒等。

（十二）其他特效药酒

包括万应药酒、心绞痛复方丹参酒、气嗽欲死酒、白癜风菖蒲酊酒、风湿酒、动脉硬化天麻酒、低血压全蝎祛风酒、消脂酒、跌打风湿药酒、跌打万应药酒、冠心活络酒等。

第六章

针灸临证验案撷菁

一、强直性脊柱炎

孙某,男,32 岁,无锡人。2006 年 10 月 4 日初诊。

主诉:颈部腰骶部疼痛伴僵硬 2 年余,加重两月。病史:2 年前,患者自感腰骶部疼痛,畏寒喜暖,伴晨僵,在上海某三甲医院查 ESR 60 mm/h,CRP 91 mg/dl,抗"O"正常,HLA－B 27(+),骶髂关节 CT:符合强直性脊柱炎改变。先后予以柳氮磺吡啶、抗炎镇痛剂、中药针灸等中西医结合治疗,效果欠佳。两月前因天气转寒,症状加重,遂来就诊。

刻下:患者骶髂部疼痛,痛连颈项,腰直僵硬呈板状,弯腰后仰均受限,喜暖怕凉,畏寒肢冷,四肢乏力,面色少华,舌淡苔白,脉沉细弦。

诊断:西医诊断为强直性脊柱炎,中医诊断为痹证,证属肾虚督寒。治以补肾强督,祛寒化湿,壮骨活血为大法。

中药处方:桂枝 12 g、赤白芍各 12 g、知母 15 g、防风 12 g、炙麻黄 10 g、补骨脂 12 g、怀牛膝 10 g、续断 15 g、杜仲 20 g、狗脊 30 g、羌独活各 12 g、制附片 12 g、僵蚕 12 g、伸筋草 20 g、地鳖虫 9 g、自然铜(先煎)10 g。

二诊:服药 14 剂后,患者诉病情好转,能从事一般家务活动,舌淡苔白,脉沉细略弦,尺脉弱,仍守原方加减。

处方:桂枝 15 g、赤白芍各 12 g、知母 15 g、骨碎补 20 g、补骨脂 12 g、牛膝 15 g、泽兰 15 g、续断 20 g、炒杜仲 25 g、狗脊 30 g、地鳖虫 10 g、鹿角 10 g、防风 12 g、干姜 10 g、制附片 12 g、羌独活各 12 g、焦神曲 10 g、白僵蚕 12 g、伸筋草 20 g。

三诊:服药 10 剂后,患者腰骶部未有疼痛,活动自如,能前弯、侧弯、后仰自如,遇阴天腰骶部略酸。

患者服药同时给予中医针灸治疗,一周 3 次。选主穴华佗夹脊穴(温针灸),配以足三里、阳陵泉、曲池、合谷、悬钟、太溪、大椎、肝俞、肾俞、三阴交。针刺予以活血通络为主,手法以疏通、疏调兼而用之,针刺足三里、阳陵泉、肾俞意在以通为补。并且嘱患者在当年大寒节气予吴门督脉灸治疗,以温通经脉,消瘀散结,充督散寒,以后每逢大暑及大寒给以督脉灸连

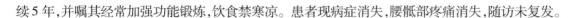

续5年,并嘱其经常加强功能锻炼,饮食禁寒凉。患者现病症消失,腰骶部疼痛消失,随访未复发。

> **按语**
>
> 随着现代医学的发展,强直性脊柱炎被越来越多的临床医师所重视。西医治疗主要以抗炎、抗风湿、免疫治疗为主,但是临床疗效及远期疗效仍然因人而异。先生在临床中摸索了一套疗效确切的治疗方法,中西医联合、针灸汤药并用。本案患者西医治疗疗效不佳后求治先生,先生辨证为肾虚督寒,以补肾强督,祛寒化湿,壮骨活血为法,治疗上汤药予桂枝芍药知母汤加减,针灸重用温针,并坚持督脉灸治疗,故此可收到疗效。先生认为华佗夹脊穴是治疗该病的主穴,针刺时可以根据脊柱节段交替运用,同时注重手法和针感方可收效。

二、慢性肠炎

李某,男,35岁,1985年9月10日初诊。

主诉:腹泻间作6年,加重1月余。患者近6年来泄泻时轻时重,便质稀烂,有时呈水样,日行3~6次,腹部隐痛,肠镜检查无异常,大便培养无致病菌生长,曾用土霉素、氯霉素治疗皆无效。1月前腹泻加重,故来就诊。

刻下:患者便质稀软,日行5次,晨起急迫,腹部隐痛,畏寒喜暖,饥不欲食,倦怠乏力,关节酸痛,易汗形瘦,面色少华浮肿,小便清长,舌淡胖,苔白,脉细弱。西医诊断:慢性肠炎。中医诊断:泄泻,证属脾肾阳虚。

治法:患者因饮食失常,损及脾胃,脾阳失健而畏寒喜暖,饥不欲食,脾不健运而水湿下渍于大肠,故成泄泻,脾虚化源不足,且久病及肾,肾阳不足,故面黄少华,怕冷,倦怠乏力,治宜益气健脾,温补肾阳。

取穴:脾俞(双)、胃俞(双)、肾俞(双)、足三里(双)、三阴交(双)、曲池(左右交替)、神阙(艾灸)。

操作方法:针刺足三里用调补手法使针感传至足趾,留针20分钟;针刺三阴交用疏调手法使针感传至足底微有酥麻感,留针20分钟;留针曲池运用疏导手法使其针感徐徐传至食指,留针20分钟;脾俞、胃俞留针用疏导手法,留针肾俞用调补手法,艾灸神阙,灸至小腹透热,肠鸣蠕动。隔天治疗1次,10次为1个疗程。经治疗6个疗程后,患者腹痛畏寒消失,大便减至每日2~3次,用前方去曲池穴,加上巨虚,用疏导手法,腹痛腹泻尽除,食欲转佳,精神饱满,体力增加,肿消,面色红润,随访4年未再发作。

> **按语**
>
> 针灸治疗消化系统疾病,历代中医文献记载颇多,如胃脘痛、呕吐、腹泻、胁痛等。总体来说,中医认为消化系统疾病的发病机理,主要是胃的受纳、脾的运化、肠的

传导、肝胆的疏泄等功能失调。病程日久可累及肾阴肾阳,尤其是肾阳不足,命门火衰,不能助脾胃以腐熟水谷,从而导致胃肠功能的紊乱。先生系吴门医派尤氏针灸传承人,更推崇"脾胃学说"理论在针灸临床中的运用,在治疗脾胃病中,除必取足三里之外,还配合三阴交、曲池、合谷、阴陵泉、背俞穴(脾俞、胃俞)等穴位调和脾胃,在针刺时还常运用"阴阳配合配穴法"。对于辨证为虚寒性病证的,配合温针和悬灸神阙穴效果更佳。

三、三叉神经痛

张某,女,39岁,1984年5月12日初诊。

主诉:患者于1983年3月开始牙痛,遇冷遇热均痛,有时连及右侧鼻翼、面颊部,疼痛为持续性,长达10分钟不停,痛时喜冷风。因痛不能饮食和睡眠,并伴有头晕、面赤、面热和胁痛。在上海某医院诊为"三叉神经痛"。曾内服中药等,效果不显。

刻下:额部及两太阳穴处疼痛,头皮紧。痛时恶心发热,胸闷气短,心烦口苦,睡眠不佳,大便干燥。晨起和疲劳后症状加剧。

检查见:血压:120/80 mmHg,舌有裂痕,苔白根腻,脉弦。

中医辨证系肝阳乘胃,风热上扰。

治以祛风清热,调和肝胃。

取穴:下关(右)、风池(双)、头维(双)、太阳(双)、合谷(双)、百会。

操作方法:以上诸穴均用凉泻法,留针10~20分钟,隔日1次。向百会前方沿皮刺入0.5~0.8寸,使针感放散至额角眉心;针刺风池穴针尖斜偏向上,左风池对右眼窝,右风池对左眼窝,刺入0.8~1.2寸,使针感放散至前额角;针刺合谷针尖稍斜向食指端进入,使针感传至食指端。针刺治疗3次,头痛眩晕减轻,加中脘、足三里(双),用平补平泻法。针刺治疗10次,症状完全消失而停诊。经3个月后随访未复发。

按 语

面颊为阳明之分野,古人有"面病者属胃"之说。手足六阳经虽皆上头,但足阳明之脉起于鼻、交频中,入齿挟口环唇,循颊车,上耳前,过客主人,维络于面部。故风热等邪气上乘,阳明脉气失宣,可导致面痛。先生认为,三叉神经痛(面痛)之疾,治标固然重要,但若不固本,单治其标,虽也能奏效一时,然则愈则复发,临诊务必注意。故本案在针刺3次取效后,遂加中脘、足三里调补脾胃以固本。

针灸治疗该病有较好的止痛效果,若病情不改善甚至加重,应该做头颅MRI等检查排除继发性三叉神经痛,以防误诊。

四、急性肾炎

朱某某,女,34 岁,于 1980 年 2 月 4 日就诊。

主诉:患者 5、6 天前感觉全身疲乏无力,胃纳不佳,继之畏寒发热,头胀不舒,体温 39.6 ℃。在某门诊部注射和口服退热药物后病情稍缓解。近 3 天来不思饮食,昨日仅吃一碗粥汤,食后即吐,喝水也吐,并感左侧腰部酸痛,向左侧腹股沟放散。大便干,小便深黄,排尿疼痛,次数频繁,每天 20 余次,易出汗。

检查见:体温 38 ℃。血常规:WBC $19.7 \times 10^9/L$,中性粒细胞百分比 88%,淋巴细胞 9%,单核 3%。尿常规:色黄;透明度清;pH 值呈酸性;尿比重不足;尿蛋白(+++);尿糖定性(-);RBC $5 \sim 8/\mu L$;上皮细胞 $10 \sim 20/\mu L$;WBC $10 \sim 150/\mu L$。面色苍白,眼睑微有浮肿,舌淡红,苔白,扁桃体红肿,脉数。

中医辨证:本病系邪从上焦已传中下二焦,中焦受邪,脾失健运,胃纳不受;下焦热阻,肾失开合,膀胱气化失司。采用调和脾胃,泻热养阴之法治之。

取穴:中脘、关元、内关(双)、公孙(双)。

操作方法:用泻法,留针 30 分钟,针刺治疗 1 次,呕吐停止,体温降至 37 ℃。则改取:中脘、关元、足三里(双)、复溜(双)留针 15 分钟。针刺治疗 5 次,尿痛、尿频等症状完全消失,于 2 月 13 日复查:WBC $9.8 \times 10^9/L$,中性粒细胞 59%,淋巴细胞 37%,单核细胞 3%,嗜酸性粒细胞 2%。尿常规:色黄;透明度清;PH 值中性;尿比重低;尿蛋白(-);尿糖定性(-);上皮细胞 $2 \sim 8/\mu L$;WBC $3 \sim 5/\mu L$。治愈停诊。

> **按 语**
>
> 　　急性肾炎属于内科常见病,西医治疗以卧床休息、低盐饮食、抗感染及对症治疗为主,预后较好,少数患者可转为慢性。针灸治疗本病的报道较少,然而先生在几十年的临床中,坚持运用中医针灸理论,在治疗内科杂病方面取得了丰富的经验,这给我们年轻针灸医生在拓展针灸治疗病种上增添了极大的信心。当然,我们也要掌握好现代医学知识,将所学的现代医学知识"西为中用",只有这样才能更好地将针灸发展和传承好。

五、尿崩症(下消)

陈某某,女,35 岁。九曲乡红光村社员。1980 年 3 月初诊。

主诉:自诉病程达 7 年之久。每天饮水量最多达 30 磅,小便量约 $10\ 000 \sim 25\ 000$ mL,除口干、多饮、多尿外,并见虚热、关节痛、乏力,小便检验(-),面色少华,舌苔白腻,纳食尚可。经上海华山医院、上海市六院诊为尿崩症。

中医辨证系肾阴亏虚,暴热伤肺,治节失职,水不化津,直趋下行,故小便频繁,量多;肺不布津,故口干,口渴。采用调摄阴阳,补脾益气,滋肾固涩法治之。

取穴:内关、百会、肾俞、足三里、合谷、三阴交。

操作方法:均留针20~30分钟,运用调补疏调手法,每2天针刺治疗1次,10次为1疗程。经1疗程治疗后,口干、多饮、及多尿已大减,以后继续治疗5个疗程后,面色渐红润,口干、多饮、多尿之症已全消失。嘱之去上海华山医院复查结果为已痊愈。为了巩固疗效,继续针刺治疗1疗程。每年随访,均已正常。

> ## 按 语
>
> 尿崩症属中医"消渴"范畴。本例患者肾阴亏虚,肾阳亦有不足,而肾为水脏,主津液,若气化失司,则膀胱开阖失常,故见小便次数增多,夜尿频繁;肾阳不足,无以温煦脾阳,脾运化水液无力,津液布散不足,可见烦渴多饮。故治疗应以调摄阴阳、补脾益气为原则。针刺取内关、足三里、三阴交调阴阳、补脾胃;百会位于巅顶,归属督脉,《针灸甲乙经》称其为三阳五会穴,亦为百脉交会之处,可升阳益气;合谷是手阳明大肠经的原穴,阳明经多气多血,《灵枢·经脉》云:"大肠手阳明之脉……是主津所生病者。"故取合谷以行气、升津。

六、胃下垂

王某,女,45岁,1986年5月10日初诊。

主诉:上腹阵发性疼痛4年余。

病史:患者近4年来上腹部胀痛,疼痛约在食后5分钟发生,与饮食种类和软硬无关,伴下坠不适,呕吐,呕吐物为食物残渣,食纳欠佳,肢体倦怠,稍动则心慌,气短,眩晕,便溏不实,面黄神倦,形体消瘦,语声低弱,舌质淡苔薄白,脉细弱。心肺听诊正常,腹软,肝大一横指,无压痛,肝功能正常,脾未扪及,剑突下有压痛,胃脘部有振水声,四肢神经反射正常。血常规、大小便常规检查无殊,胃肠钡餐检查所见:食道正常,胃呈鱼钩状,位于髂嵴平行线下方6.5cm,张力低,蠕动迟缓软弱,大小弯光滑整齐,幽门无痉挛,球部外形无异常,1小时胃内余积60%左右,7小时钡剂布回盲部及升结肠。

诊断:胃下垂。患者面黄,纳差,肢体倦怠,腹胀便溏,头目晕眩,语低,为脾气虚弱,脾虚则精微运化不健,气血来源不足,血失濡养而面黄,心失血而悸,其胃下垂诸症皆因饮食劳倦伤中,脾虚清阳不升,元气下陷所致。

治法:健脾补气,升清降浊。

取穴:足三里(双)、三阴交(双)、百会、脾俞(双)、神阙(艾灸)。

操作方法:30号1寸半毫针,取百会穴,向后斜刺,使其达帽状腱膜,运用快速捻转使患者有重滞紧压感,留针。取脾俞双穴用调补手法,使针感缓缓达到腰臀部10分钟。足三里穴进针后运用动留针疏调手法,使其针感达至足背足趾有麻酥酥感觉,留针20分钟。三阴交穴进针后运用调补手法,留针20分钟,神阙穴用艾条灸,灸至腹响肠鸣,小腹热感透丹田为度。隔天治疗 1 次,10 次为 1 疗程。

经治疗 2 个疗程后,脘腹胀减,食增神佳,体重增加 5 斤。复查胃肠钡餐提示胃的位置较治疗前明显上升,蠕动强而有力。

> ### 按 语
>
> 胃下垂多因脾胃虚弱,而至中气下陷,清阳不升使然。脾胃乃生化之源,中气之本。本案患者禀赋不足,形体瘦弱,中气素虚,脾虚气陷,生化乏源,升举无力。百会能升阳固脱,取"下病上治""虚则补上""陷下则举之"之意;足三里和三阴交两穴是先生治疗脾胃疾病(或调脾胃功能)的必用"对穴",两穴一阴一阳,调理脾胃相得益彰;艾灸神阙可补中益气,调运升降;脾俞是背俞穴,脏腑之气输注于此,可健脾补气。诸穴合用,气至病所,共奏佳效。

七、十二指肠溃疡

李某,男,35 岁,1989 年 12 月 4 日初诊。

主诉:上腹痛时发时止 7 年余。

病史:患者 7 年来反复上腹痛,其痛多于食后 2 小时及空腹发作,寒冷季节与辛劳思虑过度多发,进食痛减,多食则胀,兼有嗳气。常服胃药缓解。近几月来,遇饥则上腹隐痛频作,畏寒喜暖,按之则舒,兼有刺痛,有时纳差,嗳气,口吐清水,精神疲倦,形体消瘦,懒言低语,大便稀溏,腹软,上腹偏右稍有压痛,舌淡苔薄白,脉细。钡餐透视发现十二指肠球部有龛影 0.4 cm×0.4 cm,大便隐血(+)。诊为十二指肠溃疡合并出血。中医证属脾失健运,寒湿内停。治以益气温中,和胃健脾。

取穴:足三里(双)、内关(双)、三阴交(双侧交替使用)、胃俞(双)、神阙(艾灸)。

操作方法:胃俞穴,用疏导手法,使其酸胀感行至腰臀部,动留针 10 分钟;足三里穴用调补手法,使针感缓散至足背足趾,留针 20 分钟;内关穴用疏调手法,小角度轻捻,使中指有极轻微麻感,留针 20 分钟;三阴交穴轮取一侧,用调补缓通手法,留针 20 分钟;神阙穴用艾条灸至病患自诉热力直透腹里,有肠蠕动感为度。隔天治疗 1 次,10 次为 1 个疗程。

经治疗两个半疗程后,腹部冷痛诸症皆愈,纳谷味香,食量增加,精神饱满,气力渐增,体重增加 8 千克,钡餐透视显示龛影消失。

> ### 按 语
>
> 针灸治疗消化道溃疡有着较好的效果,尤其是止痛。溃疡病的证型大多以虚、寒为多见,也有部分属瘀血、气滞,所以先生治疗此类疾病手法上多用调补为主,并辅以温针灸、悬灸等。该病有静止期和活动期,针灸对活动期止痛常有立竿见影之效,待症状控制之后,在针灸治疗同时,应注意饮食和情志问题。先生还主张联合汤药治疗,常用方剂有补中益气汤、香砂六君子汤等。

八、慢性肝炎

郁某,男,30岁,1984年2月22日初诊。

患者于4年前患急性传染性肝炎,近3个多月来头眩,嗳气,睡眠不宁,食欲不振,左胁胀痛,腹胀不适,精神萎靡,四肢乏力,时有发热,大便溏薄,一日2~3次,舌淡胖苔薄白,脉弦细。触诊肝在肋下3.5 cm,脾1.5 cm,质较软,有明显压痛,叩击痛,双下肢轻度浮肿,心肺正常。

生化检查:血清胆红素及肝功能转氨酶异常,诊为慢性肝炎。

此系肝病及脾,肝脾同病之证。肝郁气滞,疏泄失司则胁痛,脾虚失运则纳差,腹胀,便溏,精神萎靡,四肢乏力。此证以脾虚为主,治以健脾疏肝。

取穴:足三里(双)、三阴交(双)、肝俞(双)、阳陵泉(双侧穴位交替使用)、神阙穴(艾灸)。

操作方法:肝俞用30号针以疏调手法,使其酸重感缓缓扩散放射至腰部,留捻10分钟;足三里穴用调补手法轻捻使针感放散至足趾,留针20分钟;三阴交穴,用疏调手法留捻20分钟;用艾条灸神阙20分钟,使其感到热透腹里,肠鸣蠕动感为好,隔天治疗1次,10次为1个疗程。

经治疗3个疗程后,食欲明显改善,肝区疼痛减轻,大便正常,余症亦减。又继续治疗1个疗程后,诸症消失,3次生化检查均显示肝功能正常,精神体力显著好转,重新工作,随访半年未复发。

> **按 语**
>
> 慢性肝炎属中医胁痛、积聚等范畴。辨证多为正虚邪恋、虚实夹杂,其虚为本,治疗宜扶正祛邪,肝脾同治。本案取足三里、三阴交健脾和胃,艾灸神阙补中益气,肝俞、阳陵泉疏肝理气。简单几个穴位,加上到位的针灸手法,便可取得良好效果。先生在治疗内科杂病时强调需要精准辨证,所以常有"异病同穴"和"同病异穴"。

九、类风湿性关节炎

1. 钱某玉,女,29岁,太仓沙溪人,2016年5月15日初诊。

病史:患者遍身关节疼痛反复发作7年余,于22岁时渐觉四肢关节游走性酸痛,冬季寒冷及阴天下雨时加重,夏季减轻。患者近年来四处求医,均未见明显效果。后关节逐渐肿大变形,活动受限。

刻下:腕、指、踝关节对称肿大、强直,肘、肩、膝关节亦时作酸痛,肢体重着不移,时有低热(37.2~37.5 ℃)。面色少华,体瘦,体重43千克,胃纳一般,舌淡苔白,脉沉弦。实验室检查:类风湿因子阳性,抗"O"正常,血沉正常。诊断为类风湿性关节炎,中医证属寒湿痹阻,治以温阳散寒。

取穴:八邪、外关、曲池、肩髃、风池、命门、环跳、阳陵泉、足三里、解溪(均双侧)。

操作方法:疼痛较明显的关节,局部行温针灸治疗,以上各穴留针30分钟,温针灸2~3壮。隔2天针治1次,10次为1疗程。经治疗2个疗程后,周身酸痛渐减,但胃纳差,关节强硬无变化。在原有穴位的基础上加取大椎,以曲池、足三里为主穴给予温针灸。经治疗2个疗程后,胃纳大增,拄杖可稍行走。但关节强直变化不明显,腕指关节仍成梭形。继而在温补脾胃的基础上重用肝俞、肾俞。前后经过半年治疗,指踝关节肿大基本消失,无名指及中指仍呈梭形改变但较前活动度明显改善,能单独行走,胃纳较好,体重48千克,能参加轻度农田劳动和处理家务劳动。

2. 范某,男,65岁,太仓市沙溪人,2015年11月26日初诊。

患者10年前开始出现周身关节疼痛,初以四肢小关节为主,渐为全身多关节疼痛,并四肢小关节变形。1月前患者多关节疼痛加重,伴有明显的功能障碍,于太仓市第一人民医院住院治疗,未见明显缓解,出院当天即来先生门诊就诊。

刻下:患者被搀扶进诊室,周身关节疼痛明显,双手指关节呈明显的梭形改变,周身关节明显肿大,恶风寒,面色苍白,舌淡苔白腻,脉沉迟。诊断为类风湿性关节炎,中医证属寒凝阳衰。治以温阳散寒。

取穴:合谷、阳池、外关、曲池、血海、梁丘、犊鼻、内膝眼、足三里、阳陵泉、阴陵泉、悬钟、昆仑、解溪、太冲、肝夹脊、肾俞(均双侧)。以上穴位均为温针灸3壮,隔日治疗1次。

治疗1次后患者疼痛即明显减轻,已能自行就诊。前后共治疗半年余,各关节疼痛明显改善,关节肿胀消失,关节变形未见明显改变,患者已能从事简单农活。另外每年三伏及三九天针灸治疗1~2个疗程,并各做督脉灸1次,随访至今未再发作明显疼痛。

3. 顾某,女,52岁,太仓市归庄人,2014年12月2日初诊。

患者于2012年渐觉周身酸痛,继而四肢关节对称肿大,四处求医。曾于上海光华中西医结合医院就诊,诊断为"类风湿性关节炎"。遇寒病情加重,甚则不能下床。曾服用药酒数斤,中药数月,症状略减。

刻下:精神倦怠,指腕踝关节肿大,未见明显关节变形,脊椎正常,左足踝关节僵硬,全身大小关节疼痛明显,晨起关节僵硬明显。无发热,饮食一般,口不渴,舌紫暗,苔白,脉弦细。

诊断:类风湿性关节炎,中医证属寒凝经脉兼瘀血阻络。

治法:温经散寒,活血通络。

取穴:八邪、曲池、大椎、风池、肝脊、肾脊、阳陵泉、足三里、丘墟、解溪、太溪(均双侧)温针灸2~3壮。隔日治疗1次,10次为1疗程。

3个疗程后,患者周身疼痛已消失,胃纳增,腕、踝关节肿大消失。后嘱一周治疗1次,症状基本稳定,踝关节僵直肿大仍存在,但不感觉疼痛。每年夏、冬季节针灸1~2个疗程巩固疗效。2017年因先生外出学习,停针一年。2018年7月复诊,自诉周身酸痛又复至,左足踝强直,活动不利,跛行。取穴:内关、支沟、肝俞、肾俞、足三里兼局部穴。治疗4个疗程后,疼痛已减,左足踝强直减轻,共治疗2月余,诸症好转。患者坚持每年夏、冬季节针灸1~2个疗程,并配合督脉灸治疗,至今未再复发。

按 语

现代医学治疗类风湿性关节炎主要的药物是非甾体抗炎药、抗风湿免疫药、糖皮质激素及生物制剂等,因药物副作用较多,很多患者难以坚持。先生在治疗类风湿性关节炎中,通常分期辨证论治,针药结合。早期治则以解表散寒,祛风化湿,温阳和营为主;中期则养血滋阴,通络和血,祛风散寒湿;末期治以滋填温养,峻补肝肾,佐以清热利湿,散寒祛风。在治疗过程中,始终坚持顾护脾胃使气血生化有源,达到标本兼治的最终目的。

十、带状疱疹后遗神经痛

李某,女,68 岁,太仓人,2015 年 4 月 10 日初诊。

主诉:右侧腰臀部疼痛半年余。

病史:患者半年前右侧腰臀部出现带状疱疹,经外用、口服药物治疗后疱疹消失,遗留神经痛持续不解,经多处中西医治疗不效。

刻下:患者右侧腰臀部持续疼痛,昼轻夜重,严重影响睡眠,甚者彻夜难眠,局部皮肤暗黑,质韧,纳差,精神差,疲惫乏力。面色晦暗,舌暗红,苔薄黄,脉沉弦细。

诊断:带状疱疹后遗神经痛,中医证属肝经郁热兼气阴两虚。治以疏肝泻热,益气养阴。

取穴:右:曲池、合谷、支沟、足三里、阳陵泉、悬钟、太冲。

操作方法:局部以皮疹周围围刺、浅刺(两针间隔约 1 cm),肤色暗黑较明显处浅刺数针,接电针 2 组,留针 30 分钟后皮肤针叩刺拔罐。

针后当天患者疼痛明显减轻,夜间安然入睡,隔日治疗 1 次,共治疗 7 次,患者疼痛基本消失,面色转红润,胃纳转佳。

按 语

带状疱疹后遗神经痛临床很难治疗,针灸确有一定止痛效果。若是胸背部疱疹,先生大多在疱疹所在肋间神经区域上下两个脊柱沿督脉经刺,而病灶局部则以局部围刺,再根据病灶所在区域循经取穴,如外关、阳陵泉等。针灸后局部以梅花针轻轻叩刺,并用玻璃罐拔罐放血,待血液自动凝固取罐,以活血通络止痛。该患者为老年女性,素体气阴两虚,又患蛇串疮日久不愈而致虚实夹杂,故治疗时需要兼顾标本才可收效。另外,先生在治疗带状疱疹及后遗神经痛时常用支沟穴,认为支沟可疏理三焦气机,是治疗本病的要穴,临床用之,疗效颇佳。

十一、颈椎病

王某,女,42 岁,2014 年 9 月 28 日就诊。

主诉：颈项部僵痛伴眩晕半年。

病史：患者长期从事低头纺织工作，经常值夜班，颈椎病日久。近半年颈项部僵痛明显加重，并有眩晕仆地史，眩晕发作时睁眼不能并伴有胃脘不适。颈椎 MRI 检查示：颈椎反弓，C3～C4、C4～C5 椎间盘中央型突出压迫硬膜囊。患者平日恶嘈杂声，不能做家务，不能提重物，严重影响生活。

刻下：患者颈项部僵硬疼痛，头部昏沉感明显，胃脘不适，时有恶心，精神不振，食欲差，睡眠欠佳，二便调，舌淡，苔白腻，脉细滑。

诊断：混合型颈椎病，中医证属寒湿痹阻，治以益气健脾，温经散寒，活血通络。

取穴：颈夹脊、风池、百会、印堂、上星、太阳、合谷、足三里、阳陵泉、三阴交、太冲。隔日针灸 1 次，2 周后，患者颈项部僵痛明显好转，眩晕次数减少，眩晕程度较前减轻，可从事简单家务。前后治疗约 2 月，其间间断加用中脘灸盒灸、关元灸盒灸，每次 30 分钟。患者症状明显缓解，返回张家港市参加工作。嘱其注意休息，避免长时间低头。

按语

　　本案患者，取夹脊穴疏通局部气血，活血通络。夹脊穴是先生治疗颈椎病的主穴要穴，一般取颈 6、颈 7、胸 1 的其中 2 个。一是此处针刺相对安全，二是先生认为此处为大椎穴附近，是阳气汇聚之处，针刺可以起到振奋阳气之效。四关（合谷、太冲）是治疗痹症的要穴，《标幽赋》云："寒热痹痛，开四关而已之。"患者有眩晕发作，百会、风池、上星、太阳为局部取穴，可清利头目、疏调头部气机；阳陵泉是筋会，是治疗颈椎病等痹症的常用穴；三阴交、足三里益气健脾。加用灸法可温经散寒，诸穴合用，诸症悉除。

　　先生治疗颈椎病着重强调患者要注意纠正不良姿势，合理锻炼；在取穴上常用"颈椎信息点"，这是随郭效宗教授学习的经验；另外他还会辨证选用汤药，针药结合治疗，常用方剂有葛根汤、蠲痹汤、独活寄生汤、三痹汤等。

十二、闭经

朱某，女，44 岁，2014 年 8 月 25 日初诊。

主诉：停经 2 年余。患者于两年前开始月经未至，辗转多家医院就诊，妇科彩超未见异常，予以口服"黄体酮"治疗，服用后只行经两天，停用后月经不至。

刻下：形体肥胖，胸脘胀闷，口腻痰多，头晕腰酸，形寒畏冷，面部痤疮时有时无，内分泌失调，苔白腻，脉弦滑。

诊断：闭经，中医证属肾虚痰湿，胞宫受寒，治以益肾疏肝，健脾涤痰。

取穴：曲池、支沟、合谷、足三里、阴陵泉、阳陵泉、三阴交、复溜、太溪、太冲、百会、肾俞、神阙（灸）。

隔天治疗 1 次，留针 30 分钟，针灸 12 次后月经行，体重减轻 4 千克。继续巩固治疗 1

月余,随访月经正常。

> **按 语**
>
> 肝藏血,脾统血,肾为先天之本。本案患者所选穴位处方,健脾以助涤痰,疏肝以益肝养血,补肾以温肾壮阳。从调整脏腑功能(肝、脾、肾)出发,能够取得较好疗效,也是先生治疗妇科杂病的常用之法。

十三、痛经

李某,女,35 岁,2014 年 6 月 18 日初诊。

病史:痛经 12 年余。患者自 2002 年开始月经来潮时下腹痛,未予重视。2003 年 1 月在长春市妇产科医院就诊,查 B 超示左侧卵巢巧克力囊肿(5 cm×5 cm),并行囊肿切除术。术后 2 年未出现痛经,2 年后又出现轻微痛经,未予治疗。2009 年症状加重,2011 年至上海市嘉定区中医院就诊,行针灸(4 个月)加中药治疗(2 年),效果不明显。

刻下:痛经 10 余年,平素自觉乏力,精神状态不佳,头痛,后背痛,失眠,纳差,小便频数短赤,大便时稀时干,苔薄白,脉沉迟。诊断为痛经,中医证属气血不足,冲任失调。治以补益气血,调理冲任。

取穴:百会、曲池、支沟、合谷、血海、阴陵泉、太冲、神阙(灸盒)、足三里、三阴交、太冲、肝俞、脾俞、肾俞。经治疗后,上述症状减轻,纳寐好转,痛经逐月减轻,2024 年 12 月就诊时自诉只有轻微疼痛,继续巩固治疗。

> **按 语**
>
> 痛经之症,原因甚多,朱丹溪曾有"将行作痛者,气之滞也;行后作痛者,气血虚也"的论述。本案患者,气血不足,不荣则痛,先生审证求因,取足三里、三阴交、阴陵泉、神阙、血海调脾胃、补气血;取四关调冲任,支沟疏肝理气;另外取背俞穴加强补肝肾、健脾胃之效,诸穴合用,患者多年痛经得到显著缓解。

十四、夹腿综合征

患儿,女,5 岁,2016 年 7 月 4 日初诊。

代诉:不自主夹腿 1 年,加重 1 周。

病史:1 年前幼儿园老师发现患儿出现不自主夹腿动作,双腿上下摩擦,片刻后面色潮红、汗出等,多于中午睡觉前出现,就诊于多家医院,建议予以心理疏导、分散其注意力等措施,症状均未能改善。近 1 周来患儿不自主夹腿现象频发,严重影响患儿生活和学习,患儿父母慕名前来就诊。

刻下:患儿神清,精神可,语言清晰,对答切题,不自主夹腿现象频发,纳眠尚可,二便调。

西医诊断:夹腿综合征。

中医证属:元神失主,气血失和。

治法:调神健脑,理气和血。

取穴:印堂、百会、四神聪(左右)、率谷、曲池、合谷、内关、太冲、足三里、太溪、三阴交。

操作方法:患儿取仰卧位,穴位皮肤常规消毒后,采用 0.30 mm×25 mm 一次性毫针快速进针,头面部穴位进针时针体与局部皮肤约呈 30°角,针刺印堂穴时针尖向下,进针约 1.5 寸;针刺百会、四神聪(左右)、率谷时针尖向后下方,达帽状腱膜下,针刺深度为 1.5~2 寸,以上诸穴不提插,捻转针身,每分钟捻转约 200 次,持续捻转 2~3 分钟;四肢部腧穴操作时,以捻转手法为主,其中合谷、太冲、曲池、内关进针后捻转幅度介于 360°~540°之间,按照天、人、地三部进针,天部进针约 0.5 寸,捻转 2 次,人部进针约 1 寸,捻转 2 次,地部进针约 1.5 寸,捻转 2 次,轻提插,获得针感;足三里、三阴交、太溪行捻转结合提插手法,捻转幅度<360°,提插 2~3 次,捻转 2~3 次,以上手法反复 4~5 次。以上诸穴留针 30 分钟,隔日 1 次。

治疗 3 次后,患儿母亲诉其发作频率较前明显减少,治疗 7 次后,家长及幼儿园老师反映患儿夹腿症状基本控制,后因家庭原因未再进行治疗。随访 1 年,患儿夹腿症状未再发作。

按 语

本例夹腿综合征,或称情感性交叉搓腿、习惯性阴部摩擦,是儿童时期以夹腿为主要特征、同时不断摩擦阴部的一种心理行为现象,多发于 1~3 岁儿童,女孩较为多见。先生认为本病病位在脑,与肝、肾等脏腑密切相关,病机关键在于元神失主,气血失调。脑为元神之主,主宰人的生命、精神活动以及感觉运动。神能御气控精,调控气血运行至全身各处,濡养筋骨关节,令之运动,故脑能统领肢体运动。肾主生长发育生殖与脏腑气化,肾精、肾气的生理功能失常,则可导致人体性器官的发育不良和生殖能力障碍。该病一般发生于学龄前儿童,此期小儿肾精、肾气未充,易受外界等各种因素的干扰,各种原因导致患儿元神失主,气血失调,肢体失用,出现不自主夹腿症状。治疗当以调神健脑、理气和血为大法。百会、印堂位于头部,百会又名三阳五会,居巅顶,聚百脉,统诸阳;印堂为任督二脉的枢纽,二者配伍共奏调神健脑、宁心安神之功效,辅以四神聪、率谷疏调头部经气;合谷配太冲为"四关穴",取之通调周身气血;曲池、足三里位于四肢肘膝关节处,为手足阳明经合穴,阳明经多气多血,同气相求,两穴配伍使四肢得养,功能复健;内关为心包经络穴,又是八脉交会穴,通阴维脉,心包代心受邪,与印堂相配可以起到安神定志开窍的作用;三阴交为足三阴经的交会穴,太溪为肾经原穴,肾主生长发育生殖,二穴配伍可以调理肝脾肾脏腑经气。此外,脾乃后天之根本,气血生化之源,故三阴交穴也有蓄溢气血的作用。诸穴共奏调神健脑、理气和血的功效。

十五、脑性瘫痪

史某,男,31个月。

主诉:患儿31个月,扶站不稳,行走不能。患儿系足月顺产,出生时各项指标正常,14个月时家长发现患儿扶站不稳,双下肢肌张力偏高,至当地儿童医院行头颅磁共振,提示双侧脑室增宽,经运动康复、理疗等治疗后效果欠佳,遂于2016年10月7日来门诊就诊。

初诊:患儿独坐、翻身可,扶站欠佳,扶走不能,认知、理解力、言语尚可。双上肢肌力肌张力正常,双下肢肌力Ⅳ级,肌张力偏高。舌淡红,苔薄白,脉弱。

诊断:痉挛型脑瘫,中医诊断为五迟五软病(肝肾不足型)。

治法:补肾健脑。

取穴:四神针、脑三针、智三针、颞三针、大椎、身柱、命门、腰阳关、合谷、足三里、三阴交、悬钟、太溪、太冲。

操作方法:施术时体针采用小角度捻转平补平泻手法,每穴行针6秒后出针;头针中,四神针使针尖均向外平刺0.8~1寸,智三针向后平刺0.5~0.8寸,颞三针和脑三针均向下平刺1寸左右。进针时,针与头皮呈20°~30°角,用夹持进针法快速刺入帽状腱膜下,进针一定深度后固定不提插,捻转针身左右旋转,每分钟捻转200次左右,捻转2~3分钟后留针30分钟;头针加用G-6805电针仪,共两组电极,分别接四神针(左右)和同侧颞三针(中),频率为2 Hz,强度以患儿能耐受为度,留针30分钟,隔日1次,每周3次,3个月为1个疗程,同时配合现代康复治疗。经以上治疗3个疗程后,患儿可以扶站稳,可扶走10~15米,双下肢肌力Ⅴ级,肌张力较前降低。

按 语

脑性瘫痪简称脑瘫,是一组持续存在的中枢性运动和姿势发育障碍、活动受限症候群,常伴有感觉、知觉、认知、交流和行为障碍,以及癫痫和继发性肌肉骨骼问题,是儿童肢体致残的主要疾病之一。先生在前人经验的基础上,结合自身多年对脑瘫的认识,提出"脑络受损、肾气不充"这一发病机理的假说,认为本病多由先天不足、后天失养、他邪损伤等多种因素,使发育中的胎儿或婴幼儿脑络受损,肾气失充,肢体失用,病位在肾与脑。针对此发病机理,先生从肾脑论治,运用补肾健脑针法,通过补肾填髓,健脑通络,使髓海得养,脑络复健,四肢能用。头针取四神针、智三针、脑三针、颞三针健脑通络;体针取肾俞、太溪、命门补肾填髓,培补先天,充养脑窍,足三里、三阴交健脾和胃,使化髓有源,补后天以养先天。先生认为脑瘫的治疗是一个综合康复过程,强调要中西医结合治疗脑瘫,应根据患儿功能障碍的不同,选取适宜的现代康复技术,制定个体化康复方案,这些是临床取效的关键。

十六、孤独症

王某,男,2岁10个月,2018年9月13日初诊。

主诉:语言表达差,无主动语言交流10个月。

病史:患儿足月,剖宫产,母亲妊娠期有先兆流产史。患儿2岁时家属发现其语言发育较同龄儿童较迟,于某儿童医院就诊,先后查头颅CT、MRI示:脑实质未见异常。后于某脑科医院进一步评估,儿童孤独症评定量表(CARS)评分:36分。

刻诊:患儿仅会无意识发"爸、妈"等音,无主动语言交流,对视稍差,好动,易兴奋、急躁,常打人踢物,注意力分散,不听指令,大运动、精细动作一般,认知理解力差,纳食一般,喜食淀粉制品,食后腹胀,大便二三日一行,便干难解,小便调,寐差,易惊醒,舌尖红,苔薄黄,脉细数,指纹色红。

西医诊断:孤独症;中医诊断:语迟。证属腑气不通,郁热内生。

治法:通腑调气,泻热宁神。

取穴:主穴:足三里(双侧)、曲池(双侧)、天枢(双侧)、上巨虚(双侧)、百会、印堂、关元、气海;配穴:中脘、支沟(双侧)、内庭(双侧)、行间(双侧)。

操作方法:患儿取仰靠坐位,选用0.30 mm×25 mm毫针。足三里、曲池、上巨虚、支沟、内庭、行间穴常规直刺0.8寸,采用提插泻法,于百会、印堂穴平刺0.5寸,采用平补平泻法,加电针,频率为2Hz,用断续波,留针30分钟。于天枢、关元、气海、中脘穴直刺0.5寸,采用小幅度、快频率捻转平补平泻法,6秒后出针,不留针。每周针刺3次,12周为1个疗程。嘱注意饮食均衡。并于外院行教育训练干预,每周干预5次。

2018年12月6日复诊:患儿对简单指令反应尚可,兴奋、急躁情况稍好,饮食尚可,腹胀不显,大便每日一行,便质稍干,夜寐惊醒次数明显减少,语言表达改善欠佳。取穴加用廉泉,直刺0.5寸,平补平泻法,不留针,患儿张口时,点刺金津、玉液。每周针刺3次,12周为1个疗程。

2019年2月28日复诊:患儿情绪较前稳定,打人踢物偶作,可复述三四字短句,能有意识喊"爸、妈、奶"等单字,可与人对视2~3秒,纳食佳,二便调,夜寐安。在上述治疗基础上,取穴减去中脘、支沟。之后每周针刺3次,12周为1个疗程。

2019年5月23日随访,患儿好动明显改善,注意力较前集中,可安静翻阅图画书15~20分钟,可复述六七字短句,夜寐安,能有意识喊"叔、姨、哥、姐"等,CARS评分:30分。

> **按语**
>
> 　本案患儿为轻中度孤独症,母亲妊娠期有先兆流产史,先天禀赋异常,后天生化不足,神失所养,导致言语落后,智能迟缓;患儿时有腹胀,大便秘结,腑气不通,郁热内生,上扰神明,导致情志障碍。患儿初诊表现为言语不行、大便不畅、兴奋急躁、夜寐易惊等症,针刺以"调肠治神"法为主,施以提插泻法,配以中脘、支沟宣通腑气,内

庭、行间清泻内热。二诊患儿语言表达仍较差,余症稍有改善,守上法同时,加用廉泉,点刺金津、玉液以改善言语障碍。三诊患儿打人踢物偶作,纳谷香,大便调,夜寐安,减用中脘、支沟。之后续施针刺,患儿病情好转,CARS 评分下降,提示治疗有效。

十七、癫痫

患儿,男,6 岁。2015 年 4 月 2 日初诊。

代主诉:频发抽搐 4 年余。

病史:患儿 2 岁时出现高热抽搐,发作时曾有两眼斜视、两手紧握、口吐白沫、唇色青紫等临床表现,后无发热也频发抽搐,发作时间短,以睡眠中发作较多。2013 年 6 月遂于某医院就诊,脑电图示:双侧中央~中颞区(Rolandic 区)及枕区棘波、多棘波、棘慢波发放,睡眠期增多,NREM 期放电指数 60%,予以口服氯硝西泮、奥卡西平后逐渐转换为癫痫小发作,发作时仅有流或咽口水、嘴角或肢体抽动或肢体无力或言语不清等症状。后相继改用开浦兰、德巴金、妥泰等药物治疗。2014 年 11 月复查视频脑电图示:双侧 Rolandic 区棘波、多棘波、棘慢波发放,睡眠期增多范化,慢速眼球运动睡眠期(NREM 期)放电指数 85%。

刻诊:痰多,平素易上火,流涎偏多,精神运动发育可,纳欠佳,夜间易惊,二便调,就诊过程未见临床发作。

诊断:癫痫。中医诊断痫病,证属脾虚痰阻,风痰上逆。

治法:健脾祛痰,息风止痉。

选穴:印堂、大椎、百会及百会穴左、右各旁开 1.5 寸,风池、合谷、曲池、间使、太冲、足三里、三阴交、申脉、照海。

操作方法:大椎点刺,不留针;风池、合谷、曲池、间使、太冲、足三里、三阴交、照海取双侧,加印堂、百会及百会穴左、右各旁开 1.5 寸,留针 30 分钟。双侧足三里,予以艾柱温针灸治疗,分别施灸 2 壮。每周针刺 3 次,3 个月为 1 个疗程。嘱注意饮食调摄。经治疗 10 次后,发作次数明显减少,3 个月后基本未再发作,期间家属逐渐停药,现继续针灸治疗中,已经有 1 年未再发作。

2016 年 7 月复查视频脑电图示:双侧额极、额、前中颞区尖波、尖慢波、棘波、棘慢波、多棘慢波发作,双侧中颞区显著,NREM 期放电指数 40%。

按 语

癫痫属中医学的"痫病"范畴,以突然仆倒,昏不识人,口吐涎沫,两目上视,肢体抽搐,喉中发出异声,片刻即醒,醒后如常人为特征,具有反复发作性的一种疾病。

先生认为本病多因先天因素或头颅外伤或起居饮食调摄失常或情绪刺激诱发,导致心、肝、脾、肾功能失调而致"痰"蒙心窍,神机失用,阴阳失合。治疗上选用艾灸,取穴足三里（双侧），采取温针法治疗小儿癫痫，使脾运而减少生痰，温化而痰饮散，故无痰邪作祟，神明安，心窍开。而四神针是治疗神志疾病的经验效穴，选取头部或督脉附近验穴来达"通督"的作用。开"四关穴""通达阴阳跷脉"是以"平阴阳"为目的。故先生认为"化痰"是治疗癫痫的核心，"通督"是化痰的有效手段，"调神、平阴阳"是治疗的最终目的。临床中也提出重视因人制宜，不同癫痫患者病情轻重缓急不同，需辨证论治，针刺取穴可随症加减。

十八、面神经炎

庄某，男，27 岁，太仓浏河人，2019 年 4 月 3 日初诊。

主诉：左侧口眼歪斜 6 天。

病史：患者诉 6 天前受风寒后出现左侧面部板滞不适，继而出现口眼歪斜，流泪，说话漏风，漱口漏水，耳郭后疼痛。患者至太仓市第一人民医院神经内科就诊，查头颅 CT 未见明显异常。予口服"强的松""甲钴胺"等药物治疗，症状无明显缓解。

刻下：患者左侧面部板滞、额皱纹消失、鼻唇沟变浅，不能蹙眉、鼓腮、吹气，左目泪多，稍有眼睑闭合不全，耳郭后稍有疼痛，无味觉、听觉改变，舌居中，舌边无麻木，寐可，二便调，舌淡红，苔薄白，脉浮。

诊断：面神经炎，中医证属风寒外袭。

治法：祛风通络。

取穴：下关（双）、合谷（双）、足三里（双）、左侧阳白、四白、迎香、太阳、颧髎、颊车、口禾髎、地仓、翳风、外关、风池。

操作方法：面部穴位轻浅刺，远端穴位针刺得气并向远端放散，电针预测患者预后（方法见第四章），启动电针仪后，慢慢调整频率，见患者左侧面部肌肉跳动良好。予留针 20 分钟，起针后用梅花针轻叩左侧面部。

中药：党参 10 g、防风 10 g、蝉衣 5 g、僵蚕 6 g、白附子 10 g、全蝎 3 g、当归 10 g、白芍 12 g、甘草 3 g。

隔日针灸 1 次，患者经 3 次治疗后口眼歪斜明显好转，继续针灸及中药巩固治疗，共治疗 12 次痊愈。

按 语

面神经炎多因机体正气不足，脉络空虚，卫外不固，或感受风寒风热之邪侵袭经络，导致经脉受阻，肌肉纵缓不收而致病。本案中，取患者面部局部穴位，疏通其面部阳明经脉；远端取合谷、足三里，因阳明多气血和"面口合谷收"；外关和风池可祛风；在下关运用缪刺法，可平衡阴阳，减少倒错等后遗症的发生；中药投以牵正散加味，增强针灸治疗祛风通络,调和气血的作用。

十九、肩周炎

沈某,男,52 岁,太仓沙溪人,2018 年 8 月 14 日初诊。

主诉:左肩疼痛伴活动受限半年余。

病史:患者半年前左肩出现疼痛,伴有活动受限,逐渐加重,疼痛日轻夜重,甚则夜间因疼痛难以入眠。患者曾至卫生院就诊,肩关节 X 线片未见明显异常,予以口服"美洛昔康""活血止痛胶囊",外用"扶他林软膏""关节止痛膏"等无明显缓解。

刻下:患者精神倦怠,左肩痛难忍,肩前、肩峰、肩后局部压痛明显,上举、外展、后伸内旋等各向活动受限,肌肉轻度萎缩,胃纳可,二便调,舌淡红苔薄白,脉细。

诊断为肩周炎,中医证属寒凝气滞,治以温经散寒、通络止痛。

取穴:左侧肩髃、肩髎、肩贞、臂臑、风池、外关、合谷、足三里。肩部穴位温针灸 2 壮。

中药:羌活 10 g、独活 10 g、当归 12 g、伸筋草 15 g、桑枝 12 g、丹参 12 g、炒枳壳 12 g、鸡血藤 15 g、川芎 10 g、杜仲 15 g、乌鞘蛇 12 g、苍术 10 g、防风 10 g。

隔日针灸 1 次,患者治疗 5 次后疼痛改善,治疗 14 次后左肩疼痛基本消失,活动范围较前明显改善。嘱患者继续汤药治疗结合康复锻炼以巩固疗效。

按语

肩周炎又称漏肩风、五十肩、冻结肩,多发于中年以后。先生治疗此病,按治痹证原则,取局部穴位结合循经远取穴,针刺手法多用疏通之法。病因多为寒凝经脉,故多加温针灸及火罐。本案患者取局部穴位"肩三针"以活血通络,风池以祛风散寒,足三里以补益气血,远端取穴外关、合谷以加强通络止痛之效,配合温针灸及汤药取得较好疗效。

肩周炎属于针灸科常见病,在临床中也要注意鉴别诊断,如肩袖损伤尤其是肩袖断裂、肺尖部肿瘤等均可引起肩痛,我们要结合对患者查体及影像学检查做好鉴别,防止误诊漏诊。

二十、腰椎间盘突出

杨某,男,39 岁,太仓浮桥人,2018 年 10 月 18 日初诊。

主诉:腰部及左下肢酸痛 2 月。

病史:患者平素常感腰痛,近 2 月来症状加重,疼痛可放射至小腿外侧,行走及弯腰后疼痛加重,夜间疼痛明显,影响睡眠。患者曾至市中医院骨科就诊,查腰椎 CT 提示:L4~L5 椎间盘突出,L5~S1 椎间盘膨出。予口服"西乐葆""痹祺胶囊"及外用"活血止痛膏"稍缓解。查体:腰 4、5 棘突下及椎旁压痛,左侧直腿抬高试验及加强试验阳性,双下肢肌力正常。

刻下:患者痛苦面容,腰及左小腿外侧疼痛,无间歇性跛行,下肢无麻木,二便正常,寐差,舌偏紫暗,脉弦。

诊断:腰椎间盘突出症,中医证属气滞血瘀。

治法:活血化瘀,行气止痛。

取穴:L3~L5 夹脊(双侧)、左侧秩边、环跳、居髎、足三里、阳陵泉、悬钟。

操作方法:先针夹脊和秩边穴,夹脊用疏通手法,针感局部酸胀并向腰部扩散,针后加温针,灸两壮;秩边针感向下肢远端放散视为得气,留针约 25 分钟。拔针后嘱患者侧卧位,先针刺左侧环跳穴,手法以疏通为主,针感放散至足背;继针刺居髎,局部酸胀即可;再针刺足三里、阳陵泉、悬钟,以调补手法,针感徐徐放散为宜,留针 5 分钟后腰部拔罐即可。

隔日针灸 1 次,患者针刺 2 次后疼痛好转,继针 10 次疼痛基本消失,嘱注意休息,加强腰背肌锻炼,2 月后随访未发。

> **按语**
>
> 　　本案患者,病涉足太阳和足少阳两经,取局部夹脊穴温针灸可活血化瘀,是先生治疗腰椎间盘突出症的主要穴位;环跳穴为两经交会穴,一穴通两经,针刺时使针感循经感传,达到"通则不痛"的目的;阳陵泉乃筋之会穴,舒筋通络,是先生治疗痹症的常用穴;取足三里补益气血,并防止针刺消耗气血太过;悬钟、居髎、秩边乃循经取穴,加强功效。有研究表明,应用温针灸对腰夹脊穴进行治疗,能够改善局部血液循环,消除炎性水肿,解除局部肌肉痉挛,还有促进致痛化学物质的消除以及神经功能恢复的功效。

二十一、中风后遗症

李某,男,68 岁,太仓王秀人,2016 年 10 月 9 日初诊。

主诉:左侧肢体乏力 3 月。

病史:患者平素有高血压病多年,血压最高达 180/110 mmHg,口服"压氏达"降压治疗。3 月前起床时发现左侧肢体麻木,不能活动,语言不利,家属遂打 120 送至市第一人民医院就诊。查 CT 提示"脑梗死",入院后予以抗血小板聚集、稳定斑块、活血化瘀、降压等治疗后好转出院。现遗留左侧肢体乏力,活动不利,左手不能持物,行走困难,伴有头晕。查体:双侧瞳孔等大等圆,对光反射存在,左上肢肌力 Ⅱ 级,左下肢肌力 Ⅲ 级,左侧病理征(+),右侧肌力正常,病理征未引出。

刻下:患者神清,左侧肢体乏力,纳一般,睡眠尚可,二便调,舌质暗淡,苔白稍腻,脉弦。

诊断:脑梗死后遗症,中医证属风痰瘀血,痹阻脉络。

治法:疏经通络,活血化瘀。

取穴:百会、肾俞、肝俞及左侧曲池、手三里、支沟、合谷、环跳、阳陵泉、三阴交、足三里、解溪、太冲,右侧曲池、内关、足三里、悬钟、太冲。

操作方法:患者仰卧,先针刺百会及健侧穴位,针感轻柔,疏调为主;继针刺患侧,针感以疏通为主,患侧接电针(曲池~合谷/足三里~太冲),留针20分钟。拔针后患者侧卧,针患侧环跳穴,针感放散至足背,不留针;再俯卧位,针刺肝俞、肾俞,针感微微扩散局部,留针10分钟即可。

隔日针灸1次,10次为1疗程,疗程间休息1周,患者针刺3个疗程后,症状较前明显改善,生活可自理。

按 语

中风后遗症有多种临床表现,包括偏瘫、构音障碍、吞咽困难、中风后抑郁等,在针刺选穴上有不同之处(见第四章)。本案患者属于中风后偏瘫,属于中医学"痿证"范畴。《素问·痿论》曰:"阳明者,五脏六腑之海,主润宗筋……故阳明虚则宗筋纵,带脉不引,故足痿不用也。"阳明经是多气多血之经,若其气血虚衰则肢体痿弱,关节不利。先生根据"治痿独取阳明"之理论,常选用曲池、合谷、足三里、解溪等穴,旨在激发阳明经经气使经络得通,气机升降有序而痰瘀散,气血生化有源而筋骨健,对于中风后遗症偏瘫具有比较良好的治疗效果。中风之证,多责之肝肾,背俞穴之肝俞、肾俞也是必用之穴;百会穴可益气升阳,清利头目;环跳、阳陵泉、悬钟、手三里、内关等穴,针刺要得气,做到气至病所。治疗中风后遗症偏瘫,先生还随证配合汤药治疗,常用方剂有补阳还五汤、左归丸等。

二十二、慢性支气管炎

谭某,男,64岁,太仓板桥人,2016年5月初诊。

主诉:反复咳嗽咳痰10余年,加重半月。

病史:患者近10余年来反复咳嗽咳痰,尤其以冬季明显,晨起明显,活动后稍感气急,在多家医院就诊,诊断为"慢性支气管炎"。患者近半月来咳嗽加重,咳痰增多,为白色泡沫痰,至社区医院就诊,查胸部X线片提示肺纹理增多,血常规、CRP未见明显异常,予口服"氨溴索口服液""强力枇杷露""头孢克洛"等药物稍有缓解。

刻下:神清,面白,形体消瘦,咳嗽咳痰,为白色泡沫痰,胃纳一般,大便稀,小便正常,舌淡苔白稍腻,脉细沉。

诊断:慢性支气管炎,中医证属肺脾气虚。

治法:健脾补肺。

取穴:

(1)组:大椎、肺俞、定喘、心俞;

(2)组:身柱、厥阴俞、肾俞、脾俞。

操作方法:用鲜老生姜,切一分厚薄片,艾柱置于姜片上燃着,放置被灸治穴位上,待艾柱燃过,另换上一柱,灸4~5壮,以患者能耐受的热度,穴位皮肤微红为宜,防止烫伤。每天1次,2组穴位交替隔姜灸。

患者隔姜灸2次后咳嗽咳痰大减,继续巩固治疗3次,嘱患者三伏天来门诊做天灸治疗。2018年10月,患者因腰痛来先生处针灸治疗,诉经隔姜灸及连续3年的天灸治疗后,慢支病情较往年明显好转,发作频率减少,表示要坚持天灸治疗。

按语

先生认为本病的发病与肺、脾、肾脏的关系最为密切,大多数表现为阳虚之体。本案中,主要取督脉及相应背俞穴,可激发患者阳气,调理肺脾肾,有"阴病引阳"之意。另外隔姜灸可温肺散寒,作用于穴位之上,发挥天灸、生姜、经络的综合效果。基于《黄帝内经》"春夏养阳"之理,在盛夏三伏日以天灸培补,使患者到秋冬阴盛之时能阴阳协调平衡,最终达到减轻症状或控制发作的目的。

二十三、耳鸣

张某,女,57岁,太仓城厢人,2017年6月2日初诊。

主诉:耳鸣2月。

病史:患者2月前无明显诱因出现双侧耳鸣,无明显听力下降,自觉耳堵。患者发病后遂至上海某医院就诊,经电测听等检查,诊断为"神经性耳鸣",予输液及高压氧等治疗稍有好转,但仍有耳鸣,影响睡眠。

刻下:患者精神倦怠,耳鸣,昼轻夜重,耳内闷胀感,时伴腰酸,胃纳可,二便调,舌淡红苔薄,脉细。

诊断:神经性耳鸣,中医证属肝肾亏虚。

治法:补益肝肾。

取穴:百会、耳门、听宫、听会、外关、合谷、足三里、三阴交、太溪、太冲、大椎、风池、肝俞、肾俞。

隔日针灸1次,患者治疗5次后耳鸣症状减轻,10次为1疗程,每疗程间休息5~7天,治疗3个疗程后,患者耳鸣基本消失,予中药善后,2月后随访未发。

按语

耳鸣多与肝脾肾三脏有关。有因情志抑郁,肝郁气滞甚至化火而致;或者因怒气伤肝,肝火上扰造成;也可以是肾气、肾精亏虚造成;还有脾胃虚弱,气血生化无源导致等。所以临证之时,辨证是关键。本案患者,因肝肾亏虚造成,故先生以补肝肾为主,针刺耳前三穴通利耳窍,同时兼顾补脾胃气血,故而取效。先生认为,本病针灸治疗应及时介入,越早越好,病程超过一年者,治疗较困难。

第七章

诊 余 随 笔

先生行医近 60 年,终日诊务繁忙,但仍手不释卷、勤于笔耕,常在空余时间撰写论文及临证心得,许多文章或发表于各级期刊,或留稿家中,常拿出来与同道交流。宝贵的文稿是后辈学习针灸的珍贵资料,现将先生所书之文整理并摘录于此,以飨读者。

一、艾灸神阙穴的临床应用

艾灸是中国传统的治疗方法之一,笔者以艾灸神阙穴,治疗脾肾阳虚、中风脱证、中气虚弱、肝肾不足、冲任不和等证,均收到满意效果,兹介绍如下。

(一)通阳利水:适用于水湿肿满,尿闭,尿崩,属脾肾阳虚者

病例 1:宋某某,男,45 岁,干部。

患肾盂肾炎数年,尿化验基本正常,但常觉腰痛乏力,时有浮肿,尿频不利。近因劳累后入房,继而小便淋漓,小腹寒冷胀结,四肢不温,腰酸痛,舌苔白腻,脉迟缓。证属肾阳不足,气化无权,治宜温肾利尿。灸神阙 15 壮(隔附片灸,壮如豆),当夜排尿通畅,次日复灸 15 壮,四肢转温,诸证好转,嘱以肾气丸调理。

(二)回阳救逆:适用于气脱,阳脱,四肢厥逆的危证

病例 2:张某某,女,70 岁,家庭妇女。

患者平素身体尚可,晨起突然仆倒,不省人事,其女儿急邀余往诊。症见面色苍白,四肢厥冷,口张目合,手撒不握,二便失禁,脉细欲绝,血压 60/30 mmHg,证属中风脱证。急拟回阳救逆,灸神阙 30 壮(隔盐灸,壮如豆),灸至 29 壮时,患者长出一口气,下肢稍动。续灸 10 壮,脉象转缓而较前有力,血压 80/40 mmHg,并投参附汤一剂,嘱其静卧,专人护理。至次日已知人事,二便调,舌淡体胖,脉微弱,复灸神阙 20 壮(法同前),留半身不遂,语言不利之后遗症。

(三)温阳止泻:适用于脾胃虚寒,脾肾阳虚,腹痛泻痢者

病例 3:王某某,男,42 岁,干部。

患者初病食后即泻,夹有食物残渣,后转至黎明小腹作痛,肠鸣泄泻,泻后即安,遇食油腻则泻次增多,伴腹胀乏力,舌苔淡白,脉沉细。证属脾肾阳虚,法以温肾补脾。灸神阙15壮(隔姜灸,壮如豆),隔2天复灸1次后,泻止,大便成形,食欲正常。

(四)补纳肾气:适用于肾阳不足,气逆而喘者

病例4:龚某某,男,62岁,退休干部。

患者患慢性支气管炎,肺气肿多年。每遇寒劳咳喘加重。证见咳喘抬肩,呼长吸短,胸闷,畏寒怕冷,吐痰清稀,大便干燥,小便清长而频,舌体胖,苔淡,脉细。证属肾阳虚亏,纳气失司,治以温阳壮肾,纳气平喘。灸神阙15壮(隔花椒末灸,壮如麦粒)。隔日1次,共灸8次后,咳减喘平。

(五)调理冲任:适用于冲任不调者

病例5:张某某,女,40岁,教师。

患者经行先后无定期,经量少色淡,淋漓不断,常腰痛乏力,头痛烦躁。平素少腹阴寒,带下清稀,畏寒怕冷,纳差,大便稀溏,舌红苔白,脉迟涩。证属肝肾不足,冲任失调。治宜温肾益肝,调和冲任。灸神阙15壮(隔盐灸,壮如麦粒)。每次经期灸2次,共治3个月后,月经正常。

(六)温中散寒:适用于脾胃虚弱,寒克中焦,气滞而胃腹暴痛者

病例6:杜某某,男,52岁,教师。

患者平素脾胃虚弱,忽冒寒外出,又食生冷,当日午后胃腹暴痛,冷汗如雨,面色苍白,四肢厥冷,舌苔白腻,脉沉迟。证属中阳不振,寒克中焦,食滞不化。治宜温中散寒,行气导滞。灸神阙21壮(隔姜灸,壮如麦粒)。施灸之后,疼痛缓解,汗止。四肢转温,嘱其调理以善后。

注:南京中医学院学报,1993年,第9卷,中医理论与临床应用专辑。

二、百会穴的临床应用

百会,是督脉的腧穴之一,为临床所常用。督脉在十四经中居重要地位。由于它的生理功能是"总督诸阳",并为"阳脉之海",这就决定了该经脉所属的腧穴具有广义的治疗作用和较高的临床价值。百会穴的命名,意指百脉聚会而得,古人对此穴非常重视,称百会为"三才穴"(天、地、人)之一。

根据名家文献的记载和观察,百会穴的主治范围甚广,如心神病变的惊悸、健忘;风阳病变的中风或疯癫、头痛、目眩、巅顶痛;阳气下陷导致的脱肛、久痢、阴挺;阳气脱逆或阳闭导致的尸厥、猝死和肾阳虚衰引起的耳聋、耳鸣等症。以针刺之,通过督脉"总督诸阳"的功能,调整相应的脏腑,心神,肾气及脏腑的阳气,从而达到治疗上述疾病的目的。下面是笔者对百会穴临床应用的体会。

（一）脱肛

脱肛,古人又称"直肠脱垂",是临床常见病症之一。百会穴治疗此症,虽历代文献早有记载,但均为灸法,我们用针刺治疗均收到良好的效果,若偶有疗效不显著,可配艾灸。脱肛多见于儿童、产妇、老年体虚之人。盖百会穴为诸阳之会,位于巅顶,统于督脉。以针刺之,能提升阳气,引阳气上行,升举下降之肛肠。

▶ **典型病例:**

杨某,男,9岁,学生,于1978年9月就诊。患儿因久坐寒湿之地玩耍,当夜即感腹痛,意欲大便,随之脱肛。医嘱热敷及家长以手助纳回,但多次无效。针刺治疗取百会穴,针刺时,针与皮肤成15°,向后刺入1.5寸,深达帽状腱膜层,至患者头顶部乃至后头部均有沉胀感。留针20分钟。留针时运针2次,施螺旋弧度刮针法重刺出针,每日1次,2次获愈,随访2年无复发。

朱某某,男,62岁,社员。因秋季淋雨后感寒腹痛、脱肛,照前例,针灸百会穴每日1次,3次后效果不显,改为配长强穴施艾灸,2次后治愈。随访1年未复发。

（二）不寐

百会穴治疗夜不入寐,文多记载。查不寐之证虽病因甚广,但主要与心、肾、脑关系密切。因心肾不交、心气虚、心胆气虚、肾气虚致不寐者,早有论述。然而古人对大脑的功能无系统论述,将其归于"奇恒之府",并述"髓通于脑",为"髓之海"。古人早已提出心藏神,同时也认识到与脑的关系密切。"神"即人的精神意念思维的总称,这些都是脑的功能的表现。故明代医学家李时珍指出"脑为元神之府"。而针刺治病,在于得气调神。督脉布于脊椎和脑的部位,其脉络脑,神志病症无不与脑的功能失调有关,取百会刺之,可达调气宁心,安神镇静之功。

▶ **典型病例:**

王某某,女,24岁,护士。1980年以来经常原因不明的头痛失眠,多梦,曾多次服用中西药物治疗,效果不显,身体渐弱,影响工作。治疗选取百会穴,针刺时,毫针与皮肤成15°,向后进针2寸,深达帽状腱膜,患者有针感后行大幅度捻转,至全头部均出现沉胀感,如压重物后,留针1小时。患者当夜入睡安然。每日1次,8次治愈。

（三）巅顶痛

督脉起于下极之俞,并于脊里,上至风府络于脑。《针灸甲乙经》言:"督脉是太阳之会",《类经图翼》中总结:"督脉上额交巅入络脑;足太阳交巅;手少阳别于巅;足少阳之筋,交巅上;足厥阴肝经属肝络胆,向上连目系,出前额,与督脉会于头顶部。"而肝木性喜条达,郁则气结化火,上扰清空,或因情志激动,肝胆之风循经上扰,均可导致头痛。针刺百会穴,有疏肝解郁,平息亢逆之功效。

▶ **典型病例:**

李某某,女,42岁,职员。1978年以来,经常头痛,以头顶部及两颞部明显,时有心烦,易怒,胃脘部不适。治疗选取百会穴,针刺手法同前,行捻转手法,至患者全头部出现沉胀感,如压重物,留针 20 分钟。留针期间行手法 2 次,重刺出针,每日 1 次,两颞部痛加风池穴,6 次治愈。

(四)眩晕症

督脉总督一身之阳,凡阳气不足,寒湿侵袭,因素体湿盛,积湿成痰,痰阻化火,清空不宁,可导致眩晕一症。盖百会穴为诸阳之会,针之可壮气运血,鼓舞阳气,温化痰浊。

▶ **典型病例:**

陈某某,女,39 岁,教师。1981 年以来,每因过劳感寒或情志不畅则感头痛,眩晕、眼花,时伴呕恶。治疗选取针刺百会穴,待有针感后,施大幅度捻转,至全头部出现沉胀感,如压重物,留针 2 小时。若呕恶显配取内关穴、丰隆穴,以和中化痰。每日 1 次,12 次治愈,随访 1 年无复发。

(五)暑厥

督脉为"诸阳之会",主通调一身之阳气。若感暑邪,阳气闭遏,可导致暑厥,针刺百会可清热开窍,回阳固脱。

▶ **典型病例:**

蒋某某,男,21 岁,工人。于夏季烈日下民兵操练。忽感头痛、恶心、大汗、面色苍白,晕倒在地,四肢厥冷,神志不清。取百会穴,针刺时与皮肤成 15°角。向前进针 1 寸 8 分,施捻转手法 15 分钟后,患者渐渐神清而复常人。

以上是笔者几年来对百会穴临床应用的几点粗浅体会,仅供参考。

注:首次发表于《江苏中医》杂志,1994 年,第十五卷特刊。

三、背俞穴浅析

背俞穴是特定穴之一,具有特殊的治疗作用,在临床中应用广泛,疗效较为显著。本文拟从背俞穴的发展及临床运用作出探讨。

(一)背俞穴的含义

背俞穴即五脏六腑气血输注于腰背部的一些特定穴位,位于腰背部足太阳膀胱经的第一侧线上,大体依脏腑位置上下排列,并分别冠以脏腑之名,左右共 24 穴。

(二)背俞穴的发展和完善

背俞穴首见于《灵枢·背腧》"胸中大腧在杼骨之端,肺腧在七椎之傍,皆挟脊相去三寸所"。《素问·气府论》提出了"五脏之俞各五,六腑之俞各六",后明确了五脏俞的穴名及定位,但对六腑俞没有详细记述。至晋代王叔和在《脉经》卷三中较详细地指出"肝、胆、心、小肠、脾、胃、肺、大脑、肾、膀胱俞"十个背俞穴的名称和位置。在此之后,晋代皇甫谧在《针灸甲乙经》中又增加了三焦俞的穴名和定位。唐代孙思邈在《千金方》中又补充了"厥阴俞"的穴名及定位,才发展成较为完善的背俞穴,并一直沿用至今。

(三)临床应用

1. 用于诊断脏腑疾病

祖国医学运用背俞穴诊断脏腑疾病有着悠久的历史。《灵枢·背腧》云:"按其处,应在中而痛解,乃其腧也。"《黄帝内经》云:"视背俞陷者灸之。"《类经》又云:"背俞,皆足太阳经穴,陷下之处,即经气不足者,故当灸之。"由此可见,古代医家对背俞穴的诊断意义非常重视并经常应用。临床实践证明,脏腑器官发生病变,可在背部相应部位表现出不同的反应及一些异常变化如压痛等。《第三次全国经络现象经穴脏腑相关研究专题座谈会论文选编》中就有"对 580 例消化系统疾患穴位压痛检查与临床诊断对照结果,总符合率为 68.28%"的报道,其中背俞穴占有相当的比例。笔者在临床实习中也曾看到按压胆俞穴作为诊断治疗胆结石、胆囊炎的重要依据。穴位压痛作为一种辨病诊断法,在临床中得到了广泛应用。由此可以说明,背俞穴的异常改变往往是相应脏腑病变的指征,也就是说背俞穴是反应脏腑疾病的处所。

2. 治疗本脏腑疾患

背俞穴均属于足太阳膀胱经的腧穴,此经循行除"络膀胱……属肾"外与其他脏腑没有直接的关联,因此在其"是动病""所生病"中,对五脏六腑的疾患也没有较明确的记述。但背俞穴作为背部脊柱两侧体表的特定穴位,和五脏六腑的生理、病理反应有密不可分的联系。《素问·长刺节论》中记载"治寒热深者,刺大脏,迫脏刺背,背俞也,刺之破脏,脏会,腹中寒热去而止。"《千金方》云:"吐血,唾血,上气咳逆,灸肺俞。"《千金翼方》又云:"心中懊,彻背痛烦逆,灸心俞百壮……吐逆不得食,灸心俞百壮。"金元著名针灸家窦汉卿之《标幽赋》曰:"岂不闻脏腑病,而求门、海、俞、募之微。"《针灸甲乙经》对各腧穴治疗脏腑疾患已被广泛应用并得到了一些特殊疗效。如心、肺、厥阴俞治疗呼吸及心血管疾病;肝、胆、脾、胃、大小肠、三焦俞治疗消化及内分泌疾患;肾、膀胱俞治疗泌尿、生殖系统疾病。笔者临床所见即能印证,在此仅举一例佐证:

患者王某,男,49 岁。以右半身不遂 6 日余为主诉入院。中医诊断为中风(中经络)。患者患高血压病 20 年,左心室扩大 10 年,经常出现胸闷、心悸、憋气,短则数小时,长则数日。一日患者突感胸闷、心悸、憋气、气短,伴出汗。急查:心音有力,律齐,心率 90 次/分,各瓣膜听诊区未闻及病理性杂音。ECG 示:T 波 Ⅱ、Ⅲ、avF 倒置,S-T 段 Ⅱ、Ⅲ、avF 下降 0.5~1 mm。提示为"窦性心律,下壁心肌缺血"。立即予以针刺治疗。取穴:双侧心俞、厥阴穴、督俞,捻转补法约一分钟,患者自诉针感向心前区放射,胸部豁然开朗感,诸症消失,无不适主诉,未留针。起针后,EKG 示:大致正常。可见,通过针刺背俞穴来调益气血,通利经脉,可使气血调,经脉通,脏腑得养,从而机体能恢复正常生理机能。

3. 治疗表里脏腑疾患

《针灸甲乙经》云:"心痛无可摇者,脾俞主之。"又云:"尿黄赤,口干,小肠俞主之。"所说的"心痛"即胃脘痛,为胃腑病变,而"尿黄赤、口干"为心火亢盛,火热上炎,心火移热于小肠之症。因此背俞穴不仅治疗相应腑脏疾病,对表里脏腑疾患也有一定疗效。

4. 与其他腧穴配合治疗某些疾病

《难经》有云:"阴病行阳,阳病行阴,故令募在阴,俞在阳",认为在生理上,脏腑经气可以通过经络由阴行阳,也可以由阳行阴,阴阳互通,以维持相对平衡;在病理上,内脏或阴经的疾病,其邪常可由阴而出于阳分的腧穴,体表或阳经的疾病,其邪亦可由阳而入于阴分的募穴,因此"俞募配穴"作为治疗中重要的配穴法便应运而生。它具有调节脏腑阴阳平衡、使人体"阴平阳秘"、恢复机体正常生理状态的功能。相较于单独使用背俞穴的针刺方法,临床应用更为广泛。

其次,背俞穴之间、背俞穴与其他腧穴之间,亦常配合应用。此种方法扩大了背俞穴的治疗范围,加强了治疗作用,提高了临床疗效。如笔者治疗膀胱腑气不通之尿潴留,取小肠俞、膀胱俞、三阴交为主穴,酌加足三里、水道等穴,均针灸 1 次而排尿正常。此外,临床对肺俞配合脾、肾、膏肓俞等穴针刺或穴位配以贴药等方法,治疗支气管哮喘疗效达 70%~90%;临床针刺肝、胆、脾、胃俞治疗胃下垂,即是背俞穴表里及相互配合应用治疗表里脏腑疾患的病例,现附于后:

张某某,女,46 岁。自 1980 年起,食欲差,食后腹胀,有下坠感,嗳气。曾服用中西药物治疗皆无效。上消化道钡餐检查:胃小弯在髂嵴连线下 5~6 cm,胃下极在髂嵴连线下 11~12 cm,胃蠕动乏力。诊断:Ⅲ°胃下垂。1986 年 3 月开始针刺治疗。取穴:肝、胆、脾、胃俞,针双侧,进针 1 寸~1.5 寸捻转 20 余次,停 2 分钟,继续捻转 1 次起针。起针后嘱患者直腿抬高 15°~25°,休息 30 分钟,并须食易消化食物,少食多餐。针 3 次后症状明显改善,食欲增加。针 6 次后自觉症状消失。一疗程(10 次)后钡餐检查见:胃小弯在髂嵴连线上 1 cm,痊愈。

5. 治疗某些组织器官疾患

祖国医学认为人体是一个有机的整体,各器官在生理上始终是相互依赖,在病理上相互影响的。背俞穴作为人体脏腑气血直接输注之处,具有调益气血、通利经脉、濡养脏腑,从而治疗组织器官疾患的作用,这与中医的整体观念及藏象学说是相符合的。肝开窍于目,针刺肝俞可以治疗目疾;肾开窍于耳,针刺肾俞可以治疗耳聋、耳鸣;心开窍于舌,针刺心俞可以治疗口舌糜烂;肺开窍于鼻,针刺肺俞可以治疗因肺气不宣而致的鼻塞,流涕等。古代医家对此有散在的记述,《标幽赋》曰:"取肝俞与命门,使瞽士视秋毫之末。"《针灸大成》也有"虚劳羸瘦""耳聋肾虚""耳内虚鸣"取肾俞的记载。这些疗效在临床应用中也得到证实,下亦举例说明。

朱某某,女,24 岁。两眼患复发性睑腺炎 3 年,一目肿粒刚退,另一目肿又起,久久不愈,服过中药多剂无效。1986 年 10 月来门诊就治。症见左目上睑肿核尚未消退,右目上睑又红肿疼痛,舌苔少而微黄,舌质红,脉弦数。取俯卧位,在双侧肝俞穴各放血 7 滴,针后患者言其双目感觉轻松凉爽。第二天肿痛消退,并未化脓。约 1 周后再刺血,共 2 次而愈并未见复发。

通过医者的不断实践,背俞穴的应用更为广泛。如现代针灸临床中就有针刺背俞穴对治乳腺炎、血管性偏头痛、肢端感觉异常、坐骨神经痛、自主神经功能紊乱、脑血管病、高血压及雷诺氏病、出汗异常症等均有较好的疗效。

（四）理论基础

背俞穴位于背部,足太阳膀胱经上内侧线上。祖国医学认为"背为阳""头为诸阳之会",说明头背在人体生理活动中起着重要作用,一方面能影响脏腑器官,另一方面脏腑器官的疾病又能反映到背部。从经脉循行上来看,督脉与足太阳膀胱经临近,与它联系密切。隋杨上善在《黄帝内经太素》中说"旧来相传督脉当脊中唯一脉者,不可为正也。"由此可见,督脉与膀胱经虽一居正中脊柱,一居脊柱两旁,但两者经气相互交会。"督脉为阳脉之海",脏腑之气不仅通于督脉,而且通于膀胱经。所以背俞穴作为脏腑之气汇集之处,不仅能反映脏腑及组织器官的功能变化,而且还可以用于治疗各种脏腑及组织器官疾病。

其次,从背俞穴的排列来看,可以看出这是古代医家运用了当时的解剖学知识,也是医家长期医疗实践的经验总结。背俞穴与各脏腑同位于人体躯干,能够发挥局部取穴的邻近治疗作用,这也是膀胱经第二侧线上部分穴位与背俞穴具有相似治疗作用的原因。当然,对于本经经脉循行途径上的疾患具有治疗作用,用"经脉所至,主治所及"的观点解释也是正确的。

四、痹症浅述

（一）定义

痹即闭阻不通之意,分广义和狭义二类。狭义指人体肌表经络遭受外邪侵袭,气血不能畅通,因而引起肢体关节等处疼痛、酸楚、重着、麻木等一类疾患。广义如《素问·痹论》云:"五脏皆有合,病久而不去者,内舍于其合也。"故肌表经络受邪日久"各以其时,重感于风寒湿之气也"则传于脏,发为五脏痹。

因此,五脏痹,必有肌表经络先受外邪所侵,既发而成。二者有密切关系,但应分先后之序。

（二）辨证要点（病因）

风寒湿气,化合而至,发为痹。这是外邪,但是内因如《济生方·痹》云:"皆因体虚,腠理空疏,受风寒湿气而成痹也。"《内经》云"邪之所凑,其气必虚"此之谓也。人之体质有偏寒偏热之不同。清代名医尤在泾云"脏腑经络,先有蓄热,而复遇风寒湿气客之,热为寒郁,气不得通,久之寒亦化热"成为热痹。此外,风寒湿痹若经久不愈,邪留经络,虚而化热,亦可出现类似热痹的证候。以类证治裁,初因寒湿之邪,郁痹阴分,久则化热为痛。

根据以上分类,在临床中就出现以下三类情况:

1. 热痹

风湿热,类风湿性关节炎（久病发热者,即反复发作之类风湿性关节炎者）

2. 风湿痹

即我们所谓漏肩风,鹤膝风之类。其中一为体虚而受寒;二为受外邪而后正气虚弱。前者为老年的缩筋漏肩风;后者为寒湿流筋,患者肢体阴寒,肌肉消瘦。

3.《内经》云"久立伤筋",长期过度疲劳,亦能引发局部肌肉筋骨酸楚,属于劳损,如职业性之腰痛。

总之,医者辨证中要掌握疾病互相转化、互相制约的规律,内因和外因及寒和热的关系,不能一成不变。应因人、因病、因时之不同,灵活对待。在疾病的各个阶段中抓住主证、病因。

(三)证候

以证候分为风胜、寒胜、湿胜,是病因(外因);以部位分为皮、肉、脉、筋、骨,是病部。

1. 风胜者为行痹

其症为移行、速变。因风为阳邪,容易散。故经云:"其风气胜者,其人易已也。"刺法是"刺此者,痛虽已止,必刺其处,勿令复起"如报刺。临床所见多为初发之类风湿性关节炎或风湿热,关节不肿,或轻皮肿,其次亦见于一般风湿痛,痛感流窜于各个关节之间,此发彼伏,更迭不止。

2. 寒胜者为痛痹

其症为痛剧抽掣,筋急挛缩。经云"逢寒则急",急者为痛,为挛为抽掣之意也。《素问·举痛论》云:"寒气入经而稽迟,泣而不行,客于脉外,则脉寒,脉寒则缩蜷,缩蜷则脉绌急,绌急则外引小络,故卒然而痛,得炅则痛立止。"如转筋,严重之失枕,肩凝发作期,其病多数流连筋骨之间。故经云"其留连筋骨间者,疼久"因寒为阴邪,留滞不易行也。刺法是燔针劫刺,燔针者,多温火热,以行气血,而去寒邪。劫刺者,速泻其邪,正气得复。上二类均属祛邪扶正,故体力能支持,泻必足。不可半途而废,致病势反变也。临床所见,急性发作之寒湿流筋(坐骨神经痛),腰痛(风湿性肌炎)。

3. 湿胜者为着痹

其症为肢体重着不移,或为疼痛,或为顽木不仁,关节肿胀,活动不利。这类病多数是缓慢渐行性发病,或急性病之后期,极少突然发作。《素问·痹论》云:"其不痛不仁者,病久入深,荣卫之行涩,经络时疏(时者,气血衰少也,衰少则运滞亦少,故不痛)。"这时期的特征是肢体重着不移,如骨痹之属。湿与寒全为阴邪,湿性黏滞,致寒更不可排去,治其病艰巨。刺法是扶正祛邪,或是本标兼顾。如"着痹不去,久寒不已,卒取其三里"此之谓也。经络须通,但不伤其正。艾灸温燥可得,祛其湿。临床所见为类风湿性关节炎之后期、脊椎性关节炎。

此三者,一般很少截然分开,或为风湿,或为风寒,或为湿寒,互相掺杂。但三者之中,必有主证。偏重者,即主要证候也,然后依法治之。

(四)部位

1. 皮痹

皮肤不营(不营者,气血不至也)故为不仁。所以皮痹者一般是指肌肤知觉不仁。当然我们要分清"不仁"的基本原因,有些是属于深部,有些是属于表部。如皮神经炎,在大腿外侧麻木,毛刺即愈。中风半身不遂的皮肤不仁则不易恢复。其辨别的方法,皮痹只是表皮知觉不仁,没有其他兼症。脊髓空洞症,深部知觉亦缺少,则非皮痹也。皮痹之原因主要是风邪客于腠理之间,不需循经取穴,以毛刺、半刺、扬刺即愈也。

2. 肌痹

病在肌肤,肌肤尽痛,名曰肌痹。伤于寒湿,刺大分小分(分者分肉间也),多发针而深之,以热为故(故者度也),若变诸分尽热,病已,止(止者停止针灸也)。此时,虽然主张施以深刺,但也防止针刺过深,伤及筋骨。故曰"无伤筋骨,伤筋骨,痈发若变"。临床少见,属现代医学所说的"皮肌炎"。但局部的风湿肌炎还是多见,如失枕、肌肤酸痛。治疗方法为刺局部分肉的穴位,温灸拔火罐。局部保温是必要条件,盖"诸分尽热病已"也。皮与肌肉得病,二者关系密切。有时风湿之邪中于肌肉,患者皮肤知觉亦可迟钝,故经云:"在肉则不仁……寒痹之为病也,留而不去,时痛而皮不仁。"所以患者患股外侧皮神经炎时间久了,肌肉也会有刺痛感,而患者患有风湿肌炎,针刺时其皮肤知觉也较迟钝。

3. 脉痹

它的主症为"在于脉,则血凝而不流"。(《素问·痹论》)"邪气者,虚风之贼伤人也,其中人也深,不能自去……(与正气相对之意)于脉中则为血闭而不通"(《灵枢·刺节真邪》),故主要表现为"色变",如红斑性肢痛证,冻伤后之历节痛风(神经炎或脉管炎),静脉曲张之酸痛,血管过敏之紫乌风等。其次,也包括络刺的适应证,如《灵枢·血络论》曰:"血脉者,盛坚横以赤,上下无常处,小者如针,大者如筋,则而泻之万全也。"如果这些邪于血络止而不出之,"则留而发为痹"。《素问·调经论》曰"病在脉调之血""病在血,调之络"就是这个意思。在治法上为刺络出血,浅刺而泻之,不必深刺,盖络脉在表也。至于刺多刺少,根据体质,豹纹刺、络刺,斟酌施行。

4. 筋痹

它的主症为病在筋,屈而不伸。临床表现为筋挛(急性、暂时性)如转筋,或肌腱萎缩僵化。(久病,组织质变)如跟腱拘急,足尖着地。针灸治疗这种病应当"无阴无阳,无左无右,候病所在,直刺中筋而调"。如恢刺、关刺者也。《素问·长刺节论》曰:"病在筋,筋挛节痛,不可以行,名曰筋痹。刺筋上为故(度也)刺分肉间(因筋在分肉之间)不可中骨,病起筋热(热则筋纵),病已,止。"

5. 骨痹

主症为"伸而不屈是在骨",关节强直之称也。《素问·长刺节论》云:"病在骨,骨重不可举,骨髓酸痛,寒气至,名曰骨痹。"如果患者病轻,体质尚好,则采用"直入直出,深内至骨"的输刺法。如果患者病深,体质又弱,成形瘦骨立,脂枯肉削之状,则可采用"稍摇而深之,致针骨所,以上下摩骨也"的短刺法,此为留针分刺,缓缓轻度提插之法也。适合用于如类风湿性关节炎、脊椎炎后期等。

外因所致皮、肉、脉、筋、骨五痹,久久不愈,或屡屡反复,必伤及脏,则深且险矣。"其入脏者死",虽不死,亦必难治也。

五脏痹,可不谈,也可择一二举例谈谈,如心痹,为心下鼓暴上气而喘。

痹症发病,根据文献及临床所见,其病因为寒邪所侵、久居湿(包括水气)地、劳损(职业性、强力劳动、外伤)。即以现代医学将扁桃腺炎可引起湿病、喉痛之属。中医称之为风热、风寒之类。

(五)治疗的要点

1. 须疏通
通则气血流而不痛,强弱随体质而定。

2. 须热
上文谈到"筋挛(灸)病已""以热为故(肌痹)骨热,病已,止""热则痛解",即以热痹而论,仍须外受风寒,而后发病,故保暖是首要之点。

3. 适当休息
"劳则伤气"气伤则气血运行就受到妨碍,从而也增加了病邪的积滞。

五、隔姜灸治疗慢性支气管炎 282 例疗效观察

慢性支气管炎系常见病、多发病,中医属风寒咳嗽和风热咳嗽范畴。在治疗过程中体会到慢性支气管炎的病因病理大多由于风寒客肺,营卫失和,络脉不宣,最终停饮积痰为患。而隔姜灸治疗能达到祛风散寒,疏通络脉,运行气血之效能。故将治疗的 282 例慢支资料分析,报告如下:

(一)一般资料

1. 年龄:
282 例中 30 岁以下者 27 例,30~39 岁者 42 例,40~49 岁者 58 例,50~59 岁者 75 例,60 岁以上者 80 例。

2. 性别:
男 105 人,女 177 人。男女比例为 1:1.69。

3. 病程:
2~4 年者 52 例,5~9 年者 49 例,10~19 年者 81 例,20 年以上者 100 例。

4. 发病时间:
春季 27 例,夏季 12 例,秋季 31 例,冬季 212 例。

5. 职业:
农民 220 例,工人 14 例,学生 8 例,居民 9 例,商业 12 例,其他 19 例。

6. 临床分型:
按 1973 年全国会议修订之诊断标准进行分型,其中:单纯型 244 例,占 86.5%;喘息型 38 例,占 13.4%。病情轻度者 22 例,占 7.8%;中度者 207 例,占 73.4%;重度者 53 例,占 18.8%。

7. 中医分型:
虚寒型 142 例,占 50.3%,痰湿型 82 例,占 29.1%,肾虚喘息型 46 例,占 16.3%,痰热型 12 例,占 4.3%。合并肺气肿者 42 例,占 14.9%。

（二）治疗方法

1. 隔姜灸：

用鲜老生姜，切一分厚薄片，艾炷如麦粒大，置于姜片上燃着，放置于被灸治穴位上，待艾炷燃过，另换上一炷，灸 4~5 壮。

2. 取穴：

（1）大椎、肺俞、天突

（2）陶道、定喘、璇玑

（3）身柱、大杼、华盖

（4）神道、风门、厥阴俞

以上 4 组穴均隔 2 天取 1 组灸治，4 组穴轮流灸治后为 1 疗程。

（三）疗效观察

1. 总疗效

疗效按 1972 年全国会议修订的判断标准：

临控 96 例，占 34.0%；显效 104 例，占 36.9%；好转 65 例，占 23.0%；无效 17 例，占 6.1%；有效共 265 例，占 94%。

2. 中医分型与疗效：

本组中虚寒型 142 例，控显者 102 例，占 71.8%；痰湿型 82 例，控显者 62 例，占 75.6%；肾虚喘息型 46 例，控显者 28 例，占 60.9%；痰热型 12 例，控显者 2 例，占 16.7%。

（四）典型病例

1. 周××，女，54 岁，社员，老闸乡新光大队。发病 26 年，终年咳嗽、咯痰、喘息。1978 年 10 月，因劳动受寒后症状加重，昼夜频繁咳嗽，每天阵咳 50 多次，间隔咳 40 多次，痰量 50 mL，并伴有腰酸腿软，两尺脉无力等症。体检：两肺闻及哮鸣音。结合 X 光透视诊为慢性支气管炎。中医分型为肾虚喘息型。经隔姜灸 2 组穴位后，阵咳消失，间断咳减为 12 次，痰量 30 ml，喘息明显减轻，达到好转。又对 2 组穴位行灸治后，间断咳 2 次，痰量 2 ml，喘息消失。随访 4 年未发。

2. 胡××，女，48 岁，社员，璜泾公社。发病 8 年，每年 10 月至次年 4 月发病，去冬今春已发病 3 个月。每天阵咳 16 次，间断咳 4 次，咯痰约 60 ml，痰黏稠色白难咯，并有胸闷气短腹胀等症，舌质淡红，苔薄白，脉滑。体检：听诊未闻及哮鸣音及干湿啰音，结合 X 光透视诊为慢性支气管炎。中医分型为痰湿型。经隔姜灸 3 组穴位后，阵咳减为 6 次，间断咳消失，痰量减少至约 18 ml，其他症状亦有减轻，达到好转。第一疗程治疗结束后，阵咳减为 4 次，痰量减少至约 5 ml，达到显效。后半月又灸治 4 组穴后，症状全部消失。随访 3 年未发。

（五）体会

祖国医学如《千金方》曰"上气喘逆，短气胸闷，灸肺俞"；《资生经》曰"久嗽，宜灸膏肓，次灸肺俞"；《丹溪心法》曰："咳嗽有痰，宜灸天突、肺俞。"临床上应用，确有疗效。

根据 4 种分型治疗,痰热型疗效较差。

治疗的疗效随疗程的增加而逐渐提高。

"肺主皮毛,肺主气",隔姜灸治疗后可以达到宣通肺气,祛散风邪的效果。

注:本文收录于第一届世界针灸学术大会论文汇编(1987 年 11 月)

六、活血化瘀治疗胆石症 52 例临床观察

太仓沙溪医院中医科协同江苏省中医院负责的省级科研项目:"消石丹"治疗胆结石,52 例患者于 1996 年在沙溪医院中医科临床治疗,获得较好疗效,现小结如下:

(一)临床资料

本组 52 例,男 16 例,女 36 例。年龄最大 70 岁,最小 18 岁,平均 44 岁,病程最短 7 个月,最长 32 年,平均病程为 3 年 1 个月。胆囊结石 42 例,肝内胆管结石 6 例,胆总管结石 4 例,伴肝囊肿 2 例,肝硬化 1 例,胆囊萎缩 1 例。结石最长 1.9 cm,最小 0.1 cm 和泥沙样石子。胆结石中有胆绞痛 1 例,胁痛、肩背痛 28 例,腹胀、腹痛 31 例,嵌顿痛 1 例。

(二)治疗方法

结合临床症状,在 B 超检查,肝功能、血常规检查确诊后,气郁气滞型服用"消石丹"1 号,湿热型服用"消石丹"2 号。每日早晚饭后 10 分钟各服"消石丹"5 g,温白开水送服,连服 3 个月为 1 疗程。

(三)疗效标准和结果

Ⅰ. 临床症状消失,B 超等检查结石阴影消失者为痊愈,共 9 例,占 17.3%。

Ⅱ. 临床症状缓解,B 超等检查证明结石减少或缩小为显效,共 16 例,占 30.7%。

Ⅲ. 仅临床症状消失或缓解,结石无变化为有效,共 14 例,占 26.8%。

Ⅳ. 各种检查证明结石无变化者为无效,共 13 例,占 25%。

结果:总有效率 75%,溶石排石率 50%。

(四)典型病案

张某某,女,45 岁,经常胸胁胀痛,不思饮食,恶心欲吐,经当地医院治疗,病症稍缓,于 1997 年 1 月到我处就诊。刻诊:诉胁下胀痛,恶心,心悸,纳差,舌质红,苔黄腻,口干苦,尿赤短少,大便干结,B 超检查提示为胆囊颈中结石 1.1 cm,给予服用"消石丹"2 号,连服 3 个月,1997 年 5 月来院检查,临床症状消失,B 超检查结石阴影消失,而告痊愈。

(五)讨论

胆石形成主要由肝功能失常所致,肝功能失常为产生胆石之"根本","消石丹"主要调整肝胆功能,从根本上消除产生胆石之"根",可免手术后复发简便有效,患者易接受。

在治疗胆结石中,湿热型溶石排石率高于气郁气滞型。服药时间长,溶石排石率能提高。胆结石患者在脂餐检查中,发现一部分患者胆囊收缩无力,临床上考虑是否能大量增加活血扩张、利胆的药物,使患者括约肌舒张、胆汁分泌增加、胆总管成倍扩张,从而提高排石率,增强治疗效果。服药无效病员中有 3 例手术治疗,胆囊中取出的结石,一摸即疏松开,可见"消石丹"确有溶石之功效。

注:本文鲍庆祥书于 1997 年 12 月 6 日。

七、经络辨证的点滴体会

针灸、推拿医生多见善以经络学说指导临床者,但药医治病时,只重脏腑而疏漏于经络辨证者,却非鲜见。由于忽视经络理论,使诊断治疗无所适从,最终导致拟法投方纰漏百出的案例亦非少有。故笔者从教训中体会到,临床时注意经络病变和脏腑病理的关联,实有重视的必要。

友人某医师每于临床之中运用经络辨证,"察其所痛,左右上下,知其寒温,何经所在"(《灵枢·官能篇》),随经投药,拂疾如吹。睹之者,无不叹佩。因受启发,笔者亦于辨证时留神用心,故而常收到相应的效果。

兹举数例,以图参证。

患者王某某,女,35 岁,教师。长期夜间梦扰不宁,白日惊惕不安,多疑善虑,烦躁易怒。近月余,渐觉胸膈满闷、咽喉疼痛、兼见干咳、结膜发黄、状若黄疸,舌红少津。察其脉,脉弦而数,遂断为肝郁化火,胆气不舒,连续投以疏肝利胆,泻肝清热,润肺滋阴等剂数十剂,无效。详询之,知其另有掌心灼热而痛之感。于是据经络分析:心经起于心脏,下贯膈膜,上至肺胸,其分支上挟咽喉,入系眼球,连络脑府,其直入掌。患者所患之病的经络走行恰与少阴心经所行之路相符。从而设想其病变必是思虑劳心,暗耗精血,以致心阴受损,心阳亢浮,少阳经气厥逆上冲所致。试投黄连、生地、栀子、当归、桂心以滋阴清肺,调和经气,显效。遵法医治月余,诸症皆失。

患者孙某某,男,50 岁,干部。今年 2 月以舌根部疼痛为主症至我处诊治。初据舌为心苗之理,施以养心化瘀等法,无效。又依舌诊之部位——舌根属于肾为依据,采用补肾之法,依然无济于事。不得已而歉告病家说:"我学疏技陋,经验不足,实感无能为力,请您另求高医为是。"未料患者答道:"烦劳日久,不胜感激,舌痛既难治愈,倘蒙解除胃病之苦,亦属难忘!"询之,其平素胃脘时时发胀,隐隐作痛,矢气则舒。切其脉虚弱无力。从而恍悟:足太阴脾经挟咽两旁,系于舌根,其舌根疼痛,当属脾胃不和,脏病连经之证。遂以健脾理气为法,投理中汤加减 10 余剂,诸症尽愈。

患者杨某某,男 26 岁,干部。初婚之后,每行房事,即觉阴茎疼痛,起始尚可忍受,而将射精之时,则痛如断裂,苦不可耐。曾试于事前服大量止痛药片,但并无效果。

见诊之时,查其声调息顺,体态健壮,脉无异象,似觉证无所辨,治无所法。唯其面色不润,并自诉有少腹空坠之感,则初步据足厥阴肝经绕络前阴,属筋之合而聚结于阴器之说,判断其疼痛之所生当属厥阴经气失宣,不得淫气于筋,以致性交精室受扰之时,下既不足,阳被阴欺,络气痹阻,筋脉拘急,牵阴茎所致。遂据《内经》"肝若急,急食甘以缓之"和《药鉴》"甘草……能补上中下三焦元气……解诸急……生用,去茎中之痛"之论,拟补元缓急为法,投自拟独味甘草汤(甘草 100 g)一试,未料竟收奇功,药未 3 剂,不觉而愈。

由此,笔者体会到,经络辨证确系临床诊断所不可缺。经验证明,脏腑与经络之变无论表里内外,总会互相感传。倘若留心,在其所属经脉之循行部位,必会有多处或一处发生突出的异常反应,注意于此,则不仅有助于准确地探察疾病症结所在,而且会时时从整体观念出发,总能将局部和整体辩证地结合在一起,治病之所生,得病之高下,从而可避免于临证时的守方弗变之悖和刻舟求剑之弊。

八、慢性腰劳损与肾虚之间的关系探讨及针灸治疗体会

腰痛是针灸科临床常见的疾病,慢性腰劳损即属其中之一。我在临床上体会到慢性腰劳损病人大多存在着不同程度的肾虚,故在急性发作期和疼痛较重时治疗以针灸为主,缓解期配合用补肾强腰的中药,常用独活寄生汤、续断丸等加减,多可获得较好疗效。

(一)慢性腰劳损的临床特点

慢性腰劳损的临床特点为患者的腰部一侧或两侧、或腰骶部长期的慢性钝痛、酸困和僵硬感。起病大多相当缓慢,但也可因急性扭挫伤,过劳或受凉而急性发病后转为慢性,一般疼痛不十分严重,性质亦常不固定,时隐时现,时轻时重。有些患者表现为痛感及麻木感早晨起床较重,稍事活动后减轻,有些患者则在工作劳累后较重,休息后可缓解。大部分患者不能长时间坚持某种固定姿势工作,比如弯腰干活后即感腰部酸胀钝痛,腰部不能立即伸直,必须经常变换体位以避免出现腰痛。劳累和寒冷潮湿环境对患者影响较大,往往因此而反复发作。部分患者对天气变化敏感,体检可无重要的阳性体征发现,但在急性发作期间,可有腰部活动受限,一侧或两侧的腰背肌紧张、压痛,腰椎生理前凸减少或患者显得腰部"笔挺",甚至可有暂时性的脊柱侧弯或过度前凸,但直腿抬高试验等大多为阴性,亦无腰骶部脊神经的损害体征。

(二)祖国医学对腰痛的认识

慢性腰肌劳损属中医学"腰痛"或"腰脊痛"的范畴,《内经·素问》中有"刺腰痛篇",《针灸甲乙经》中有"肾小肠受病发腹胀腰痛引背少腹控睾第八"等专篇论述腰痛的各种症状与经络的关系及针灸治疗方法。《内经》时期医家就已经认识到腰痛与肾有密切关系,强力举重、房劳过度、盛怒恐惧伤肾、寒湿之邪在肾等因素皆可使腰痛。《灵枢·本脏》认为腰痛与肾的大小、高下、坚脆、端正、偏斜密切相关,指出"肾坚,则不病腰背痛。"《素问·脉要精微论》提出"腰为肾之府,转摇不能,肾将惫矣"这一著名理论观点,成为后世医家以补肾法治疗腰痛的理论依据。

后世医家在不断地总结前人经验的基础上,结合自己的临床实践,对《内经》的有关理论作进一步的发挥,使中医对腰痛的认识更趋于详细完善。以《景岳全书》的腰痛辨证论治

最具有代表性,摘录于此:"腰痛证旧有五辨:一曰阳虚不足,少阴肾衰;二曰风痹,风寒湿着腰痛;三曰劳役伤肾;四曰坠堕损伤;五曰寝卧湿地。虽其大约如此,然而犹未悉也,等此证有表里,虚实,寒热之异,知斯六者,庶乎尽矣,而治之亦无难也。腰痛证凡悠悠戚戚,屡发不已者,肾之虚也;遇阴雨或久坐痛而重者,湿也;遇诸寒而痛,或喜暖恶寒者,寒也;遇诸热而痛,及喜寒而恶热者,热也;郁怒而痛者,气之滞也;忧愁思虑而痛者,气之虚也;劳动即痛者,肝肾之衰也。当辨其所因而治之。腰为肾之府,肾与膀胱为表里,故在经则属太阳,在脏则属肾气,而又为冲、任、督、带之要会,所以凡病腰痛者,多由真阴之不足,最宜以培补肾气为主;其有实邪而为腰痛者,亦不过十中之二三耳。"

(三)现代医学对慢性腰劳损形成原因的认识

现代医学认为,慢性腰劳损是由于腰部的肌肉、筋膜、韧带及关节囊等软组织慢性损伤,或急性腰扭伤未愈而转为慢性过程,但许多所谓慢性腰劳损等疼痛症状,就其本质而言,实为腰椎退行性改变的一种早期表现,紧张、劳动、外伤仅起一定的外界诱因作用,正常人在20~30岁之间即开始椎间盘的退行性变,由于椎间盘退变而使椎体边缘及小关节反应性骨质增生及至形成骨刺,脊椎的这些退行性变可刺激周围韧带等组织的神经末梢甚至刺激或压迫神经根,而产生腰痛,腰肌紧张甚至神经根痛等症状。下腰部是脊柱负重最大与活动较多的部位,也是产生脊椎退行性改变的好发部位,这是产生慢性腰劳损的重要因素。

目前,对引起脊椎退行性变的原因尚不十分清楚,临床上常通过脊椎的 X 线检查帮助诊断脊椎病。脊椎病的 X 线片影像往往与临床表现不符,绝大多数老年人都有脊椎增生改变,但并不是人人都患腰痛。许多腰腿痛患者除患脊椎的结核外,X 线片显示的脊椎退变表现并不明显,而某些有严重的脊椎退变的 X 线片影像者,却不曾发生腰痛,这一事实说明脊椎退行性变或许并不是慢性腰劳损的本质原因,它本身也可能与慢性腰劳损同样是表面现象,或者只是慢性腰劳损形成过程中的一个中间环节,它们的后面还掩藏着更为本质,更为深刻的内在原因。

(四)慢性腰劳损与肾虚的关系

《灵枢·刺节真邪》已经指出"腰脊者,身之大关节也",但从未把这个大关节与肾的关系割裂开,腰痛的本质因素就是肾虚,肾虚可由先天禀赋不足或后天的内因、外因、不内外因等三因而造成。肾主藏精,主骨生髓,为先天之本,肾气充盛才能齿更发长,真牙生而长极,筋骨坚,身体盛;肾脏衰则齿发去,形体衰败。常见一些八九十岁老人,年虽寿而动作不衰,步履轻健,仍从事一些家务劳动,甚至进行骑自行车、跑步等活动,这或许就是"天寿过度,气脉常通,而肾气有余"者吧。而许多慢性腰劳损患者三、四十岁即已不能坚持正常的体力劳动,腰痛或轻或重,绵绵不已。尤其是女性患者常常伴有下肢怕冷的症状,特别表现在冬天,足膝冰冷,彻夜不温,如前引张景岳言:"腰痛证凡悠悠戚戚,屡发不已者,肾之虚也""劳动即痛者,肝肾之衰也"。足膝厥冷为肾阳虚命门之火不足的表现,所以培补肾气为治疗腰痛的大法,同样可用于治疗慢性腰劳损。当然,对于寒湿、湿热、瘀血、气滞、情志等诸因素也应辨证施治,不可偏废,此处不赘述。肾虚是否为导致慢性腰劳损的本质原因,肾虚的物质基础究竟是什么,尚有待进一步探讨。

(五)针灸治疗体会

我们在临床上多选用下列腧穴治疗慢性腰劳损:肾俞、气海俞、关元俞、大肠俞、志室,肾俞为补肾要穴,以上腧穴大都具有补肾强腰的作用,取穴时以两拇指在上述腧穴上切循,按之酸疼或快然者取之。

针刺肾俞一线左右8穴时,在上下棘突之间旁开1.5寸处进针直刺,针尖往往可能碰到腰椎横突,此时将针稍提起,针尖朝内或内下方向稍斜刺,轻轻加以提插捻转,以疏调补法,使患者感觉酸胀舒适松快。针刺志室穴不可过深,1寸左右即可,操作时宜依患者胖瘦而定,防止误伤肾脏。肾俞穴亦可用温针灸3~5壮,视症不同而应用,针刺后可拔火罐,以活血散瘀,温补肾阳。急性发作疼痛较剧的患者,可先针刺肾脊,或手部的腰痛穴(奇穴),委中穴,均用疏通泻法,一般即可减轻,然后按前述法治疗,每日或隔日治疗。

针灸主要作用在于调气,疏通经气。"盛则泻之,虚者饮药以补之"(《灵枢·脉度》),对于前述存在肾虚表现的慢性腰劳损患者,应适当给予补肾益精之剂,如病较轻,虚不甚者可用独活寄生汤、续断丸之类,虚甚而痛者可视其阴虚阳虚而予左归丸、右归丸、八味地黄丸等,二者不可偏废。

九、脾胃学说在针灸临床上的应用

脾胃学说在中医脏腑学说中极其重要,一向为祖国医学所重视,有关脾胃的论述,《内经》《难经》《金匮要略》《伤寒论》等书皆有记述。到了南宋,医学家李东垣对脾胃学说有了较大发展。由于李东垣所处时代战乱频繁,人民劳役沉重,饥饱失调,所以脾胃损伤之症尤多。他结合自己的丰富临床实践总结出一套具有独创性的理论,继《内外伤辨惑论》之后,又写成了著名的《脾胃论》,为祖国医学事业做出了重大贡献。遵《内经》与李氏学说,运用于临床,体察其效验,增益其广,先略述余下。

根据临床实践,脾胃的病证可归纳为脾气虚弱、脾阳不振、脾气下陷、脾不统血、寒湿困脾、湿热伤脾、脾胃湿热、肝胆湿热、脾胃虚寒、脾肾阳虚、心脾两虚等证。

在治疗方面认为"善治病者,惟在治脾""治脾胃以安五脏"。生发脾胃阳气是为主要。学医以来,不断温故知新,尤以脾胃学说影响为深。临床疑难,常可宗东垣思想而获著效,现举近年部分病例。

(一)胃下垂案

王某某,女,45岁,1986年5月10日初诊。

上腹阵发性疼痛4年余,常于食后腹部胀痛,下坠不适,呕吐等。呕吐物为食物残渣,疼痛约在食后5分钟发生,与饮食种类,软硬无关;食纳欠佳,肢体倦怠,稍动则心慌,气短,眩晕,便溏不实,面黄神倦,形体消瘦,语声低弱,舌质淡苔薄白,脉细弱。心肺听诊正常,腹软,肝大一横指,无压痛,肝功能正常,脾未扪及,剑突下有压痛,上腹有振水声,四肢神经反射正常。血常规、大小便常规检查无殊,胃肠钡餐检查所见:食道正常,胃呈鱼钩状,位于髂嵴平行线下方 6.5 cm,张力低,蠕动迟缓软弱,大小弯光滑整齐,幽门无痉挛,球部外形无异常,1 小时胃内余积 60% 左右,7 小时钡剂布回盲部及升结肠。诊断为胃下垂。

辨证治疗:患者面黄,纳差,肢体倦怠,腹胀便溏,头目晕眩,语低,为脾气虚弱。脾虚则精微生化不健,气血来源不足,血失濡养而面黄,心失血而悸,其胃下垂诸症皆因饮食劳倦伤中,脾虚清阳不升,元气下陷所致。治宜健脾补气,升清降浊。

取穴:足三里(双)、三阴交(双)、百会、脾俞(双)、神阙(艾灸)。

治疗经过:选用 30 号 1 寸半毫针,取百会穴,向后斜刺,使其达帽状腱膜,运用快速捻转使患者有重滞紧压感,留针。取脾俞双穴用调补手法,使针感缓缓达到腰臀部 10 分钟。足三里穴进针后运用动留针疏调手法,使其针感达至足背足趾有酥麻感,留针 20 分钟。三阴交穴进针后运用调补手法,留针 20 分钟,神阙穴用艾条灸,灸至腹响肠鸣,小腹热感透丹田为度。隔天治疗 1 次,10 次为 1 疗程。经治疗 2 个疗程后,脘腹胀减,食增神佳。X 线片复查:胃的位置上升于髂嵴连线上方,紧张力正常,蠕动强而有力,肝未扪及,体重增加 2.5 千克。

(二)慢性过敏性结肠炎

李某某,男,35 岁,1985 年 9 月 10 日初诊。

腹泻 6 年之久,常因遇寒或饮食稍有不慎则腹泻,经用土霉素、氯霉素暂愈。就诊时腹泻复发已月余,曾用土霉素、氯霉素、痢特灵皆无效。泄泻时轻时重便质稀烂,有时呈水样,一天 3~6 次,腹部隐痛,喜热畏寒,饥不欲食,倦怠乏力,关节酸痛,易汗形瘦,面黄少华、浮肿,舌胖色淡苔白,脉细弱。腹部柔软,肠镜检查无异常,大便培养无菌生长,西医诊为过敏性结肠炎。

辨证施治:因饮食异常,损及脾胃,脾阳失健而喜热畏寒,饥不欲食,脾不健运而水湿下渍于大肠,而成泄泻,脾虚化源不足,故面黄少华,倦怠乏力,治宜益气温脾助运。

取穴:足三里(双)、三阴交(双)、曲池(左右穴交替用)、脾俞(双)、神阙(艾灸)。

治疗经过:选用 30 号 2 寸针取穴足三里,用调补手法使针感传至足趾,留针 20 分钟。取双侧三阴交穴,用疏调手法使其足底微有酥麻感,留针 20 分钟。取曲池穴,用疏导手法使其针感微传至食指,留针 20 分钟。针刺脾俞时用留针疏导法,神阙穴用艾条灸,灸至小腹透热,肠鸣蠕动。隔天治疗 1 次,10 次为 1 疗程。经治疗 6 个疗程后,腹痛畏寒消失,大便减至 2~3 次/日。用前方曲池穴,加巨虚,用疏导手法,腹痛腹泻尽除,食欲转佳,精神饱满,体力增加,肿消,面色红润,病痊愈停针。随访 4 年未再发作。

(三)十二指肠溃疡案

李某某,男,35 岁,1989 年 12 月 4 日初诊。

上腹痛时发时止已 7 年余。其痛多于食后 2 小时及空腹发作,寒冷季节与辛劳深虑过度多发,进食痛减,多食则胀,兼有嗳气,常服用复合维生素 B 及猴头菌片等药物缓解。近几个月,凡饥则上腹隐痛频作,喜热畏寒,按之较舒,兼有刺痛,便黑,有时纳差,嗳气,口吐清水,精神疲倦,形体消瘦,懒言低语,大便稀溏,腹软,上腹偏右稍有压痛,舌淡苔薄白,脉细。钡餐透视发现十二指肠球部有龛影 0.4 cm,大便潜血阳性。诊为十二指肠溃疡合并出血。

辨证施治:脾虚失运,寒湿内停,治宜益气温中和胃健脾为主。

取穴:足三里(双)、内关(双)、三阴交(两侧交替使用)、胃俞(双)、神阙(艾灸)。

治疗经过:取胃俞穴,用 30 号针,疏导手法,使其酸感缓缓行至腰臀部,动留针 10 分钟。取足三里穴,采用调补手法,使针感缓散至足背足趾,留针 20 分钟。取内关穴,采用疏调手法,小角度轻捻,使中指有极轻微麻感,留针 20 分钟。轮取一侧三阴交穴,用调补缓通手法,留针 20 分钟。神阙穴用艾条灸至病患自诉热力直透内里,有肠蠕动感为度。隔天治疗 1 次,10 次为 1 疗程。经治疗两个半疗程后,腹部冷痛诸症皆愈,纳谷味香,食量增加,精神饱满,气力增强,体重增加 8 千克,钡餐透视显示龛影消失。

(四)慢性肝炎案

郁某某,男,30 岁,1984 年 2 月 22 日就诊。

患者于 4 年前患急性传染性肝炎,近 3 个月来头眩、嗳气,睡眠不宁,食欲不振,左胁胀痛,腹胀不适,精神萎靡,四肢乏力,时有发热,大便溏薄,一日 2~3 次,舌淡胖苔薄白,脉弦细。触诊肝在肋下 3.5 cm,脾 1.5 cm,质较软,有明显压痛,叩击痛,轻度浮肿,心肺正常。生化检查:胆红素浓度为 5 mg/dl、谷丙转氨酶 300 IU/L,诊为慢性肝炎。

辨证施治:此系肝病及脾,肝脾同病之证。肝郁气滞,疏泄失司则胁痛,脾虚失运则纳差,腹胀,便溏,精神萎靡,四肢乏力。此证以脾虚为主。治宜健脾疏肝。

取穴:足三里(双)、三阴交(双)、肝俞(双)、阳陵泉(两侧穴位交替使用)、神阙穴(艾灸)。

治疗经过:取穴肝俞,用 30 号针以疏调手法,使其酸重感缓缓扩散放射至腰部,留捻 10 分钟。取足三里穴用调补手法轻捻使针感放散至足趾,留针 20 分钟。取三阴交穴,用疏调手法留捻 20 分钟。用艾条灸神阙 20 分钟,使患者感到热透腹里,有肠鸣蠕动感为好。隔天治疗 1 次,10 次为 1 疗程。经治疗 3 个疗程后,食欲明显改善,肝区疼痛减轻,大便正常,余症亦减。又继续治疗 1 疗程后,诸症消失,肝回缩至正常,3 次生化检查示肝功能正常,精神体力明显好转,重新工作,随访半年未复发。

(五)重症肌无力案

冯某某,男,29 岁,1985 年 10 月 12 日初诊。

患者几年前患复视,眼睑下垂,傍晚加重,讲话、吞咽不便,诊为眼型肌无力,经用新斯的明治疗获愈。此次于 4 个月前患感冒后出现复视、斜视、眼睑下垂、面色萎黄,精神疲倦,四肢乏力,不能行走,懒言,声低,食欲不振,腰部寒冷,性欲减退,大便溏稀,用新斯的明等药得以缓解,但效不持久。患者服用溴吡斯的明、安贝氯铵,其维持时间越来越短,并有腹泻加重,舌淡苔白,脉细弱。

辨证施治:证属脾阳虚弱,脾虚则纳差,便溏,化源不足,清阳不能输布,肌肉四肢失养而肢体乏力,脾虚不能运化水谷精微以充肾气而致肾阳亦虚,肾阳虚不能温煦形体而肾府四肢皆冷,性欲减退,治宜温脾益肾法。

取穴:足三里(双)、三阴交(双)、合谷(双)、肾俞(双侧温灸)、神阙穴(艾灸)。

治疗经过:用30号针2寸,取肾俞,用调补手法动留针轻捻15分钟,使酸麻感传至腰臀部,后在针上用温针灸10壮。取足三里穴,用调补手法留针20分钟,取穴三阴交穴用疏调手法留针20分钟。取合谷穴用疏调手法使酸楚感得以放散至食指,留针20分钟。用药艾条灸神阙穴15分钟,使热透腹里为度。隔天治疗1次,10次为1疗程。经治疗一个半疗程后,安贝氯铵由原来25 mg,一日3次,改为10 mg,一日3次。经治疗两个半疗程后,肌无力等症状消失,而停用酶抑宁,用针灸巩固疗效。

此证用针灸治疗前,西药曾用两种而无效,在用针灸治疗后,虽用安贝氯铵减半而取效,后用针灸巩固疗效而无复发,这证明针灸是有良效的。

(六)脾虚发热案

梁某某,男,38岁,1987年10月30日初诊。

患者寒热往来畏寒喜暖,背似凉水冲浇,头晕、口渴疲倦,四肢乏力,纳呆上腹胀满,食后尤甚,便稀,近六七日曾服抗生素及安乃近治疗,其热虽有减轻,但药后脘腹胀满不适,恶心,纳呆愈甚。患者就诊之时,症状如前,并见神疲不振,体惰懒动,语言低弱,体温39.9℃,舌苔白脉细弱。

辨证施治:虽高热,但畏寒,神倦乏力,纳呆腹胀便溏,苔白。此非外感热象,实属脾阳虚候,脾虚则气下陷,元阳不足,阴阳失调,阳损及阴,阴虚生热。治疗遵前人之"甘温除大热"之意,用培补脾土之法升举阳气,以期阳升阴长,阴长则热自消。

取穴:足三里(双)、三阴交(双)、合谷(双)、脾俞(双)、神阙穴(用花椒灸)。

治疗经过:取脾俞穴,30号针刺入1.5寸后,用疏通手法捻转15分钟,使酸感向周围扩散。足三里取穴,用凉泻通调手法,运针九六数,留针15分钟。取三阴交穴,用疏通手法反复轻捻10分钟。取合谷穴用透天凉手法留捻10分钟。神阙穴内放花椒,上面放置小艾炷10壮。1次后症状皆有所减轻,体温降至37.8 ℃。连续针灸治疗3次后,体温降至36.5 ℃,前后共针灸治疗6次而愈,以后未再复发。

结 语

本文所举病例是以西医辨病,中医辨证,从脾胃学说入手治愈的。笔者在临证时着眼从"内伤脾胃,百病由生"和"百病皆由脾胃衰而生也"出发。治疗根据东垣先生之训"善治病者,唯在调和脾胃"和"治脾胃所以安五脏"。在具体辨证中以虚实为纲,病机主要是阳气不足,故而按"劳者温之""损者益之",用足三里穴调补生阳,宗阳生则阴长,阳旺能生阴血之理,以健脾益气。

通过不断的临床实践,体会到脾胃确实具有"后天之本""生化之源""万物之母"

之能。在临床上只要遇到脾虚证,如:气短懒言,或言语低沉,精神疲倦,四肢无力,纳呆,便溏,脘腹胀满,舌淡胖或有齿痕,脉象以虚为主,兼有细沉、缓濡等皆可运用足三里、三阴交等相应腧穴及艾灸神阙穴,治疗内外妇儿等科的消化、呼吸、泌尿、神经、内分泌等病,对老、幼、产后、大病、久病之后及素虚之体从脾胃论治皆可获效。

注: 本文发表于《针灸临床杂志》1994 年,第 10 卷,第 5 期,第 13 页~15 页。

十、学习"候气"篇后感

候气篇中有二段经文"刺之而气不至,无问其数。刺之而气至,乃去之,勿复针"和"凡刺之道,气调而止"。

针灸治疗疾病中所说的气,是指经气。在临床治疗上就是指得气。得气的现象,表现在针刺感应上。治疗疾病时一定要根据临床表现的症状,运用一定的针刺方法,调整到相适应的刺激量,即达到"虚则补之,实则泻之"的要求之后,才能符合"刺之要,气至而有效,效之信,若风之吹云,明乎若见苍天"。

病例一,吴××,女,44 岁,已婚,吴县银行工作。

主诉:四肢周身肌肤尽痛,畏寒,大热天都要穿两条长裤。既往史:数年前渐觉四肢肌肤尽痛,经当地针灸治疗后已基本痊愈。查四肢肌肤尽有压痛,尤以肩、髀枢为甚,局部肿胀发热现象,关节无活动障碍。学习经文"风寒湿气客于外,分肉之间,迫切而为沫,沫得寒则聚,聚则排分肉而分裂也,分裂则痛"(《灵枢·周痹篇》),"病在肌肤,肌肤尽痛,名曰肌痹,伤于寒湿,刺大分小分,多发针而深之,以热为故"(《素问·长刺节论篇》)和"诸痛为实,痛随利减"(《医学纲目》诸痛门),治宜输通手法。

取穴:支沟、曲池、肩髃、第一夹脊、肾俞、足三里、三阴交。

第一次针刺,患者上肢穴位针感都不能输通,针刺后施以捻转提插手法,患者均频频呼痛不已。针灸 2 次后症状无明显变化,反而感到神软头昏,至晚更明显。第 4 次治疗改以疏通手法,用小幅度提插以催气、候气,气至后用小幅度捻转,大部分穴位都能达到疏通要求,患者觉得有酥麻感觉。经针刺 3 次后,患者周身冷痛无改善。在第 11 次治疗后,患者困倦感消失、纳增,畏寒亦减,疼痛亦显著减轻,但停针过久,症又复发,现仍在继续治疗中。

本病因为风寒湿客于分肉,故肌肤尽痛,痛则不通。初步考虑着重于输通手法,但由于寒邪留滞不行,客于肌肤日久,久病则虚,用以输通,出现太过现象。太过则伤正,正伤则寒邪复至,疼痛加重而感神软头昏,故改以疏通手法,经气渐通,正气不虚,寒邪日去,症得以减。

病例二,黄××,女,31 岁,工人。

主诉:左腹部疼痛已一年半,牵引左半肢转侧困难。检查:体质较好,无发热现象,左季肋下酸痛,在腹壁外可按到条索状物,按压酸痛感沿少阳经向髂前放散,酸痛与天气变化无关,妇科检查正常,西医检查无器质性病变。《类经》曰:"十二经脉之外而复有经筋者,何也？盖经脉营行表里，故出入脏腑，以次相传，经筋联缀百骸，故维络周身，各有定位……病在筋，筋挛节痛，不可以行，名曰筋痹。"故"治在燔针劫刺，以知为数，以痛为输"。

取穴：左九脊、十一脊、带脉、阳陵泉。

运用提插方法，使针感放散到病痛部位，后运用强烈捻转，患者感到病痛部位如撕裂样难以忍受。

二诊：上次针刺后，局部反应酸胀了半天，第二天疼痛大减，转侧也觉活络。三诊：针刺量相应略减了一点。四诊：左季肋下疼痛又甚，转侧又觉不活络。五诊：仍用第一次治疗方法和刺激量。六诊：针后反应半天，觉疼痛又减，转动亦活络。以后均用此法治疗，1周3次，3个月后局部疼痛消失，触不到条索状物，转侧活动无运动障碍，恢复健康。

该病经筋挛缩，皆寒湿之邪留滞日久，导致经气阻滞淤积而痛。治以劫刺，如刺激量一减，病邪复至，疼痛又增。针刺要求是"以知为数"，"血气和而知其伸舒也"。针感定要放散，不然不能达到祛除寒湿，疏通经气的目的。

病例三，刘××，女，35岁，工人。

主诉：两上肢无力，以右侧为重。右手无脉，阴雨天双膝酸痛。

既往史：1968年有医生发现右手无脉，当时无症状出现。1973年又发现右手无脉，血压测不到，感觉上肢发凉有麻木感，当地以无脉症和红斑狼疮介绍至沪治疗，经诊断为大动脉炎，右手无脉症。服用中西药无效而介绍针灸治疗。检查：体质一般，胃纳尚可，无发热，关节运动障碍，右脉未扪及，血压测不到。《灵枢》曰"经脉者，常不可见也，其虚实也，以气口知之""心痹者，脉不通""气虚则阳病，阳气内衰，脉不起也"。故治宜调补。

取穴：左手太渊，右手尺泽、内关、足三里。

以尺泽为主，用小幅度提插，气至后用小角度轻捻，使之达到"若行若按，如蚊虻止；如留如还，去如弦绝"。动留针半小时。

第二天，针刺后，右脉重按可扪及。血压为76/60 mmHg。

第三天，患者自诉纳增，不乏力，夜来多梦。右脉重按仍能扪及，又加取复溜穴，以补其肾气。

第四天，诉说睡眠差，不倦，精神好，脉象沉细，右较差。苔薄。右血压为50/48 mmHg，左血压为96/62 mmHg。增膏肓穴，隔姜灸5壮，以巩固疗效。针后按之右脉搏动明显。

第五天，患者感冒咳嗽体温37 ℃，血压68/54 mmHg，加灸厥阴俞。

第六天，夜眠差，仍有头痛，感冒未愈，右脉仍能明显扪及，血压76/56 mmHg。

后因在苏州治疗住宿问题不能解决，停诊回兰州。

该患者无脉是气虚表现。治在调气血，要使血行，必须气行。"肺为气之本，肺朝百脉，主治节"，故以调补肺经之气为关键。"水谷之精气，行于经脉中者，脉气流注，经气归于肺"。取足三里以充后天之本。右脉已无日久，"久病则虚"，用以"静以久留、以气至为故，如待所贵，不知日暮，其气以至，适而自护"。并用以灸治腧穴，温通经气，使气血得以通畅，则脉复至。此病例因住宿问题无法解决，没能观察远期疗效，深为惋惜。

第一、二病例，皆以寒湿之邪客于肌肤、经筋，日久不去，以致疼痛。但由于侵犯的部位、范围、深浅的不同，因此其治疗方法，一个用疏通，使之经气渐通，寒邪日去，一个用劫刺以祛除寒湿。

第三病例,由于经脉气虚,脉不起也,气上不能至脉,故而调补肺气,适以自护。

从这 3 例发病原因,到治疗经过,最后病能痊愈,都说明了调气是针刺治疗疾病的关键之一。今后要努力对祖国医药学的理论进一步学习和认识,并很好地运用于治疗疾病的过程中。

十一、针灸治疗"胃下垂"的临床体会

脾与胃同处中州,以膜相连,互为表里,为后天之本。"纳食主胃,运化主脾""脾宜升则健,胃以降则和""太阴湿土,得阳始运,阳明燥土,得阴自安,此脾喜刚燥,胃喜柔润也"。由此纳运协调,升降相因,燥湿互济,以维持人体饮食物的消化、吸收及精微输布的正常运行。

脾与胃在生理上彼此协调,在病理上也是相互影响的。若劳倦内伤或思虑太过,每致脾失健运,或饥饱不均,饮食不节而致胃失和降。胃病则有碍脾的升清,脾病又可使胃失降泄,如此日久,脾胃气虚,升降失常,中气下陷,提摄失司,胃即下垂。故治此病运用《脾胃论》中健脾须大升阳气法,脾阳得健则胃自能强。

1. 王某某,女,34 岁。1979 年 2 月初诊

该患者素体虚弱,近来身疲乏力,食少纳呆,气短懒言,食后脘腹胀,下腹坠闷,大便时溏而不爽,曾经在县人民医院做 X 光钡透,确诊为无力型胃下垂。经多方医治,效果不佳,遂来求治。

查:体瘦弱,面萎黄,上腹部凹陷,柔软喜按,下腹部膨隆,按之不适,舌苔薄白质淡,脉沉缓无力。此属中气不足,气虚下陷,治以升阳益胃法。

取穴:百会、中脘、气海、足三里,用调补法,留针 20 分钟。尤以足三里二穴,针感至足背足趾,以小角度轻捻,15 分钟后,胃肠蠕动渐增,动留针 20 分钟后,起针。以此法 8 次治疗后,食量渐增,脘腹胀和下腹坠闷逐减,便实。经钡透复查,下垂之胃显著上升。又经 10 次治疗后,症状全部消失。随访 2 年,情况良好。

2. 杨某某,女,28 岁,因胃痛、腹胀半年,1981 年 5 月来诊

患者去年 12 月发现,腹胀,食欲逐渐减退,嗳气,每天食量半斤,身体逐渐虚弱,疲乏无力,经用多种方法治疗效果不显。钡透检查为胃小弯在髂骨嵴下 4 cm,身体消瘦,腹部松软无压痛,面黄,舌苔薄白,脉沉缓无力。证系中气下陷,脾胃虚弱,采用补中益气,调摄脾胃法。

取穴:中脘、三阴交、太溪、足三里,用调补法,足三里用动留针疏调 20 分钟,另用艾条灸神阙至腹中和丹田有温热感,肠胃蠕动增加为 1 次。治疗 4 次后,胃痛腹胀渐减,10 次后钡餐检查结果显示胃小弯在髂骨嵴下 2 cm。又经治疗 15 次后,症状完全消失。半年后随访情况良好。

体会:

思想方面,精神因素很重要,平时要保持心情舒畅,情绪稳定,精神乐观,千万不要因患了胃下垂感到苦闷,产生心理负担。

饮食方面,平时多吃富有营养、容易消化、体积较小的食物,切勿暴饮暴食,要细嚼慢咽,少食多餐。

加强锻炼,使肌肉(特别是腹肌)能保持一定的紧张力,如每天晨起和晚卧时各做一次医疗体操,平时适当从事一些体力劳动。

运用针灸治疗,一定要达到一定的刺激量。艾灸神阙时,要防止烫伤皮肤,但一定要使患者腹部及丹田从里至外有透热感。

注:本文 1983 年 11 月 5 日书于沙溪人民医院。

十二、针灸治疗急重症的临床体会

针灸不但能治疗常见病,多发病,而且还能治疗疑难病,也能治疗慢性病及急危重症。著名中医蒲辅周老先生说:"中医治疗急危重症,首先是针灸,后则投药。"临床实践证明,有些病,经过针灸治疗能达到起死回生的目的。笔者多年来临床实践用针灸治疗中医急重症取得一定疗效,兹将治疗的中医急重症针灸辨证治疗体会略陈如下,仅供参考。

(一)冠心病(厥心痛)

胡某某,男,56 岁,1982 年 2 月就诊。

主诉:一年前即患心绞痛,经西医检查确诊为冠心病,近日心痛剧烈,发作频繁,遂来诊治。

一诊:心痛彻背,牵引左臂,心悸不得卧,胸闷气短,肢体浮肿,大便干结,舌质紫暗,脉沉涩。心电图检查 S-T 段、T 段均有明显缺血性改变,血压 170/100 mmHg,心率 84 次/分,律齐,未闻及心脏杂音,两肺(-),肝脾未触及、眼底检查无改变,遂以理气活血,行瘀止痛,补脾养心法,急用针刺内关、足三里穴,均以小角度轻捻,疏导手法,使之针感轻微放射指端及足趾,动留针 15 分钟后,心痛、胸闷减轻,30 分钟后,心痛胸闷消失。

二诊:心痛、胸闷时轻时重,饮食稍增,大便通畅,肢体仍有轻度浮肿,以原法针刺半小时,加太渊。厥阴俞用隔姜灸法 4 壮。

三诊:诸症均见好转,自觉心情舒畅。查肢体浮肿消失,舌质淡红,苔薄白,脉沉缓。仍以内关、足三里为主,加三阴交,疏导疏通手法兼施,膈俞用隔姜灸法 4 壮,以后连续针刺 16 次,诸症完全消失,至今未曾复发。

(二)三叉神经痛(面痛)

张某某,女,40 岁。1984 年 5 月 12 日来诊。

患者于 1983 年 3 月开始牙痛,遇冷遇热均痛,有时连及右侧鼻翼。面部、项区,疼痛为持续性,能持续 10 分钟不停,痛时喜冷风。因痛不能饮食和睡眠,并伴有头晕、面赤、面热、胁痛,在上海华山医院诊为三叉神经痛。曾拔牙齿、服中药等效果不显。现在又出现额部及两太阳穴处疼痛,头皮紧。痛时恶心发热,胸闷气短,心烦口苦,睡眠不佳,大便干燥。以早晨和疲劳后症状加剧。检查所见:血压 120/80 mmHg,舌有裂痕,苔白根腻,脉弦。中医辨证系肝阳乘胃,风热上扰。采用祛风清热,调和肝胃之法治之。

取穴:风池、头维、合谷、百会、足临泣,用通调疏通手法。留针轻捻20分钟,隔日1次。针灸治疗3次,头痛眩晕减轻。改取风池、足三里、悬钟、头维、用疏导法。针灸治疗10次,症状完全消失而停诊。经3个月后随访未复发。

(三)痛经(寒湿凝滞)

吴某某,女,19岁,学生,1985年10月初诊。

主诉:平素经行规则,因今秋外出路逢大雨,适值经水正行,当即发生腹痛,经水锐减,次日经断,腰痛。近2个月来,经期小腹疼痛加剧,经水涩少,色紫暗有块。现经来潮2日,小腹冷痛,色紫黯量少,夹有血块,并伴有纳呆便溏,畏寒肢冷,脉来沉紧,舌苔白腻。中医辨证,证属寒湿之邪,客于胞宫与中焦,冲任下行之血与寒湿相结,致使经血凝滞不行,又因寒湿之邪直犯中焦,使脾失健运,精微不能上输,反而聚结湿浊。治宜温经散寒,健脾利湿。

取穴:足三里、三阴交。关元用艾条灸,灸至热透腹里,疼痛即减。用疏导手法留针20分钟,自诉腹动、肠鸣少,腹温和舒适。

间日二诊:腹痛基本消失,经水增多,经色转红,下血块少许,便溏好转,但纳谷尚差,四肢无力,舌苔薄腻,脉沉缓。再拟养血调经健脾法。

取穴:足三里、三阴交,均用调补法,动留针25分钟;气海、关元用艾条灸至腹中透热,肠蠕动增加,矢气。

3天后三诊:经来3日,腹痛未作,经行调顺,唯感身体乏力。以益气养血调经,上穴以调补疏调法,灸至疼痛完全消失,经水通畅。随访2年,痛经痊愈,至今未再复发。

注:本文1987年11月7日书于沙溪人民医院。

十三、针灸治愈尿崩症一例

陈某,女,28岁。

1971年怀孕后,渐觉饮一溲一或溲二,旋则一饮而数溲。屡经治疗,未见奏效。于1971年5月6日至上海第一人民医院华山医院诊治为尿崩症。给予经常注射加压素治疗,已达6年余。1978年3月到我处初诊,时纳呆腹胀,面目黧黑,尿频数而有增无减,白昼五六起,夜间竟达十数次之多。每天饮水十多热水瓶。身体消瘦,形容枯槁,舌质淡,脉沉细弱。证属脾肾之病。盖脾为后天之本,生化之源,脾虚则水谷精微难以四布。肾为作强之官,与膀胱相表里,肾亏则州都气化无权,津液失其约束,是以症成下消。治拟补脾健运,益肾调补之法,以观动静,再思进退。

取穴:百会、脾俞、足三里、三阴交、合谷、印堂。隔2日针灸1次,10次为1疗程,并嘱暂停注射加压素。

自诉每次针灸后,回去少饮少溲,饮食增,头晕乏力明显改善。故而嘱连续针灸。经5个疗程后,尿崩之状锐减,诸症明显改善,纳增神振,病情大有起色。患者信心倍增。又经原意取穴针灸5疗程,体重增加5千克。自诉尿崩之症全消失,已参加农田体力劳动。

于 1979 年 5 月仍至上海华山医院进行复查,为该病已愈。劳动随访已 5 个月,至今未见复发。

治疗体会:

根据现代医学来理解穴位的性能。此病病因可能为脑垂体功能不足,属现代医学内分泌激素失调病变。而据古代医学文献所记载,运用合谷、三阴交两组穴能使堕胎,主要是使之内分泌催产素增加所致。本病患者同属于内分泌失调患者,重用三阴交、合谷也取得了相似的疗效。

病起于脾肾,故调补后天,将脾胃学说运用于治疗中,确收到了满意效果。

每次治疗均留针,渐渐加强刺激量,留针时间在 40 分钟左右。

注:本文 1979 年 11 月 1 日书于太仓归庄卫生院。

十四、治疗"类风湿性关节炎"的初步体会

类风湿性关节炎又称"风湿样关节炎",对其发生原因,有几种说法,有人认为系感染或内分泌机能紊乱所致,也有人认为是机体间叶组织对链球菌感染时特异性敏感反应之故。祖国医学总称为痹症,并有"历节风"等名称。人体肌表经络遭受风寒湿邪侵袭,气血不能畅通,因而引起肢体萎缩拘挛(筋痹),疼痛酸楚重着,关节变形,僵硬(骨痹)。

这种病在现代医学上还没有特殊的治疗,各地都在摸索,创造经验。现就将我运用针灸疗法治疗该病的一些看法归纳如下:

病例一,钱某,女,29 岁,沙溪公社 2 大队。

既往史:于 22 岁渐觉通身四肢游行酸痛,四处求医,未见减轻。继而关节肿大,活动受限,于 1976 年 5 月初诊。检查:腕、指、踝关节对称肿大,强直,肘、肩、膝关节亦时作酸痛,肢体重着不移,时有低热(37.2 ℃~37.5 ℃)。面色少华,体瘦,体重 43 千克,胃纳一般。类风湿乳胶试验阳性。抗"O"正常,血沉正常。

诊断和治法:

《素问·痹论》云:"风寒湿三气杂至合而为痹。"是外邪所侵、经络闭塞、血不养筋所致。治宜以痛为输,以知为数。

取穴:八邪、外关、曲池、肩髃、风池、命门、环跳、阳陵泉、足三里、解溪,隔 2 天针灸治疗 1 次,10 次为 1 疗程。经治疗 2 个疗程后,周身酸痛渐减,但胃纳差,关节强硬无变化。经文曰:"久病则虚""着痹不去,久寒不已,卒取其三里"。在原有穴的基础上加取大椎,以曲池、足三里为主给予温灸。

经治疗 2 个疗程后,患者胃纳大增,拄杖稍能行走。但关节强直仍无变化,腕指关节仍成梭形。继而治疗在温补胃气的基础上重用肝俞,肾俞,经过半年治疗患者指踝关节肿大基本消失,无名指及中指仍梭形改变但较前能活络。自诉脊椎已能转侧活动,能单独行走,胃纳较好,体重 48 千克,已参加轻度农田劳动和处理家务劳动,现仍在治疗中。

病例二,徐某,女,28 岁,王秀白塘大队。

既往史:于 23 岁生小孩后渐觉周身酸痛,1 年后指腕踝部肿大,活动受限。检查:无发

热,瘦弱,腕、指、踝关节对称肿大,轻度强直,轻度运动障碍。酸痛时轻时重,偶有低热,面色少华,胃纳差,苔白脉弦数。类风湿乳胶试验(+)、抗"O"(-)、血沉 16 mm/h。

诊断和治疗:

《灵枢·四时气》云:"着痹不去,久寒不已,卒取其三里""邪之所凑,其气必虚"。治宜扶正祛邪,本标兼顾,调补之法。

取穴:支沟、内关、足三里、解溪、肝俞、肾俞,适当配合局部取穴。

每周治疗 2 次,治疗半年至今,病趋好转。患者手指及踝关节肿痛已大减,屈伸行走不痛。原来秋冬季经常卧床不能活动,现可参加轻微劳动,体质亦较前有好转。抗"O"正常,血沉正常,现仍在治疗中。

病例三,费某,女,45 岁,归庄公社 16 大队。

既往史:周身酸痛,关节肿痛已 10 余年。四处求医未能减轻。平时能参加轻微农田劳动。检查:于 1976 年 11 月来诊。两侧腕和膝关节肿大,疼痛,中指、无名指对称肿大成梭形改变、强直,体质一般,纳食一般,无低热和发热史。类风湿乳胶试验阳性,血沉正常,抗"O"正常。苔薄白,脉浮数。

诊断和治疗:

《经》曰:"诸痛为实,痛随利减。"皆外邪客于脉络,气血运行受阻。寒湿之邪留滞,故而疼痛,治宜疏通,以祛其邪。

取穴:支沟、曲池、风池、环跳、肾俞、足三里、阳陵泉。1 周治疗 2 次,10 次为 1 疗程。经治疗 2 个疗程,患者自诉感到神软头昏,晚上更明显。治疗取穴减环跳,加肝俞、三阴交以疏通、通调手法。治疗 6 次后,倦困、头昏消失。经治疗至今,周身酸痛全部消失,膝关节已不肿大,指关节强直改善,体质较前好转,体重增加数千克,现仍在治疗中。

病例四:顾某,女,52 岁,归庄 13 大队社员。

既往史:于 1972 年渐觉周身酸痛,继而四肢关节对称肿大。四处求医,在上海光华医院类风科治疗,服用药酒数斤,中药数月,症状略减。检查:于 1972 年冬季初诊。指腕踝关节略肿大,腰脊椎正常,体质一般,左足踝关节僵硬。无发热、低热,饮食尚可。类风湿乳胶试验阳性,抗"O"正常,血沉正常。

诊断与治疗:

《素问·长刺节论》云:"病在骨,骨重不可举,骨髓酸痛,寒气至。"治宜直入直出,深内至骨的输刺法,以祛寒湿之邪。

取穴:八邪、曲池、大椎、风池、肝脊肾脊、阳陵泉、足三里、丘墟(左)、解溪(左)、太溪(左)。隔 2 日治疗 1 次,10 次为 1 疗程。3 个疗程后,周身游行酸楚已消失,胃纳增,腕膝关节肿大消失。后嘱 1 星期治疗 1 次,症状基本稳定,左足踝强直肿大仍存在,但不感觉酸痛。1977 年因我外出学习,停针一年。1978 年来诊时,自诉周身酸痛又复至,左足踝强直,活动不利,跛行。取穴:内关、支沟、肝俞、肾俞、足三里兼局部穴。治疗 4 疗程至今,酸痛已减,左足踝强直减轻,仍在治疗中。

体会:

近几年,运用针灸疗法治疗"类风湿性关节炎"20 多例,在实践中我曾经历了几个阶段。

根据中医痹症的论述"风寒湿三气杂至,合而为痹也",是属外邪所侵,经络闭塞所致。采用以痛为输,以知为数的方法,但效果并不理想。有些病症治好了,也有些边治边发展。

改取"报刺"(重复刺),如周痹从右应左,以左应右,刺此者痛虽已止,必刺其处,勿令复起,效果是比前进了一步,但仍不够理想。尤其到了后期,关节运动障碍,消瘦汗出,纳少,疼痛时疏时盛,一派(本)正虚(标)邪实之象,此时泻之不及,补之不能,治之棘手。

"着痹不去,久寒不已,卒取其三里"。温补胃气,则寒湿散,痹可愈也。加取大椎、曲池为主,配合局部循经疏通,针法以补为主,不致有虚虚之虑。即将治疗方法分为2个阶段:第一阶段以补正为主,疏通经络为次。第二阶段改以疏通经络为主,温阳驱寒扶正为次。

最近西医实用内科学将类风湿性关节炎归属于结缔组织病,对我启发很大。虽然现代医学对结缔组织病的原因尚未明了,但中医认识的风寒湿三气纯属外因,同本病的病因学说有了本质区别。我根据这个想法,采用针对内因为主的取穴方法,以背部肝、肾俞穴为主,加支沟(曲池),足三里,调整内脏功能。再适当兼顾一些局部关节酸痛肿胀。采用肝俞、肾俞为主穴的想法,其一,肝主筋,肾主骨,类风湿的显见症状为筋挛,骨强。其二,类风湿影响内脏主要为肝肾。

手法的运用,在病症的各个阶段起着一定的关键作用。正如《灵枢·终始篇》曰:"凡刺之道,气调而止"就是这个道理。

注:本文1978年12月26日书于太仓归庄卫生院。

十五、中风临床辨证施治之体会

脑梗死属于祖国医学"中风"的范畴,是老年常见病之一。祖国医学早就有过论述,如"偏风""偏枯""半身不遂"等名称记载。在《金匮要略》一书中又分为中络、中经,有入腑,入脏之说。金元时期诸家认为本病其因由内迸发,着重于从内在因素立论,如刘河间之主火,李东垣主气,朱丹溪主痰。所谈虽异,但着重内因。明代张景岳谓本病"皆伏痰留滞而然";叶天士谓"精血亏耗,肾不养肝,肝阴不足"而致肝阳偏亢。《内经·阴阳应象大论》云:"年四十而阴气自半也,起居衰矣。"说明人至四十岁气血逐渐衰减,阴阳失衡,如复以七情内伤,饮酒无度,房劳等因素,先伤五脏之真阴,阴亏于前,阳损于后,阴陷于下,而阳浮于上,以致阴阳相失,则形成中风本虚标实之症。中风有内外二因,临床内因多见,外因(六淫)少见。中风前驱症状多以眩晕为主证,根据《内经》"诸风掉眩,皆属于肝"的理论,认为中风内因多以肝论治,实者为肝阳上亢,虚者为阴虚不足,导致肝阳上越,阳化风动,血随气逆,痰火上扰,横窜经髓,壅塞血脉,蒙蔽清窍,出现神昏不语,口眼㖞斜,半身不遂等症。

本病关键不外风火痰虚四方面,风火痰又因虚所致,虚是中风病异中之同,风火痰是中风病同中之异,四者相互联系,不能截然分开。其"病本"为阴阳失调,肾元不固,神气无根,"病标"为风火交炽,痰气壅盛,气血逆乱所致。

中风证瘫痪有拘急性瘫痪和弛缓性瘫痪二种类型。临床治疗时易被风火痰气表面现象

"标证"所蒙蔽,只用熄风化痰通经活络法,而忽视了阴亏内燥这一"本证",治疗上首选通腑豁痰,开窍熄风法,以开窍启闭,改善元神之府——大脑的生理功能为主,在取穴上,以阴经腧穴为主。主穴:内关、人中、三阴交。辅穴极泉、尺泽、委中、合谷。人中为督脉,手足阳明之会;督脉起于胞中,上行入脑,取之可调督脉,开窍启闭以健脑醒神;内关为八脉交会穴之一,通于阴维,属厥阴心包经之络穴,有养心宁神,疏通气血之功;三阴交为足太阴、足厥阴、足少阴三经之会,有益肾生髓之效,肾藏精,精生髓,脑为髓海,髓海有余,可促进脑的生理功能的恢复。下附一病例,以供参考。

张某某,男,56岁。于1985年7月住院。

家属代述左半身瘫痪4天,在苏州一院做CT检查诊断为缺血性脑血栓形成。素有高血压病史,症见左侧上下肢体不能随意活动,上肢肌力为0级,下肢肌力Ⅲ级,口眼歪斜,舌质深黄红,苔腻,脉弦。头昏重而不痛,睡有鼾声,胸烦闷恶心,咳痰色白黏稠,溲赤,便结未软。脉症合参属中经络之证。推究病机为肝风煽动,痰火互结阻塞经络,治宜醒脑开窍通经络法。

取穴:人中、内关、三阴交、足三里、合谷,隔天针灸1次,治疗2月即痊愈出院。

结　语

中风多因脏腑阴阳失调、气血逆乱、饮食不节、脾失健运等因素以致风火交煽,痰气壅盛经络。治疗效果好坏与时间早晚有密切关系,时间越早治疗效果越好,若病程长则疗效差,恢复慢。

注:本文1989年11月6日书于沙溪人民医院。

十六、电针预测与针刺治疗面神经炎

针灸治疗面神经炎累有报道,用电针刺激穴位来检测面神经炎的预后报道甚少,近年来我们在临床实践中用穴位电针预测与治疗观察本病132例,初步摸索出较为简便的判断面神经炎预后的方法,现报道如下。

(一)临床资料

1. 一般资料

132例中,男65例,女67例;年龄最小9个月,最大73岁;病位左侧71例,右侧61例;病程最短1天,最长4年,病程<15天者114例(86.36%)。

2. 预测方法

(1)定位

我们将面部肌群分为上、中、下3组,以平眼睛以上的肌群(包括额肌、上眼轮匝肌等)称为面上肌群;以平眼以下至平口角以上的肌群(包括下眼轮匝肌,颧肌,上口轮匝肌等)称为面中肌群;以平口角以下的肌群(包括下口轮匝肌、下唇方肌等)称为面下肌群。

（2）方法

凡初诊者,取患侧穴位,主穴为翳风、下关,配穴为地仓、迎香。局部常规消毒,选用 0.35 mm×0.40 mm 毫针,翳风、下关直刺,地仓向颊车斜刺,迎香向睛明斜刺,针刺得气后用 G6805 治疗仪,翳风与地仓为一组,下关与迎香为一组,负极接主穴,正极接配穴,选用连续波,电流强度以患者能耐受为宜。随即观察患者 3 组面部肌群的动态变化。

（3）分类

临床观察常见以下几种状况,分为 A、B、C、D 4 类,A 为 3 组肌群均现明显抽动,B 为 3 组肌群均现轻微抽动,即使增强电流强度,抽动幅度也不会增加;C 为面中、面下 2 组肌群抽动,面上肌群无反应;D 为 3 组肌群均无反应。

（二）治疗方法

主穴取翳风,下关;配穴为风池、阳白、迎香、颊车、地仓、合谷。选用 0.35 mm×0.40 mm 毫针,针刺得气后用 G6805 治疗仪,翳风与地仓为一组,下关与迎香为一组,负极接主穴,正极接配穴,连续波与疏密波交替使用。一般急性期(病程≤10 天)刺激量宜轻,恢复期(病程>10 天),宜用中等刺激。每次留针 30 分钟,隔日治疗 1 次,10 次为 1 个疗程,休息 7 天再行第 2 个疗程。

（三）治疗效果

1. 疗效标准

痊愈:症状消失,面部表情肌运动功能恢复正常。

显效:症状基本消失,说话或微笑时口角略有歪斜。

无效:经治疗症状无明显改善。

2. 治疗结果

132 例中,痊愈 107 例,占 81.06%;显效 24 例,占 18.18%;无效 1 例,占 0.76%。有效率 99.24%。

表 1　类型与疗效的关系

类型	例数	痊愈(例)	显效(例)	无效(例)
A	97	97(100.00)	0	0
B	9	9(100.00)	0	0
C	19	1(5.26)	18(84.74)	0
D	7	0	6(85.71)	1(14.29)

从表 1 可见 A、B 两类疗效好,106 例全部治愈;C、D 两类 26 例,治愈仅 1 例(占 3.85%)。表明预测结果与治疗结果基本一致。

从表 2 可见疗程与预测类型之结果基本一致。临床观察属 A 类者多在 1 月内痊愈;B 类者多在 40 天痊愈;C 类者多在 2.5 个月好转;D 类即使有效,治疗时间也较长,多在 3 个月以上。

表 2　有效病例的疗程与预测类型之疗效关系

类型	例数	10~30 天（例）	31~45 天（例）	1.5~2 个月（例）	2~3 个月（例）	>3 个月（例）
A	97	97	0	0	0	0
B	9	0	9	0	0	0
C	19	0	0	1	18	0
D	7	0	0	0	1	6

表 3　病程、疗效与预测结果

病程	例数	疗效			预测结果	
		痊愈（例）	显效（例）	无效（例）	A、B 类（例）	C、D 类（例）
<15 天	114	104	10	0	104	10
≥15 天	18	3	14	1	2	16

从表 3 可见病程长短与临床疗效和预测结果都有关。经统计学处理分别为 $x^2 = 53.53$，$x^2 = 63.08$，均 $P<0.01$，有显著差异。病程短者疗效好，病程长者疗效差。

3. 病例介绍

患者，男，32 岁，1999 年 2 月 21 日初诊。左侧口眼歪斜 5 天。5 天前因劳累受风，晨起感右侧面部麻木板滞，右眼睑闭合不全，漱口、喝水漏水、口角歪斜。检查见右额纹消失，蹙眉困难，闭眼不能，眼裂 2 mm，右鼻唇沟变浅，口角左歪；耳后乳突无压痛，舌淡，苔薄白，脉弦紧。诊断为右侧面神经炎。先用穴位电针刺激检测预后，3 组肌群均明显抽动属 A 类。给予上法针刺加电针治疗，隔日 1 次，共治疗 8 次痊愈。

患者，女，24 岁，1998 年 11 月 24 日初诊。右侧口眼歪斜 20 天。20 天前晨起自觉右耳后疼痛伴面部麻木，左眼睑闭合不全，流泪，饮漱时口角漏水。先在其他医院服用中西药治疗（用药不详），效果不佳，遂至我院针灸门诊。检查见左额纹消失，左眼露睛，球结膜充血，下睑外翻不能皱额蹙眉，左鼻唇沟平坦口角右歪，鼓腮漏气，左乳突下方轻压痛。舌苔厚白腻，脉弦数。诊断为左侧面神经炎。先用穴位电针刺激检测预后，3 组肌群均无反应，属 D 类。用上法针刺加电针治疗，经治 2 个月后症状无明显改善，仅在用电针刺激时轮匝肌轻微抖动。改用综合治疗，电针牵正、阳白、下关、地仓，加隔姜灸；面部梅花针轻叩，拔火罐；足三里温针灸，又治疗 2 个月症情逐渐好转，左耳后疼痛及面部麻木消失，额纹、鼻唇沟浅现，右眼睑能闭合，说话或微笑时口角稍有歪斜。

（四）讨论

面神经炎是指茎乳突孔内急性非化脓性面神经炎。中医学称为"口㖞""口僻""口眼㖞斜"，认为本病是由正气不足，络脉空虚，卫外不固，风邪乘袭，面络受损，气血痹阻，经脉失养，以致肌肉纵缓不收所致。如《诸病源候论·偏风口㖞候》说："偏风口㖞是体虚受风，风入于夹口之筋也。足阳明之筋上夹于口，其筋偏虚而风因乘之，使其经筋偏急不调，故令口㖞僻也。"现代医学认为其发病机理可能是局部神经的缺血性水肿，尤其是面神经管及茎乳突中的神经干容易发生缺血、水肿,导致神经变性出现神经机能障碍,而使面部表情肌瘫痪。

从解剖上看,面神经的主要成分为运动神经,支配面部神经,其分支有颞支、颧支、颊支等。为了便于观察,我们把面肌群分为面上、面中、面下3组,通过长期临床观察,认为选用翳风、下关、地仓、迎香这4个穴位相配来检测面神经炎预后较其他穴位为好。这不仅因为它们都位于面神经干及其主要分支区域,还可能恰好支配着上、中、下3组面部肌群,如在这些穴位上加用电刺激,它所建立的电场除作用到穴位区域的神经末梢外,还作用于这个区域内各种组织的细胞膜上,甚至遍及这个区域内各种细胞的外环境,电极下的电场深及穴位区域所有的组织,所以我们用此4穴再配以电针刺激来带动所有支配的面部肌群,通过观察肌肉运动的动态变化,来判断瘫痪程度及预后。

在预测基础上再配以局部与循环有关穴位对面神经炎进行治疗,针刺与电针相结合调动神经支配肌肉的兴奋性,消除面神经炎性水肿,促进神经修复,改善组织营养,对提高瘫痪肌群的张力等有良好效果。

通过预测与疗效对比分析发现,无论是对针灸治疗面神经炎预后的估计,还是对疗程长短的估计,预测与疗效都基本一致。而且预测与疗效还都表明了病程长短与疗程疗效和预测结果有显著差异,病程短者疗效好,病程长者疗效差。

面神经炎是临床常见、多发病。如能在早期就测出其预后,不但医者在治疗时能做到心中有数,而且也大大增强了患者的信心。早期预测疗效,可对测出的预后不佳者采取积极措施,综合治疗,提高疗效,减少后遗症的发生。

注: 本文发表于《上海针灸杂志》2001年2月第20卷第1期。

十七、深刺重灸法治疗面肌痉挛 30 例

面肌痉挛是指一侧面肌呈现阵发性、无痛性、不规则的抽搐,多见于中年以上,女性尤为多见。其症状开始仅见眼轮匝肌间歇性不自主抽搐,之后逐渐发展到面部其他肌肉,严重的可引起口角抽动。笔者采用深刺重灸法治疗面肌痉挛30例,现报告如下。

(一)临床资料

本组30例,均系门诊患者,其中男12例,女18例;年龄最小29岁,最大55岁;病程最短8天,最长2年;左侧17例,右侧13例;其中眼周痉挛12例,眼周、口角、面颊抽搐同时存在者18例;原发性24例,继发性6例。

(二)治疗方法

1. 取穴: 主穴为下关、颧髎。配穴足三里,太冲,以眼周痉挛为主者配阳白、四白,整个面部抽搐者加地仓、颊车。

2. 操作: 患侧穴位常规消毒,选用0.35 mm×0.50 mm毫针,主穴下关穴、颧髎穴进针1.5寸,行针得气后再深刺1~2分,当患者面部有轻微麻电感时即止,然后用温针灸,即剪清艾条约2 cm长套在针柄上,灸3~5壮;配穴足三里用补法,太冲用泻法,其他面部穴位均用

平补平泻法轻刺激。留针 30~40 分钟,隔日 1 次,10 次为 1 疗程。

(三)治疗效果

1. 疗效标准

临床治愈:面部不自主抽搐消失,无沉紧感,年内无复发。

显效:面部不自主抽搐及牵拉麻木感基本消失,仅在疲劳或精神紧张时偶有发作。

有效:面部抽搐程度及发作次数明显减少,间隔时间延长。

无效:治疗前后症状无变化。

2. 治疗效果

30 例中,临床治愈 12 例,占 40.0%;显效 10 例,占 33.3%;有效 7 例,占 23.3%;无效 1 例,占 3.3%,总有效率为 96.7%。

3. 病例介绍

患者,女,41 岁,干部。自述左侧面部不自主抽搐 4 月有余。初起为左侧眼周不自主跳动,现扩展为左侧面部跳动,疲劳或精神紧张时尤甚,曾服用多种中西药物效果不显,遂来我针灸科就诊。诊断为左侧面肌痉挛。采用上述方法隔日治疗 1 次,1 个疗程后面部抽搐明显减轻,2 个疗程后抽搐消失。随访 1 年无发作。

(四)讨论

面肌痉挛属中医学"筋急""痉症""风证"等范畴,《素问·阴阳应象大论》曰"风盛则动",《素问·至真要大论》曰:"诸风掉眩,皆属于肝。"《灵枢·经筋》曰:"颊筋有寒则急,引颊移口。"可见本病多因气血虚弱、肝风内动或风寒侵袭经络所致。故治疗取用阳明、太阳经之下关、颧髎穴深刺重灸,补足三里,泻太冲,并取用患侧局部腧穴疏通经脉,共奏健脾益胃,熄风散寒止痉之效果。

现代医学认为面肌痉挛即面神经受到某些异常刺激后,出现急性非化脓性炎症引起面神经兴奋性增强所致。下关、颧髎穴下有面神经分支所过,深刺重灸下关、颧髎穴可促进面部血液循环,消除某些刺激源,并使针刺信号与某些异常传入信号相耦合,从而降低了异常信号的传入,消除了面神经的异常兴奋状态,使面肌痉挛得以缓解乃至消除。

因本病的发生发展与患者的全身状况有密切关系,中老年妇女的患病率明显高于其他人群,故在临床上如能注意解除精神紧张、失眠、过劳等因素影响,能帮助提高疗效。

注:本文发表于《上海针灸杂志》,2002 年第 5 期第 21 卷,作者鲍超、鲍庆祥。

十八、穴位注射蜂毒治疗风湿性类风湿性关节炎 172 例疗效观察

自 1994 年 6 月起,我们应用蜂毒穴位注射治疗风湿性关节炎、类风湿性关节炎 172 例,取得了满意的疗效。

1. 临床资料

按美国风湿病学会(ARA)1987 年标准并参照 1965 年的 lones 标准诊断。

其中风湿性关节炎患者 112 例,其中男性 56 例,女性 56 例;最小年龄 18 岁,最大年龄 72 岁;病程最长 25 年,最短 2 个月。

类风湿性关节炎患者 60 例,其中男性 22 例,女性 38 例;年龄最小 19 岁,最大 68 岁;病程最长 30 年,最短半年。

2. 治疗疗法

取穴:急性发作期,受累关节疼痛肿胀较甚,在局部寻找压痛点。

病情处于稳定阶段,选用阳明经穴或相关经穴:足三里、曲池、支沟等穴。

(2) 药物:注射用蜂毒(由安徽巢湖制药厂生产),每支 0.5 mg,氯化钠注射液 2 ml,盐酸利多卡因 2 ml,注入所选穴位或压痛点。

常规消毒,继用注射蜂毒 0.5 mg 溶入 2 ml 氯化钠注射液,再溶入盐酸利多卡因 2 ml,注入所选穴位,隔 2 天注射 1 次,10 次为 1 疗程。本组治疗时间最长为 5 个疗程。

3. 疗效观察

疗效评定标准按 1988 年 4 月第一届中西医结合风湿病学会议修订标准判定。近期控制:关节症状(局部红肿痛及功能障碍)消失、血液化验标准(血沉、抗链“O”、类风湿因子、粘蛋白等)正常或明显好转。显效:受累关节肿痛明显转轻或恢复正常。进步:经治疗 3 个疗程以上,受累关节肿痛减轻。无效:经治疗 3 个疗程以上,治疗前症状与治疗后无变化。

4. 治疗结果

本组风湿性关节炎病例中,近期控制 78 例,占 69.5%,显效 21 例,占 18.8%,进步 8 例占 7.1%,无效 5 例,占 4.4%。类风湿性关节炎病例中,近期控制 8 例,占 13.3%,显效 30 例,占 50%,进步 10 例,占 15%,无效 12 例,占 20%。

5. 典型病例

张××,男,49 岁,苏州市外贸局干部。1998 年 8 月 3 日就诊。患类风湿性关节炎 5 年,经用雷公藤、布洛芬、蚂蚁粉及中药治疗均无效。诊时,双手指腕关节对称肿大,疼痛,屈伸不利,握物困难,晨起时更甚,有时双膝踝关节胀痛,舌质暗红,苔白厚腻,脉弦滑。实验室检查:血常规:白细胞总数 6.2×10^9/L,中性粒细胞比值 58%,淋巴细胞比值 24%,血沉 45 mm/h、抗链球菌溶血数“O”<500 单位/mL,类风湿因子(+)。

诊断:类风湿性关节炎。

治疗采用蜂毒 0.5 mg,首先在受累关节部位皮下注射,治疗 3 次后取穴支沟、足三里、曲池轮流注射,3 天 1 次,10 次为 1 疗程。

治疗 1 个月后,腕指膝关节疼痛减轻,手指屈伸较前灵活,继续治疗 2 个月,查类风湿性因子阳性,血沉 16 mm/h,肿胀全部消失,舌质淡红,苔薄白,脉象缓和。因家住苏州市区,路远治疗不便,配蜂毒 20 支回苏州中医院风湿科继续治疗。

6. 讨论

蜂毒之所以能治疗风湿性疾病,主要取决于它具有多种药理作用。蜂毒含有多种酶类和多肽类等生物活性物质,其药效成分主要是蜂毒素。蜂毒中的单体多肽有抗炎作用,并具有类激素样的作用。因含有多肽神经毒素,具有箭毒样和神经节阻断剂样的作用而起明显的镇痛作用,并含有降低血栓素的功效,它是在改善微循环的基础上起到缓解关节症状的作用的。

　　蜂毒有明显降低血沉的作用,临床上观察到风湿性、类风湿性关节炎患者血沉均高出正常值,经穴位注射蜂毒后都有不同程度的下降,这可能与蜂毒多肽具有抗炎及提高机体免疫功能作用有关。

　　疾病于急性发作期,压痛点注射效果好,缓解期则宜选用阳明经穴注射。

　　被注射蜂毒穴位及痛点,如果出现红肿、发热、发痒,病症可明显减轻或好转。

　　穴位注射蜂毒结合温针灸治疗可加速患者的恢复及痊愈。

　　注:原文发表于《针灸临床杂志》,1999 年第 15 卷第 6 期。

第八章

薪火相传

　　鲍庆祥先生先后在太仓归庄卫生院、沙溪人民医院、港区医院、珍宝堂中医门诊部、市中医院、金浪卫生院等单位从事中医针灸临床与教学工作,带教了一批年轻针灸医生,现不少学生已成为太仓针灸领域的业务骨干,对推动太仓市针灸事业的发展做出了重大贡献。本章简要介绍学生基本情况。

　　鲍超(1967~),江苏太仓人,为鲍庆祥先生之女,医学博士。江苏省中医院主任中医师,南京中医药大学教授、博士研究生导师;吴门针灸医派和澄江针灸学派传承人;全国第五批名老中医药专家学术思想继承人,江苏省首届优秀中青年中医人才,江苏省"六大人才高峰"培养人才,江苏省中医院"院级名医",国家名老中医吴旭教授传承工作室主要成员。主要学术任职:中国针灸学会小儿脑病专业委员会副主任委员,中国针灸学会学术流派研究与传承专业委员会委员,世界中联中医适宜技术评价与推广委员会常务理事,中国民族医药学会科普委员会常务理事,江苏省中医药学会养生康复分会主任委员,江苏省残疾人康复协会脑瘫康复专业委员会委员,江苏省针灸学会耳针专业委员会常务委员,南京市针灸学会学术流派研究与传承专业委员会副主任委员,南京市针灸学会穴位贴敷专业委员会副主任委员。

　　1991年起从事中医针灸、科研、教学等工作,擅长运用针灸综合疗法结合中药康复治疗多种神经系统疾病。自1997年以来传承吴门针灸医派和澄江针灸学派的学术经验,将其运用于儿科疾病,积累了丰富的儿童神经精神系统疾病诊治经验,形成了独到的学术观点及明确的治疗方案,创立了"补肾健脑针法"综合治疗小儿脑瘫,"调神熄风针法"治疗小儿抽动障碍,"通督温阳法"治疗小儿遗尿,并对这些疾病的临床疗效、作用机理等方面开展了一系列的研究,在国内处于领先水平。还有儿科的其他疑难杂症如自闭症、多动症、儿童癫痫、儿童面瘫等,在临床上都取得了很好的疗效。近十多年来在江苏省中医院针灸康复科积极开展自血疗法、冬病夏治穴位贴敷等新技术新疗法,并注重科研工作,多年来主持或主要负责国家级和省、厅局级课题十余项,曾获江苏省科技进步三等奖,在国内外杂志发表论文近50篇,参编专著4部。

　　沙宇宏(1972~),江苏太仓人,太仓市岳王卫生院副主任中医师。曾跟鲍庆祥先生及上海徐汇区日晖医院诸福度主任学习,1999~2000年在江苏省中医院进修1年,跟随吴旭、盛灿若、蒋彩云、施震、艾炳蔚、鲍超、邵铭熙主任学习。临床上开展针灸、穴位注射、骶管滴注、刃针、穴位埋线、金炫浩套管针疗法、火针、传统黑膏药疗法、中药疗法等,主攻方向为颈肩腰腿痛。

唐奕萍(1972~),江苏太仓人,就职于太仓市璜泾人民医院中医科,1994年拜于鲍庆祥先生门下学习中医针灸3年,临床擅长治疗颈肩腰腿痛、面瘫、中风等疾病。

周慧(1981~),江苏太仓人,就职于太仓市中医医院针灸科,2002年拜师鲍庆祥先生门下学习针灸,临床擅长运用针灸治疗颈肩腰腿痛等关节软组织损伤疾病、神经系统疾病、消化系统疾病及内分泌系统疾病。

王洪国(1977~),黑龙江兰西县人,副主任中医师,毕业于黑龙江中医药大学针灸学专业,现任太仓市港区医院中医科主任。2004年拜师鲍庆祥先生,跟师7年系统学习掌握了吴门九氏针灸、陆氏海派针灸疗法。后又跟随中国中医科学院薛立功教授、中国针刀名家许振南教授等学习针灸、针刀技术。现任太仓市中医专业委员会副主任委员、北京汉章针刀医学专业委员会上海学术部副主任委员、中国整形与美容协会中医分会理事、苏州市中医药学会基层中医药服务专业委员会常务委员、太仓市娄东中医流派研究会副会长、江苏省针灸学会委员、太仓市医学会康复专业委员会委员。发表专业论文3篇,参编专著1部。临床专于运用传统与现代相结合的思路诊疗疾病,擅长使用针灸、针刀、毫火针、舌针、正骨、体态评估、中医康复等技术治疗筋骨疼痛类疾病、内分泌失调、神经系统疾病等。

陈晓(1982~),江苏太仓人,太仓市港区医院中医科副主任中医师,2007~2015年随鲍庆祥先生学习中医针灸,临床擅长针灸治疗面瘫、偏头痛、呃逆、小儿遗尿、颈肩腰腿痛。

陈子弘(1984~),江苏常熟人,现任太仓市港区医院中医科副主任、医务科副科长,主治中医师。江苏省康复医学会中医康复专业委员会委员、苏州市中医药学会基层中医药服务专业委员会委员、苏州抗衰老学会社区康复专业委员会委员、太仓市医学会康复医学专业委员会委员。2008年起跟师鲍庆祥先生,2013年在江苏省人民医院进修半年。临床擅长针灸结合现代康复技术治疗颈肩腰腿痛,脊柱系统疾病,面瘫、脑卒中等。

偶鹰飞(1985~),江苏太仓人,副主任中医师,毕业于广州中医药大学第一附属医院针灸学专业,硕士研究生学历,太仓市第一人民医院康复医学科主任,苏州大学苏州医学院硕士研究生导师,澄江针灸学派第五代传承人,吴门医派九氏针灸第六代传承人,岐黄针疗法江苏省临床实训基地负责人。师从岭南名医李艳慧教授、全国基层名老中医、江苏省名中医高红勤主任,并先后随太仓市名中医鲍庆祥先生学习吴门医派九氏针灸、广州中医药大学第一附属医院陈振虎教授研习岐黄针疗法。现任江苏省康复医学联盟理事、江苏省康复医学会神经康复专业委员会委员、江苏省针灸学会康复专业委员会委员、苏州市抗衰老协会康复治疗分会常务委员、苏州市康复医学会理事、太仓市医学会康复医学专业委员会主任委员。承担太仓市课题2项、苏州市课题1项,发表SCI论文1篇、核心期刊论文4篇、国家级期刊论文3篇,获实用新型专利1项,参编针灸专著《岐黄针疗法》《岐黄针疗法精选医案集》。临床擅长针灸治疗颈肩腰腿痛、偏头痛、神经痛、面瘫、颞下颌关节紊乱病、帕金森病以及运用经方汤药辨治外感热病、内科疑难病、慢性疲劳综合征等。

张海峰(1984~),河南宝丰人,毕业于上海中医药大学,医学硕士,主治中医师,太仓市中医医院针灸科主任。江苏省针灸学会穴位埋线专业委员会委员、江苏省针灸学会器材与応用研究専門委員会青年委員、江蘇省中医薬学会手法研究専門委員会青年委員、江蘇省中西医結合学会康復専門委員会青年委員、蘇州市中医薬学会呉門医派専門委員会委員、蘇州市中西医結合学会康復医学専門委員会青年委員、太倉市中医専門委員会委員、太倉市康復医学専門委員会委員。以第一負責人承擔蘇州市科技局課題3項,太倉市科技局課題2項,発表期刊論文8篇,申請実用新型専利2項,獲太倉市新技術進歩奨二等奨1項,三等奨4項。2017年8月～2018年1月至天津中医薬大学第一附属医院針灸科進修,師従天津市名中医武連仲教授,2018年拝師鮑慶祥先生,秉承鮑慶祥先生主要学術思想,臨床擅長針灸治療強直性脊柱炎、婦科病、面瘫、小児脳瘫、多動症等。

陈艳琴(1983～),江苏太仓人,毕业于南京中医药大学,医学硕士,太仓市中医医院针灸科副主任中医师。硕士期间师从江苏省中医院艾炳蔚教授,2017年至2019年参加太仓市中医医院第一批师承班学习,师从鲍庆祥先生。参与市级课题1项,主持苏州市级课题《络病理论指导下缪刺治疗寒湿滞型痛经的临床研究》,临床擅长针灸治疗颈肩腰腿痛、妇科病、肥胖等。

徐朱炜(1993～),江苏太仓人,太仓市沙溪人民医院中医科中医师。2011年起跟随鲍庆祥先生学习,2019～2022年在太仓市中医医院和江苏省中医院完成中医住院医师规范化培训。临床擅长针灸结合筋膜手法治疗颈肩腰腿痛,针药结合治疗面神经炎、带状疱疹、脱发、眼睑下垂等疑难杂症。

李利丹(1986～),河南安阳人,毕业于上海中医药大学,医学硕士,太仓市浏河人民医院中医师,太仓市娄东中医流派研究会副秘书长。2014年起跟师鲍庆祥先生学习3年,2019～2022年在太仓市中医医院和江苏省中医院完成中医住院医师规范化培训。硕士期间参与国家973项目《以量-效关系为主的经典名方相关实验研究》及上海市教委会预算内项目《中医古方抗流感病毒的实验研究》,在核心期刊发表论文2篇。临床擅长运用针药结合及督脉灸治疗类风湿性关节炎、强直性脊柱炎、妇科病等。

肖福君(1987～),江西吉安人,太仓市金浪卫生院主治中医师,中国针灸学会会员,苏州市中医药学会基层中医药服务专业委员会委员,太仓市娄东中医流派研究会副秘书长。2016年拜师鲍庆祥先生学习中医针灸,2020年11月～2021年4月至江苏省中医院针灸科进修,跟随盛灿若、鲍超、陆斌教授学习,2021年9月～2022年6月至苏州市中医院进修,在期刊、报刊发表文章8篇。临床擅长针药结合治疗各类颈肩腰腿痛、面瘫、内科杂病等。

刘标(1990～),安徽宿州人,徐州市中医院推拿科主治中医师,徐州市推拿专业委员会委员。2014～2017年跟师鲍庆祥先生学习,2017～2019年在安徽省中医院完成中医住院医师规范化培训,2021年荣获徐州市中医院先进个人。临床擅长运用针灸、推拿、正骨、方药等治疗颈肩腰腿痛、类风湿性关节炎、强直性脊柱炎、面瘫及妇科、小儿科常见病。

徐涛涛(1990～),江西上饶人,广丰区康复医院执业中医师,上饶市康复协会会员。2015～2019年跟师鲍庆祥先生,2019～2020年跟师上饶市名中医徐绍萍学习,2021年至江苏省中医院针灸科进修。临床擅长运用针灸、推拿、方药治疗颈肩腰腿痛、偏头痛、面瘫、抽动症、小儿脑瘫、孤独症等疾病。

后 记

我有幸出生在医学氛围浓厚的家庭中,我的祖母和姑祖母是妇产科医生,舅舅是内科医生,父亲是中医针灸科医生,这让我从小耳濡目染的都是跟医学相关的内容。高中毕业后有幸考上了南京中医药大学,开启了我从医的生涯。

每遇大学寒暑假,我就跟着父亲的门诊实习,他每天的门诊量非常大。在如此忙碌的状态中,父亲总是笑语盈盈,他说我们面对的是患者,对患者的关爱要放到首位,真正为患者着想,走进他们的心里,获得他们的信任,才能事半功倍。所以父亲对每位患者都是非常耐心,他的治疗非常灵活,或用针、或用灸、或耳压、或敷贴、或用中药、或仅是开个茶方,而效果真的非常好。遇疗效不显的患者,父亲就回家翻古籍研究,反复尝试,直到患者疾病好转才安心。父亲重视让学生们熟读古典医籍,特别是四大经典。他常说,学习中医,必须先要了解中医,站在中医智者的肩膀上,把古人的经典熟记于心,才能融会贯通,只有传承好,才能守正创新。同时,千万不能墨守成规,除了掌握中医的基本功,现代医学知识一定要学习,解剖病理生理一样都不能少,要会看各种检查报告,影像学报告,只有这样才能真正成为新时代的好中医。我走上工作岗位后,每遇疑难杂症,就会向父亲请教,每每收获良多。后来因工作繁忙仅在逢年过节才遇到父亲。父亲特别有意思,不管谈论什么话题,三句话之后必会谈到他最近遇到的病案,谈到中医的发展,他特别关心国家有关的中医政策,当中医法出台,国家强调中医传承和重视中医的发展,我父亲都特别激动,说"中医的春天终于来了"。

父亲在基层医院深耕60载,在忙于诊务之时,仍勤于学习,及至老来,都手不释卷,笔耕不辍。父亲有许多小抄本,记录下点点滴滴,写出心得,对一些重点病案,勤写感悟,并分门别类,积累材料,分阶段总结,渐渐形成了他自己独特的诊治疾病模式。他从年轻时开始积极参加国家级、江苏省、苏州地区组织的各种中医药学术交流活动,还积极组织太仓地区的中医针灸学术活动,多年来在国内杂志上发表了很多学术论文,还主持和参与了多项课题研究,作为一个基层的针灸医生,真的是非常不容易。父亲热于施教,他非常喜欢带教学生,他常说,中医的发展离不开传承,一个人的力量是有限的,只有集大家之力,众人拾柴火焰高,才能把中医的博大精深发扬光大。他希望学生们能够传承好、发展好中医事业,更希望学生们能超越自己,能够有所创新,更好地为患者服务。几十年来,父亲对太仓中医针灸的传承发展和人才培养做出了很大的贡献,太仓市是全国基层中医药工作先进市,全市各医院针灸科发展态势良好,目前各家医院针灸科骨干几乎都是父亲的弟子。

近年来,我和父亲的学生们都有把父亲的经验进行整理总结的想法。2021年7月在一次学术活动中,有幸遇到了苏州市吴门医派研究所的负责人欧阳八四主任,他们正打算为吴门医派的老专家们出一套经验集。在这个契机下,和欧阳八四主任一起,组织了我父亲的十几个学生一起收集资料,做了总结梳理,太仓市中医院的吴力强医生多次上门跟我父亲聊天,写出了医家传略,我父亲的学生肖福君、偶鹰飞、张海峰、王洪国等十几位医生也特意就书写的有关章节跟我父亲交流。就这样,在大家的努力之下,前后花了1年多时间终于完成了《吴医鲍氏针灸临证精粹》这一书稿。

父亲的关于对患者的人文关怀、身心同治的理念、重视整体观念和脾胃气血生化之源等经验和学术思想以及传承带教学生方面的经验都让我受益匪浅。如今我也从医30余年,是南京中医药大学的博士研究生导师,中国针灸学会小儿脑病专业委员会副主任委员,也成了江苏省中医院的"院级名医",对儿童神经系统疾病的研究小有心得。学海无涯,术无止境,"路漫漫其修远兮,吾将上下而求索"。中医学知识无穷无尽,我要以父亲为榜样,继续不断努力,精益求精钻研医术,全心全意服务患者;同时做好临床的总结工作,做好科研;并做好传帮带工作,才能无愧于福佑中华民族数千年生生不息的中医药,才能无愧于教我躬耕杏林的父亲。

在书稿即将出版之际,我要感谢苏州市吴门医派研究院,这是由苏州市人民政府于2013年底在原苏州市中医药研究所基础上成立的吴门医派研究的专门机构,它围绕"吴门医派"在理论、专病、专药、文化上的特色优势,开展多学科、多层次的科学和文化研究,建设集基础研究、应用基础研究、应用研究及开发研究为一体,产、学、研相结合,医、药相结合的国内一流的中医药研究创新平台,已经逐步形成"有理论、有人才、有专病、有专药、有成果"的新"吴门医派"中医药理论和文化体系,近年来还在不断挖掘、整理、研究基层和民间的吴门医派老专家们的经验,做好传承工作,启迪后学,更好地造福社会。

最后,我还要感谢盛灿若老先生,90高龄还亲自为本书作序;感谢中国针灸学会副会长、徐州医科大学夏有兵书记,在百忙之中亲笔作序支持基层中医针灸工作者;感谢江苏省第二中医院副院长张建斌教授,帮助我们梳理书稿脉络,审核相关内容;感谢帮助整理我父亲手稿的我的学生们;感谢为本书提供帮助的所有朋友们。

鲍 超

2022年12月